心血管病防治从指南到实践系列丛书

心脏性猝死防治
——从指南到实践

主　编　齐向前
副主编　米　杰
编　者　（按姓氏笔画排序）
　　　　王勇德（泰达国际心血管病医院）
　　　　齐向前（泰达国际心血管病医院）
　　　　刘培光（泰达国际心血管病医院）
　　　　米　杰（泰达国际心血管病医院）
　　　　孙中华（泰达国际心血管病医院）
　　　　杨玉恒（泰达国际心血管病医院）
　　　　张　健（泰达国际心血管病医院）
　　　　钟明惠（泰达国际心血管病医院）
　　　　徐爱国（泰达国际心血管病医院）

北京大学医学出版社

图书在版编目（CIP）数据

心脏性猝死防治——从指南到实践/齐向前主编. —北京：北京大学医学出版社，2009

（心血管病防治从指南到实践系列丛书/胡大一主编）

ISBN 978-7-81116-635-4

Ⅰ．心… Ⅱ．齐… Ⅲ．心脏性—猝死—防治—指南 Ⅳ．R541-62

中国版本图书馆 CIP 数据核字（2009）第 155070 号

心脏性猝死防治——从指南到实践

丛书主编：胡大一
本书主编：齐向前
出版发行：北京大学医学出版社（电话：010-82802230）
地　　址：(100191) 北京市海淀区学院路 38 号　北京大学医学部院内
网　　址：http://www.pumpress.com.cn
E - mail：booksale@bjmu.edu.cn
印　　刷：北京瑞达方舟印务有限公司
经　　销：新华书店
责任编辑：高　瑾　责任校对：金彤文　责任印制：张京生
开　　本：850mm×1168mm　1/32　印张：10　字数：252 千字
版　　次：2009 年 10 月第 1 版　2010 年 6 月第 2 次印刷　印数：3001-5000 册
书　　号：ISBN 978-7-81116-635-4
定　　价：26.50 元
版权所有，违者必究
（凡属质量问题请与本社发行部联系退换）

心血管病防治从指南到实践系列丛书
编 委 会

丛书主编 胡大一
丛书副主编 黄元铸 方 全 赵 学
编委会成员 （按姓氏笔画排序）
方唯一 齐向前 吴 彦
邹建刚 陆国平 荆志成
祝之明

前　言

　　从步履到航海，再从航海到航天，人类前进与腾飞的历史可以简单归纳为指南针向全球定位系统的发展史。指南针是让旅行者更好地保持自己前进的方向，并不强制旅行者朝南方走去。医学指南已历经千年沧桑，犹如指南针向全球定位系统的变迁。个体医生长期的实践体会总结为临床经验，对临床试验证据进行荟萃分析整合，达成临床专家共识，进一步形成临床指南。现代临床指南源于循证医学，体现了临床权威学术机构的循证医学实践。其对临床试验获得的充分证据和现代的资料进行了科学系统的评定和总结。然而，临床指南不是法律，临床指南推出的目的是让临床医生更科学规范地从事临床诊疗实践，并不强求临床医生样样照搬指南，事事教条行医。

　　指南由于具有指导性和权威性强的特点，一直受到临床医生的关注。鉴于我国目前循证医学基础薄弱，真正以中国人为对象的大型临床试验太少，难以形成真正源于中国循证医学的临床指南。因此，借鉴国外指南，应用于国内临床实践，已成为普遍现象。照搬国外临床指南，指导中国临床实践，常常引发与中国医疗现状脱节的问题和弊端。另一方面，部分基层医生可能面对指南望而生畏，感叹指南高不可攀，于是最终落入对指南视而不见、见而不用、用而不效的尴尬境地。本系列丛书旨在将国内外最新指南与中国具体临床实践结合起来，强调指南的实用性，从指南中来，到实践中去，汲取和挖掘临床指南的先进理念，细化落实临床指南的实用内容。以丛书形式展现，既系列统一，又独立成册，内容集中，阅读方便。更值得一提的是，本丛书还将随临床指南的不断更新而更新，与时俱进地展现从指南到实践的真正风范。

尽管编者努力工作、尽力完善，但离我们预期的目标与水平仍相差甚远。本系列丛书的第 1 版仅是沿着正确方向的初步探索，衷心希望广大读者批评指正。

胡大一

2009.8

目 录

第一章	心脏性猝死预防的焦点和热点	1
第二章	植入式心律转复除颤器防治心脏性猝死的临床实践	16
第三章	心脏性猝死高危患者的识别与教育实践	30
第四章	心脏骤停后综合征的防治实践	59
第五章	院外心脏性猝死的救治实践	86
第六章	基础生命支持的应用实践	107
第七章	电复律的应用实践	127
第八章	心肺复苏后进一步生命支持的临床实践	143
第九章	急性冠状动脉综合征并发心脏性猝死的防治实践	201
第十章	儿童心脏骤停的防治实践	246
第十一章	新生儿心脏骤停的防治实践	281

第一章 心脏性猝死预防的焦点和热点

提要

- 器质性心脏病患者是猝死的高危人群,特别是冠心病患者和(或)合并严重左室功能低下者。
- β受体阻滞剂的有效性和安全性有大量循证医学证据支持,是 ACC/AHA/ESC 发布的一系列相关指南中推荐的预防心脏猝死的唯一的一线用药。
- ICD 心脏猝死的预防优于抗心律失常药物。
- 导管消融和外科/介入血运重建在心脏猝死预防中的作用待定。
- 85%以上心脏猝死患者为一级预防对象,故预防重点在一级预防,但要严格掌握 ICD 一级预防的适应证,避免治疗"过度"。

心脏性猝死(sudden cardiac death,SCD)是指突发的、不可预料的、在症状出现后 1 小时之内的死亡,是心血管病防治中的重要问题,具有发病突然,进展迅速,死亡率高和难以预测等特点。过去 50 年来 SCD 发生率已经明显下降,然而最新的流行病学调查仍然令人触目惊心,全世界每年约 300 万人猝死。最近 10 年来,关于 SCD 的一级和二级预防取得了突破性进展,特别是植入式心律转复除颤器(implantable cardioverter defibrillator,ICD)在心脏骤停复苏存活者以及 SCD 高危人群中有显著的预防作用,并明显优于抗心律失常药物。美国心脏病学会（ACC）、美国心脏协会（AHA）、欧洲心脏病学会（ESC）、欧洲心律学会（HRS）等权威机构结合最新临床试验，相继更新或制定了一系列与SCD相关的临床指南，这些指南主要包括2004年ACC/AHA《ST段抬高急性心肌梗死治疗指南》、2005年《国际心肺复苏与心血管急救指南》、2006年《室性心律失常的处理与心脏性猝死的预防指南》、2008年《年植入器械治疗心脏节律失常指南》和2008年《欧洲心力衰竭诊治指南》等。下面就心脏性猝死预防的几个焦点和热点问题进行简单讨论。

一、如何评估SCD的高危人群

确切评估SCD高危人群有时十分困难，因为猝死的风险在低危和高危之间没有一个明确的分界线，多数SCD事件实际发生在那些所谓的低危和中危甚至无任何危险因素的患者中。尽管SCD危险分层和评估存在着局限性，但现代医学领域中这种方法仍被广泛接受。心脏性猝死主要发生在具有器质性心脏病患者，其次包括长期体力和脑力负荷过重如运动员或神经长期处于兴奋状态下的强脑力工作者、缺乏运动或肥胖的患者和老年人。此外，男性患者心脏性猝死发生率是女性的3倍。来自流行病学研究的资料显示，具有以下危险因素的人群比其他人群具有相对高的SCD风险：年龄在35～80岁、高血压、左心室肥厚（心电图或者心脏超声诊断均可）、室内传导异常（如左束支传导阻滞）、吸烟、肥胖、糖尿病、精神压力以及具有SCD遗传背景、少动的生活方式等。需要强调的是，剧烈运动是SCD一个重要危险因素（无论是否平时习惯进行剧烈运动），特别是对于那些平时极少进行剧烈运动者。

器质性心脏病患者是猝死的高危人群，特别是同时合并有严重左室功能低下、室性心律失常、不明原因的晕厥等。冠心病是SCD的主要病因，因此，有理由认为冠心病的危险因素可能同样也是SCD的危险因素。然而，有研究在对SCD幸存者的危险因素和冠心病患者的某些传统危险因素进行比较后发现，二者之间并无强关联。如何解释这一现象？相关指南根据近年的研究进展指出，与急性冠状动脉事件例如不稳定冠状动脉斑块和炎症反应等有关的危险因素（如C反应蛋白）更可能与SCD相关。

详细地询问病史常能提供心律失常的诊断线索，初步判定病人的危险程度，为进一步的临床处理提供依据，特别要注意以下几个方面：是否有提示室性心动过速发作的三大常见症状，即心悸、近乎晕厥或晕厥；是否有提示合并器质性心脏病的某些症状，特别是胸痛、呼吸困难等；详尽的用药史（包括药物剂量），比如洋地黄类、胺碘酮等；有无SCD家族史，特别是直系亲属当中。即使患者正发作室性心动过速，体格检查也只能提示具有出现室性心动过速的可能性，明确诊断依赖于心电学依据。当并存某些器质性心脏病（例如心脏瓣膜病）时，可有相应的阳性体征表现。

结合病人的临床表现，合理选择无创性检查非常重要，主要建议包括：静息12导联心电图、运动试验、动态心电图、其他心电图技术指标（QT间期或QT间期离散度、T波电交替、信号平均心电图和心率变异性）、超声心动图和直立倾斜试验等。无创性检查的主要目的是发现患者是否存在致死性心律失常，或是否具有潜在发生致死性心律失常的因素如明确的器质性心脏病或严重的心功能低下等。在上述各种指标中，笔者认为T波电交替、信号平均心电图和心率变异性等对心脏性猝死评估的价值尚待确定，而对于冠状动脉无异常及心功能和结构均无异常患者，直立倾斜试验应作为常规筛选方法。

确诊或者疑诊室性心动过速患者，是否有必要进行有创电生理检查需要结合病因和临床表现具体分析。对于冠心病患者，电生理检查主要适用于那些临床症状高度提示室性心动过速而无客观的心电学证据的患者，例如心悸、晕厥（Ⅰ类建议）；从危险分层的角度出发，主要适用于陈旧性心肌梗死和非持续性室性心动过速，而且左室射血分数（LVEF）≤40%的患者（Ⅱa类建议）。此外，电生理检查还是阐明冠心病患者宽QRS心动过速的电生理机制及进行导管消融术的必要组成部分。对于心肌病患者，无论是扩张型心肌病、肥厚型心肌病，还是致心律失常性右室心肌病，电生理检查的价值均非常有限。电生理检查对于长QT间期综合征无益，是否可以用于Brugada综合征的危险分层也存在争议。对于原因不明，但高度疑为心律失常性晕厥的患者，如其合并左室功能障碍（特别是由缺血性心肌病引起者）或者器质性心脏病，电生理检查将是获得诊断的一条重要途径（Ⅰ类建议）。但如果患者心脏结构正常，因为经常会出现假阳性，电生理检查的价值有限。

二、抗心律失常药物在SCD预防中的利与弊

目前用于室性心动过速治疗和SCD预防的抗心律失常药物有多种。除β受体阻滞剂外，在随机临床试验中未证实其他抗心律失常药物对猝死有治疗效果，有些抗心律失常药物甚至是有害的，对这些药物的使用应持慎重态度。

1. β受体阻滞剂

β受体阻滞剂治疗心血管疾病的作用机制很多，尽管至今尚未完全明确，除了Ⅱ类抗心律失常药物的作用外，目前已经能够明确的其他作用机制包括：防止儿茶酚胺的心脏毒性作用、抗心肌缺血作用、改善心功能和左室结构、抗肾素-血管紧张素系统（RAS）过度激活及抗高血压作用、抗血小板聚集作用、降低心肌氧化及应激作用等。β受体阻滞剂的多重作用针对心律失常不仅能够"治标"，还能够纠正或改善心律失常发生的病因，起到"治本"的作用，是其他抗心律失常药物所不能比拟的。临床中不少心血管疾病或非心血管疾病伴有高交感状态，包括急性心肌缺血、心力衰竭、二尖瓣脱垂、肥厚型心肌病、

冠状动脉肌桥、长QT间期综合征、高儿茶酚胺性多形性室性心动过速等，这些病人可以发生急性快速性心律失常，甚至心室纤颤（室颤）和心脏性猝死。这些SCD都和患者的高交感状态和高交感性心律失常的发生有关，属于静脉β受体阻滞剂治疗的强指征，临床治疗效果令人满意。

β受体阻滞剂的临床获益部分来源于其减少SCD。在多种心血管疾病中，β受体阻滞剂均有明确适应证用于SCD的一级和二级预防。脂溶性的β受体阻滞剂已经在高血压、急性心肌梗死（AMI）、心肌梗死后二级预防、慢性心力衰竭等大规模临床研究中被证明能显著降低患病率和病死率，并且是唯一能够降低猝死率的药物。β受体阻滞剂抗心室纤颤、降低猝死的机制包括：使室颤阈值升高60%～80%；阻断中枢交感神经，使外周交感神经兴奋性减弱，迷走神经兴奋性增强；减慢心率，稳定心电活动。总之，如无禁忌证，β受体阻滞剂应该作为AMI、AMI后和充血性心力衰竭患者预防猝死的必备用药。β受体阻滞剂的有效性和安全性有大量循证医学证据支持，由此确立了在抗心律失常药物中的主体地位，是ACC/AHA/ESC猝死相关指南推荐的预防SCD的唯一的一线用药。

β受体阻滞剂具有负性变力性作用，因此在心力衰竭治疗中要从小剂量开始，依据病人反应而逐渐缓慢增加剂量并达到靶剂量。在AMI后应尽早使用β受体阻滞剂。对有阻塞性肺病或支气管哮喘病人应选用高选择性β受体阻滞剂，并注意防止诱发支气管痉挛。β受体阻滞剂也具有负性变时性及负性变传导作用，故在病态窦房结综合征、房室传导阻滞（尤其是高度房室传导阻滞）时不宜应用。

2. 胺碘酮和索他洛尔

胺碘酮为Ⅲ类抗心律失常药，副作用相对较小。它在临床上已应用三十余年，已成为治疗室上性和室性心律失常的一个重要药物。对于有心律失常和猝死高危风险的患者，胺碘酮可能有改善预后的作用。关于防治心脏骤停与心脏猝死的许多研究证明,胺碘酮在防治心脏骤停存活者再发心律失常,以及预防心脏性猝死中作用明显优于Ⅰ类抗心律失常药。胺碘酮虽属Ⅲ类抗心律失常药物,但其药理学显示为多通道阻滞剂,可表现出Ⅰ~Ⅳ类抗心律失常药物的电生理特性,因此能终止多种室上性心动过速和室性快速性心律失常。主要用于各种器质性心脏病、心肌梗死、慢性心力衰竭、心肌肥厚、左室功能不全、室内传导阻滞中的窦律维持,终止危重室性心律失常并预防复发,降低猝死率,也能与ICD合用减少放电次数。

胺碘酮主要通过抑制钾离子复极电流,从而抑制或终止心律失常。胺碘酮对长期生存率的影响,目前的临床试验仍然存在矛盾。多数研究显示并不优于安慰剂;与ICD相比,胺碘酮没有预防猝死作用。少数的临床研究以及荟萃分析显示,对于心肌梗死合并左室功能不全以及扩张型心肌病患者,胺碘酮可减少SCD的发生风险。然而新近的SCD-HeFT研究显示,胺碘酮对纽约心功能分级(NYHA)Ⅱ级的患者没有作用,对NYHA心功能Ⅲ级和LVEF$\leqslant 35\%$的患者甚至是有害的。索他洛尔药理作用类似于胺碘酮,可有效地抑制室性心律失常,但该药同时有较强的促心律失常作用,目前无明确的证据显示索他洛尔能提高患者的生存率。有研究显示,在接受索他洛尔治疗的室性心动过速患者中,有2%~4%的患者会出现室性心动过速恶化。

上述指南根据不同的临床情况给出了如下的治疗建议:尚不具备ICD指征的室性心动过速患者,β受体阻滞剂是唯一的一线药物,只有当该药的剂量已达靶剂量或最大耐受量仍然无效时方可以考虑应用胺碘酮或索他洛尔;已经植入ICD,但室性心动过速频繁发作并导致ICD频繁放电的患者,可供选择的方案有两种,其一是索他洛尔,其二是胺碘酮和β受体阻滞剂联用,而后者特别适用于合并严重左室功能障碍的患者;已经植入 ICD 的患者，有房颤伴有频繁发作的快速心室反应，并因此导致 ICD 的不适当识别与放电，应首选 β 受体阻滞剂和（或）钙通道阻断剂减慢心室率，如果这两类药物无效、无法耐受或者存在用药禁忌，可以考虑应用胺碘酮。但在应用过程中应注意可能诱发的甲状腺功能亢进且长期应用胺碘酮可能会与许多药物发生相互作用，并对肺、甲状腺、肝、皮肤等脏器产生一系列不良反应。剂量越大、用药时间越长，产生不良反应的机会越多，需要停药的病人也越多。

三、ICD 在预防 SCD 中适应证的宽与窄

对于继发于心肌梗死或者非缺血性心肌病的左室功能障碍患者，ICD 在 SCD 的一级预防和二级预防中的有益作用已获公认。在 2008 年 ACC/AHA/HRS《植入器械治疗心脏节律异常指南》（以下简称《指南》）中，明显拓宽了 ICD 对 SCD 一级预防的适应证。然而，临床实际情况是，一方面大多数患者无法承受植入 ICD 所需费用（特别是在我国），另一方面在根据指南推荐已经植入 ICD 患者中亦有一部分实际上可能未必需要此种治疗。因此，在选择 ICD 指征时应结合指南建议尽可能选择高危患者。同时，对于任何拟植入 ICD 的患者而言，前提首先是已经接受理想的药物治疗，并且预计能以较好的状态生存 1 年以上。笔者认为，ICD 植入一级预防 SCD 应慎重，要严格掌握适应证，特别要注重或严格评价左室功能（射血分数）结论的准确性，至少要通过两种以上检查手段如超声心动图和同位素心脏血池显像证实，也要确认患者严重瓣膜病变或严重冠状动脉病变是否已经得到纠正。

该指南建议，无论是肥厚型心肌病（HCM），还是扩张型心肌病（DCM），只要临床有持续性室性心动过速或者室颤发作即是植入 ICD 的指征。然而，在合并非持续性室性心动过速的情况下二者的处理策略却不相同。HCM 合并非持续性室性心动

过速是植入 ICD 的指征，而 DCM 合并非持续性室性心动过速有无必要植入 ICD 尚有争议，AMIOVERT 研究显示 ICD 治疗无用，而 DEFINITE 研究仅显示 ICD 治疗有降低死亡率的趋势。对于 DCM 而言，严重的左室功能障碍（LVEF30%～35%）和难以解释的晕厥亦是 ICD 植入的指征（Ⅰ类和Ⅱa 类建议）。对于 HCM 而言，与 SCD 相关的高危因素除包括前述的心脏骤停史、自发的持续性室性心动过速和自发的非持续性室性心动过速外，还包括有无 SCD 家族史、无法解释的晕厥、左室室壁厚度≥30 mm 以及运动时异常的血压反应等。如果患者无法或不能接受 ICD 治疗，药物治疗方面主要是胺碘酮。对于 HCM 患者，还可选择 β 受体阻滞剂和维拉帕米。此外，对于伴 DCM 的室性心动过速患者，如果窦性心律下的心电图显示有室内传导延迟和（或）心动过速呈左束支传导阻滞图形，有必要进行电生理检查除外束支折返性室性心动过速的可能性。

致心律失常性右室心肌病（ARVC）是近年颇受重视的一种心肌病。有报道发生 SCD 的运动员中有 25% 罹患该病。该指南建议，记录到室颤或者持续性室性心动过速的 ARVC 患者是植入 ICD 的Ⅰ类指征，然而对于合并非持续性室性心动过速的 ARVC 患者是否需要植入 ICD 却未给出明确建议。如果临床未记录到室性心动过速发作，但合并下列高危因素之一者亦建议植入 ICD：病变心肌较广泛，特别是已经累及左心室；有 SCD 家族史；晕厥原因不明，且不能排除室性心动过速或室颤。药物治疗方面，可供选择的有胺碘酮和索他洛尔。导管消融治疗可以控制一部分患者的室性心动过速发作，但并不能够预防 SCD，因此仅作为一种辅助治疗措施。

心力衰竭是多数心脏病的最终结局之一，《指南》在心力衰竭室性心动过速的处理一节中重点介绍了以下三点具有共性的问题：急性心力衰竭或心力衰竭恶化伴发室性心动过速的处理提倡尽早进行电复律以促进血流动力学的恢复，药物方面建议静脉应用胺碘酮。当心力衰竭恶化，有时会出现多形性室性心动过速，但此种室性心动过速在心力衰竭得到纠正后往往会自行消失。心脏再同步治疗及植入式心律转复除颤器（CRT-D）能够改善重度心力衰竭（NYHA Ⅲ～Ⅳ级）且 QRS 时限≥120 ms 患者的临床症状，提高生活质量并降低死亡率已是共识，但单纯心脏再同步治疗（CRT）是否具有降低死亡率的作用尚有争议。《指南》建议，对于 NYHA Ⅲ～Ⅳ级、LVEF≤35%且存在明确心室失同步（QRS 时限≥160 ms；或者 QRS 时限≥120 ms，同时合并心室失同步的证据）的重度心力衰竭患者，亦可考虑单独进行 CRT 或 CRT-D 治疗。动态心电图的研究显示，30%～80%的心力衰竭患者可以记录到非持续性室性心动过速的发作。然而，目前没有证据显示抑制心力衰竭患者的非持续性室性心动过速有改善预后的作用。因此，对于无症状的非持续性室性心动过速可不予处理，而对于有症状的非持续性室性心动过速首选胺碘酮或 β 受体阻滞剂治疗。

结构"正常"心脏的室性心律失常患者主要包括特发性室性心动过速和遗传性心律失常症候群，后者又包括 Brugada 综合征、长 QT 间期综合征（长 QT 综合征）、短 QT 间期综合征（短 QT 综合征）和儿茶酚胺性多形性室性心动过速等。特发性室性心动过速主要起源于心室（特别是右室）流出道和左室的 Purkinje 传导系统（又称左室分支型室性心动过速），临床较为常见。虽然导管消融对于特发性室性心动过速有较好的疗效，但考虑到操作本身的潜在风险，《指南》建议特发性室性心动过速的首选治疗仍然是抗心律失常药物。对于心室流出道性室性心动过速可以选择 β 受体阻滞剂或钙通道阻断剂，亦有研究显示Ⅰc 类抗心律失常药物对于右室流出道性室性心动过速有效。对于左室分支型室性心动过速，鉴于其主要机制是折返激动，因此抗心律失常药物可以选择钙通道阻断剂或 β 受体阻滞剂。对于抗心律失常药物治疗无效，或者患者不能耐受抗心律失常药物不良反应，或者患者不愿长期接受抗心律失常药物治疗的症状性特发性室性心动过速可以进行导管消融治疗。

遗传性心律失常症候群虽然临床少见，但却可以导致猝死。因此，对于已经确诊这类疾病的患者首要的是对其进行危险分层，即评估猝死的风险，并据此决定是否进行 ICD 治疗。植入 ICD 用于有心脏骤停史者的二级预防是毋庸置疑的（Ⅰ类适应证），但若用于无心脏骤停史患者的一级预防则应主要限于那些高危患者。具备下列情形的遗传性心律失常症候群患者属于高危患者：长 QT 综合征患者的校正 QT 间期（QTc）>500 ms；Ⅰ～Ⅲ导联出现自发性 ST 段抬高的 Brugada 综合征患者；运动试验可以诱发的儿茶酚胺性多形性室性心动过速（CPVT）患者。具有心脏骤停家族史并不是高危患者的必备条件。

在药物治疗方面，对于长 QT 综合征和 CPVT，β 受体阻滞剂是一线用药；对于 Brugada 综合征，目前尚无证实有效的药物，但异丙肾上腺素和奎尼丁对于治疗该综合征的室性心动过速"风暴"可能有效。需要强调的是，如果在抗心律失常药物治疗过程中，患者仍有晕厥、自发性室性心动过速或者自发的 Brugada 综合征心电图特征出现，应建议植入 ICD。短 QT 综合征患者因目前文献报道的例数非常少，《指南》未给出明确的危险分层和治疗建议，只是提及对于 KCNH2 基因突变的短 QT 综合征患者可以考虑奎尼丁治疗。此外，治疗性生活方式调整，特别是避免剧烈运动和突发的声音刺激（例如闹钟声）对于长 QT 综合征和 CPVT 患者也至关重要。

《指南》对其他一些临床病理过程，诸如心脏瓣膜病、先天性心脏病、心肌炎、风湿性心脏病、心内膜炎、浸润性心肌病、内分泌疾病和糖尿病、终末期肾病、肥胖、厌食症、心包疾病及肺动脉高压等情况下室性心动过速的处理与 SCD 的预防亦进行了详细的论述。总体来说，这些临床情况下的临床治疗策略与以上情况基本相同，但在以下几个方面有些特殊之处：心脏瓣膜病合并室性心动过速时，应针对二者的具体情况给予相应的处理。室性心动过速本身并不是瓣膜修补或置换的指征，除非合并的是严重二尖瓣脱垂；先天性心脏病出现持续性室性心动过速或者无法解释的晕厥时，首先建议进行心脏电生理检查，并根据检查结果决定是否能够进行导管消融治疗或者外科手术，之后方考虑 ICD 治疗；不建议对心肌炎急性期所出现的室性心动过速进行 ICD 治疗；感染性心内膜炎导致急性主动脉瓣反流或心脏瓣环脓肿，并进而导致室性心动过速时应尽早进行外科手术治疗；终末期肾病室性心动过速的急诊处理时应特别注意保持血流动力学的稳定状态和电解质平衡；肥胖者减肥联合饮食控制，厌食症者逐步增加饮食均可有效地降低室性心动过速和 SCD 的风险；不推荐通过预防性应用抗心律失常药物预防肺动脉高压患者的 SCD，尽管 SCD 是肺动脉高压患者的重要死因（占 30%～40%）。

四、导管消融和外科/介入血运重建对 SCD 预防价值的再评估

根据上述指南的建议，导管消融一线治疗指征主要包括特发性室性心动过速、束支折返性室性心动过速以及高危的预激综合征患者。后者主要包括两种情形：曾因心房颤动（房颤）通过房室旁路快速前传而导致室颤；房室旁路的前传不应期＜240 ms。导管消融治疗对于上述患者之所以能够成为一线治疗措施，是由于多数患者可通过这项治疗而获根治，并且手术风险低。当以下条件共存时，导管消融可以作为药物治疗之后的二线治疗措施：低 SCD 风险；单形性室性心动过速，或以单形性室性心动过速为主；药物治疗无效或不良反应难以耐受或患者不愿接受长程药物治疗。对于已经植入 ICD 的患者，如果出现室性心动过速频发进而导致 ICD 频繁放电，当通过程控 ICD 参数和（或）辅助药物治疗无效时，可以将导管消融作为二线治疗手段。

通过外科手术和标测指导下切除室性心动过速病灶或者发病基质，通常被认为是最后一线治疗。鉴于目前有关该治疗方法的文献多数是在导管消融和ICD时代之前发表的，因此，现阶段该治疗策略的效益/风险比值需要重新评价。对于不能耐受β受体阻滞剂或者虽然联用了ICD和β受体阻滞剂，但仍有频繁晕厥/心脏骤停发生的高危长QT综合征患者，可以考虑左侧交感神经节部分切除术。

对冠心病患者施行血运重建治疗能否降低室性心动过速发生率，尚缺乏足够的证据。目前的研究提示：对于心肌梗死后室性心动过速患者，血运重建治疗并不能减少该型室性心动过速的发生；对于已出现严重左室功能障碍的冠心病患者，心肌血运重建治疗并不能减少心脏骤停的发生。不过，以上两点结论还有待于循证医学的证据支持。

五、ICD一级预防适应证快速扩展的喜悦与担忧

2006年ACC/AHA/ESC《室性心律失常治疗指南》、2008年ACC/AHA/HRS《植入器械治疗心脏节律失常指南》和2008年《欧洲心力衰竭诊治指南》都强调了ICD对于猝死一级预防的重要性，并在循证医学的基础上对ICD一级预防适应证进行了修订，拓宽了适应证患者人群范围。符合以下条件的缺血性心肌病患者，推荐ICD治疗作为一级预防Ⅰ类适应证：心肌梗死后至少40天LVEF≤30%～35%，长期最佳药物治疗后NYHA分级Ⅱ～Ⅲ级，合理预期生存期超过1年且心功能良好（证据水平A）；LVEF≤35%～40%，长期最佳药物治疗后NYHA心功能Ⅱ～Ⅲ级，合理预期生存期超过1年且心功能良好（证据水平B）。

心脏性猝死的预防包括二级预防和一级预防，二级预防是指对心脏骤停的幸存者和恶性室性心律失常如持续性室性心动过速和室颤或合并晕厥患者猝死的预防。临床随机对照试验表

明，应用ICD进行心脏猝死二级预防时不需要考虑患者基础心脏病，与抗心律失常药物比较ICD能显著减少心脏骤停复苏患者的猝死率和总死亡率，具有重要的临床和统计学意义。大组资料长期随访ICD一级预防试验得出了一个令人信服的信息：如果心肌梗死后LVEF显著降低，尽管使用了合适的药物治疗和再血管化治疗，为降低死亡的危险仍值得植入ICD。心脏性猝死的预防重点在一级预防，因为心脏骤停患者仅有1%～15%患者幸存，85%以上猝死患者为一级预防对象。目前在欧美国家，ICD及CRT-D广泛用于心力衰竭患者猝死的一级预防。一级预防主要包括既往有或无心肌梗死的左室功能不全合并非持续性室性心动过速和仅有左室功能不全无心律失常或晕厥患者的预防。在所有非侵入性评价方法中，左室射血分数（LVEF）最为常用，也是最强的猝死和全因死亡预测因素；然而，LVEF的敏感性和特异性不是很高，约有70%ICD植入者在随访3～5年内，并未发生ICD放电。这就要求我们应该更关注极高危患者人群，在心功能不全患者中合并下列情况之一者可能更易发生猝死：EF小于30%；晕厥或晕厥前兆；非持续性室性心动过速；频发室性或多源性期前收缩（早搏）。此外，纽约心功能分级（NYHA）不失为一个简单、有效的临床猝死危险分层指标。轻度（NYHA Ⅱ）及中度（NYHA Ⅲ）心力衰竭患者中猝死率分别为64%和59%。笔者认为，心力衰竭患者中ICD一级预防心脏性猝死要严格掌握ICD一级预防适应证：有明确的心力衰竭临床证据，有明确的心脏扩大或室壁瘤形成超声心动图诊断证据，有明确的心脏功能严重低下（LVEF≤40%）的超声心动图和核素的诊断证据，无严重瓣膜病变或瓣膜置换术后，无严重冠状动脉病变或外科/介入再血管化术后，无恶性肿瘤等影响患者生存12个月以上的任何因素。

（齐向前　孙中华）

参考文献

1. American Heart Association. 2005 American Heart Association Guidelines for Cardiopulmonary Resuscitation and Emergency Cardiovascular Care. Circulation, 2005, 112 (24 Suppl): Ⅳ 1 - 203.
2. Salhab WA, Wyckoff MH, Laptook AR, et al. Initial hypoglycemia and neonatal brain injury in term infants with severe fetal acidemia. Pediatrics, 2004, 114: 361 - 366.
3. Lopez-Herce J, Garcia C, Dominguez P, et al. Characteristics and outcome of cardiorespiratory arrest in children. Resuscitation, 2004, 63: 311 - 320.
4. American Heart Association in collaboration with the International Liaison Consociation. Guidelines 2005 for Cardiopulmonary Resuscitation and Emergency Cardiovascular Care: International Consensus on Science. Circulation, 2005, 112: Ⅲ -1- Ⅲ -54.
5. Srinivasan V, Spinella PC, Drott HR, et al. Association of timing, duration, and intensity of hyperglycemia with intensive care unit mortality in critically ill children. Pediatr Crit Care Med, 2004, 5: 329 - 336.
6. Battin MR, Penrice J, Gunn TR, et al. Treatment of term infants with head cooling and mild systemic hypothermia (35.0 degrees C and 34.5 degrees C) after perinatal asphyxia. Pediatrics, 2003, 111: 244 - 251.
7. Guyette FX, Guimond GE, Hostler D, et al. Vasopressin administered with epinephrine is associated with a return of a pulse in out-of-hospital cardiac arrest. Resuscitation, 2004, 63: 277 - 282.
8. WenzelV, Krismer AC, Arntz HR, et al. A comparison of vasopressin and epinephrine for out-of-hospital cardiopulmonary resuscitation. N EnglJ Med, 2004, 350: 105 - 113.
9. Perondi MB, Reis AG, Paiva EF, et al. A comparison of high-dose and standard-dose epinephrine in children with cardiac arrest. N Engl J Med, 2004, 350: 1722 - 1730.
10. Ramji S, Rasaily R, Mishra PK, et al. Resuscitation of asphyxiated

newborns with room air or 100% oxygen at birth: a multicentric clinical trial. Indian Pediatr, 2003, 40: 510 - 517.
11. Sharieff GQ, Rodarte A, Wilton N, et al. The selfinflating bulb as an airway adjunct: is it reliable in children weighing less than 20 kg? Acad Emerg Med, 2003, 10: 303 - 308.
12. 沈洪. 2005 国际心肺复苏与心血管急救指南会议集萃（一）. 中华急诊医学杂志, 2005: 959 - 960.
13. 沈洪. 2005 国际心肺复苏与心血管急救指南会议集萃（续完）. 中华急诊医学杂志, 2005: 1048 - 1050.

第二章 植入式心律转复除颤器防治心脏性猝死的临床实践

提要

- 植入式心律转复除颤器（ICD）进行心脏猝死二级预防时不需要考虑患者基础心脏病，与抗心律失常药物比较ICD能显著减少心脏骤停复苏患者的猝死率和总死亡率。
- 大组长期随访ICD一级预防试验结果得出了一个具有一致性的信息，如果心肌梗死后LVEF显著降低，尽管使用了合适的药物治疗和再血管化治疗，为降低死亡的危险仍值得植入ICD。
- 当心动过速发生时，ICD可通过频率、间期稳定性、突发性和QRS波形态等鉴别是否为室性心动过速或室颤。
- ICD对于恶性室性心律失常采取分层治疗，室性心动过速首先应用抗心动过速起搏治疗，室颤则直接给予高能量除颤治疗。

　　心脏病死亡重要的原因是猝死，患者突然发生意识丧失，心脏停止继而产生自然死亡，时间多发生在一个小时之内。心脏猝死的发生率很难准确统计，因为猝死是多数患者的首发和致死表现，多数人无任何诱发因素或前驱症状，也无心脏疾患的临床或实验室证据。此外，猝死发生时多数无心电图记录，或者死亡后未能尸检。所有这些都给确定诊断和流行病学研究带来困难。尸检研究证明，90％以上的猝死患者生前有冠心病或心肌病，病因诊断部分在生前已经作出，部分在尸检中得到证实，而另有5%的猝死者尸检时未见任何器质性心脏疾患。充血性心力衰竭（心力衰竭）是心内科治疗学上的难题。曾住院治疗的心力衰竭患者年死亡（猝死）率高达30%～50%，仅有25%的男性患者和38%的女性患者存活达5年。我国心力衰竭患者的住院率占同期心血管疾病的20%，但死亡率却占40%。心力衰竭的生存率甚至低于许多恶性肿瘤。流行病学资料显示，全球心力衰竭患病人数高达2250万，我国35～74岁人群中约有心力衰竭患者400万人。β受体阻断剂、他汀类药物、血管紧张素转换酶抑制剂和胺碘酮能降低猝死的危险，但效果不能令人满意。心力衰竭患者的猝死很难预测，植入型心律转复除颤器（ICD）是重要的治疗方法。约30%慢性心力衰竭患者合并有室内传导障碍，其中多数是左束支传导阻滞。室内传导障碍和左束支传导阻滞会引起心室同步障碍导致收缩功能进一步降低，这是心力衰竭恶化的重要因素。心室再同步化治疗（CRT）可以刺激左右心室同时起搏，改善心脏功能。不过，在CRT组死亡病例中仍有32%为猝死，这提示同时具有除颤功能的CRT-D对猝死有一定预防作用。

一、ICD对心脏性猝死的二级预防

心脏猝死的预防包括二级预防和一级预防，二级预防是指对心脏骤停的幸存者和恶性室性心律失常如持续性室性心动过速（室速）和心室纤颤（室颤）或合并晕厥患者猝死的预防。临床随机对照试验表明，应用ICD进行心脏猝死二级预防时不需要考虑患者基础心脏病，与抗心律失常药物比较ICD能显著减少心脏骤停复苏患者的猝死率和总死亡率，具有重要的临床和统计学意义。二级预防相关试验包括20世纪90年代末进行的AVID临床试验，这是第一个大规模前瞻性随机试验，目的是比较室颤或有血流动力学改变的顽固性室速患者应用ICD与抗心律失常药物胺碘酮或索他洛尔是否可降低总死亡率。共有

1016例患者进入研究，入选患者的条件：发生过室颤；发生过室速伴晕厥；室速无晕厥但EF＜40%以及收缩压＜80 mmHg，接近晕厥患者。试验随机分为两组，一组应用抗心律失常药物胺碘酮或索他洛尔，另一组应用ICD。经过三年的前瞻性随访，得出结果：与抗心律失常药物组（122例死亡）相比，ICD组的死亡病例较少（80例死亡）。在平均随访（18.2±12.2）个月中，未校正的死亡率（95%的可信限）在ICD组为15.8%±3.2%，而在抗心律失常药物组为24.0%±3.7%。ICD治疗一年、二年和三年死亡率分别降低39%、27%和31%。AVID研究强力支持ICD治疗效果优于抗心律失常药物。对于有症状的持续性室速或室颤引起的血流动力学恶化的患者，ICD在延长生存上优于抗心律失常药物。对于这些患者，ICD应作为第一线治疗。

其他临床试验还有德国的随机前瞻性多中心心脏骤停试验（CASH试验），比较由于持续性室速导致心脏骤停后生存患者应用ICD或抗心律失常药物治疗的效果。病人被随机分为ICD治疗组和抗心律失常药物治疗组，抗心律失常药物组又随机分为美托洛尔（美多心安）、普罗帕酮（心律平）和胺碘酮组。研究的初始终点为所有原因所致的死亡，二级终点为猝死和再次发生心脏骤停。试验结果：共有346例心脏骤停存活者进入研究，其中ICD组99例，胺碘酮（300 mg/d）组92例，心律平（600 mg/d）组58例，美多心安（100 mg/d）组97例。心律平治疗组于1992年终止试验，因为该组死亡率高于ICD治疗组（29% $vs.$ 12%，$P=0.012$）。最终结果于2000年底发表。在平均随访57个月中，ICD治疗组总死亡率低于抗心律失常药物治疗组，ICD组与抗心律失常药物组相比，从第1至第9年分别降低总死亡率41.9%、39.3%、28.4%、27.7%、22.8%、11.4%、9.1%、10.6%和24.7%，平均降低23%，但差异无统计学意义。ICD治疗组患者在前5年受益更加明显；美多心安组与胺碘酮组之间死亡率无明显差别。加拿大埋藏式除颤器研究（CIDS试验），比较由VT或VF引起心脏骤停或室速、室颤及左室射血分数下降导致晕厥的患者应用ICD与胺碘酮的治疗效果。CIDS为前瞻性多中心研究，病人入选标准：室颤或医院外心脏骤停；持续性室速或晕厥，左室射血分数<35%；无明确原因的晕厥，电生理检查可诱发出持续性室速。符合要求的患者被随机分为两组，一组接受ICD治疗，一组接受胺碘酮治疗。659例患者进入随机分组，平均随访5年。最终结果于2000年发表，结果显示：ICD组与胺碘酮治疗组相比，可降低总死亡率20%，降低心律失常死亡率33%，但差异无统计学意义。上述试验中，与抗心律失常药物比较，ICD进行二级预防非常有效，能显著提高生存率。不过，需要强调要注重消除一过性可能病因，急性心肌缺血或电解质紊乱等所致的心脏骤停可能不是ICD的适应证。

二、ICD对心脏性猝死的一级预防

一级预防包括伴左室功能不全的非持续性室速和仅有左室功能不全患者的预防。ICD对于心脏性猝死的一级预防包括三种心力衰竭人群：左室功能不全患者，既往有心肌梗死和非持续性室速（缺血性心肌病）；无心肌梗死病史但合并非持续性室速（非缺血性心肌病）；无心律失常或晕厥的患者（缺血和非缺血性心肌病）。心力衰竭患者中识别出高危心脏性猝死人群有一定困难。研究表明，心内电生理检查对恶性室性心律失常和心脏性猝死的预测价值有限。第一类心力衰竭患者中，电生理检查中诱发室速可以预测室速复发或发生心脏性猝死，而电生理检查对于非缺血性心力衰竭患者并不十分可靠。在所有非侵入性评价方法中，左室射血分数（LVEF）最为常用，也是最强的猝死和全因死亡预测因素；然而，LVEF的敏感性和特异性不是很高，约有70%ICD植入者在随访3～5年内，并未发生ICD

放电。纽约心功能分级（NYHA）不失为一个简单、有效的临床猝死危险分层指标。轻度（NYHA Ⅱ）和中度（NYHA Ⅲ）心力衰竭患者中猝死者分别占 64% 和 59%。有资料显示，非侵入方法的心电图 T 波电交替和 QRS 波时限大于 150 ms 分别是心力衰竭患者猝死的预测指标。其他非侵入性预测指标包括 QT 变异性、心室晚电位、基因检测、血清学指标（B 型钠尿肽和 C 反应蛋白等）均有一定局限性或为不可靠的预测指标。

2004 年 3 月具有里程碑意义的心力衰竭心脏性猝死试验（SCD-HeFT）结果公布，该研究共收入 2521 名患者，其中 1/3 的患者接受 ICD 治疗，1/3 的患者接受胺碘酮治疗，1/3 患者接受安慰剂治疗。所有患者均给予了合适的抗心力衰竭药物治疗，结果显示，中度心功能不全患者，接受 ICD 治疗的死亡率较未植入 ICD 组下降 23%。研究显示对于有心脏性猝死危险的患者应给予更积极的诊断和治疗。该试验也提示作为预防性用药，胺碘酮不能提高生存率。MUSTT 研究中，35% 患者用电生理检查诱发了持续性室速，结果与药物治疗组相比，ICD 降低了 21% 的绝对死亡率。MADIT 和 MADIT Ⅱ 研究针对无心肌梗死病史的左室功能不全患者，电生理检查诱发室速，结果 ICD 显著降低了死亡率。在非缺血性心力衰竭伴非持续性室速的患者中，ICD 也能降低总体的死亡率。MADIT-Ⅱ 试验研究了心肌梗死后 1 个月，LVEF≤30% 患者预防性植入 ICD 的效果，入选患者共 1232 例，平均随访 20 个月（6 天至 53 个月）。该研究表明，植入 11 个 ICD 能拯救 1 个患者的生命，对于 QRS>150 ms 的患者，植入 4 个 ICD 能拯救 1 个患者的生命，与常规药物治疗相比 ICD 可减少 31% 的死亡危险。总之，CRT、CRT-D 和 ICD 治疗为心力衰竭患者提供了新的治疗方法，不但可以改善心力衰竭症状，还可降低住院率以及死亡率，包括进行性心力衰竭和心脏性猝死两种原因导致的死亡。然而，CABG-patch 和 DINAMIT 研究得出的结果恰恰相反，ICD 治疗对缺血性心肌病患者的生存没有明显益处。CABG-patch试验得出阴性结果的原因可能在于冠状动脉血运重建改善了心肌血液供应，从而减少了心律失常发生。而DINAMIT研究的重要意义在于，该研究发现MI早期患者预防性应用ICD不会减少心脏性猝死的发生，因此否定了急性MI早期阶段（6～40天）ICD治疗对心脏性猝死的预防作用。对于非缺血性心肌病患者，ICD的一级预防循证医学证据也不统一。CAT研究否定了ICD应用于LVEF≤30%的非缺血性心肌病患者有预防心脏性猝死发生的作用。与之相似，AMIOVIRT研究发现，对于LVEF≤35%，伴有无症状非持续性室速的非缺血性扩张型心肌病患者，ICD与胺碘酮治疗相比，并未明显改善患者生存率。不过，上述临床研究存在两个明显缺陷，其一是试验规模均较小，其二是都缺乏最佳药物治疗导入期。这两项研究应在患者接受最佳药物治疗3～4个月，左室功能明显改善后，重新评估心功能，然后再考虑是否给予患者植入ICD治疗。

上述大组资料长期随访ICD一级预防试验结果得出了一个具有一致性的信息：如果心肌梗死后LVEF显著降低，尽管使用了合适的药物治疗和再血管化治疗，为降低死亡的危险仍值得植入ICD。目前在欧美国家，ICD及CRT-D广泛用于心力衰竭患者猝死的一级预防。国内一级预防工作刚刚起步，尚无大组样本报道。作者所在医院近2年来植入ICD 71例，对其中29例一级预防患者进行了随访。平均随访时间（430±193）天（6～670天），患者年龄平均（64.7±7.1）岁（50～82岁），有心肌梗死病史19例，心脏功能（NYHA）为Ⅱ～Ⅲ级（仅1例Ⅰ级，临床诊断家族性肥厚型心肌病，伴有非持续性室速和明确的猝死家族史），平均LVEF 31.3%±6.5%（22%～42%），平均左室舒张末内径（LVED）65.6 mm±11.2 mm（54～86 mm）。结果发现6例（21%）发生心律失常事件，放电5例（17%），其中室颤1例（3%），室速3例（10%），快速室上性心律失常

1例（3%），4例（14%）患者明显获益。

2006 ACC/AHA/ESC《室性心律失常治疗和心脏性猝死预防指南》强调了ICD对于猝死一级预防的重要性。符合以下条件的缺血性心肌病患者，推荐ICD治疗作为一级预防Ⅰ类适应证，以减少心脏猝死的发生率及总死亡率：心肌梗死后至少40天，LVEF≤30%～35%，长期最佳药物治疗后NYHA分级Ⅱ～Ⅲ级，合理预期生存期超过1年且心功能良好（证据水平A）；LVEF≤35%～40%，长期最佳药物治疗后NYHA心功能Ⅱ～Ⅲ级，合理预期生存期超过1年且心功能良好（证据水平B）。我们的体会是心力衰竭患者心脏性猝死ICD植入时要严格掌握适应证，确保每例患者均有：明确的心力衰竭临床证据，有明确的心脏扩大或室壁瘤形成超声心动图诊断证据，有明确的心脏功能严重低下（LVEF≤40%）的超声心动图或核素的诊断证据，无严重瓣膜病变或瓣膜置换术后，无严重冠状动脉病变或外科/介入再血管化术后，无恶性肿瘤等影响患者生存12个月以上的任何因素。心脏病死亡的主要原因是猝死。循证医学证实对于器质性心脏病合并严重心功能低下患者，心脏性猝死植入ICD一级或二级预防的疗效均优于抗心律失常药物。不过，要严格掌握ICD一级预防适应证，避免治疗"过度"。

三、ICD的诊断功能

ICD的主要功能是及时正确地诊断恶性室性心律失常，并通过各种治疗手段终止心律失常，把患者从可能由心律失常引发的死亡危险中解救出来。因此ICD的功能主要包括两部分：诊断部分和治疗部分。通过诊断功能能够正确识别恶性室性心律失常，排除室上性心动过速，为正确的治疗提供基础。可以应用不同的治疗手段以达到不同治疗功能，以尽量小的能量及时终止室性心律失常。

ICD植入后应持续监测患者心率情况，当患者出现了快速性心律失常，心室率达到或超过预先设定的室速识别频率时，ICD 会自动、及时搜集相关信息，通过与相关参数的比较，判断该心律失常是否为室性心律失常。鉴别的手段主要有：频率、间期稳定性、突发性和 QRS 波形态。

频率是 ICD 进行心律失常鉴别的基础。只有心室频率达到了预先设定的数值，ICD 才会进行室性心律失常的识别，根据心室频率不同分为室速区和室颤区。如果患者出现慢室速（100～150 次/分），频率低于预设值，则 ICD 不会识别室速。当心室频率达到了预先设定的室颤区数值时，ICD 会默认患者出现室颤进行电击复律。比较心房率和心室率是双腔 ICD 鉴别室上性心动过速的常用方法。当患者出现快速心室率时，双腔 ICD 自动与心房率进行比较。如果心房率快于心室率，则考虑是由于房颤、房扑等心律失常引起的快速心室率；如果心室率快于心房率，则考虑为室性心律失常，给予相应治疗；如果心房、心室频率相等，则考虑为窦性心动过速或房性心动过速。

目前植入 ICD 的人群中慢性充血性心力衰竭患者占很大部分比例。有研究显示，心力衰竭的患者中心房颤动（房颤）的发生率为 15%～27%。房颤发生后，快速心房率通过房室结不规则传导下来，有时会出现快速心室率，但这种快速心室率一般不规整，RR 间期可出现较大的变化。而源于心室的心动过速节律一般相对规整，RR 间期不会出现大的波动。间期稳定性就是按照这一思路，通过评价心室率的稳定性来鉴别是否为室性心动过速。通常间期稳定性的默认差值为 80 ms，可通过程控自行设置。当 RR 间期的变化超过设定数值时，说明 RR 间期不规则，ICD 会认为快速心室率是由于房颤引起的，不进行治疗。如果 RR 间期的变化低于设定数值，那么 ICD 会认为是室速，接着进行分层治疗。

突发性是指非心动过速时 RR 间期与心动过速时 RR 间期的差值。这一参数主要用来区分窦性心动过速和室速。通常情况下，窦性心动过速是由于生理原因引起，如运动或应激等，频率是逐渐增加的，因此 RR 间期逐渐缩短；而室速发生时，心室频率会突然增加，此时 RR 间期会突然缩短，明显短于非心动过速时 RR 间期。ICD 获取二者差值后与预先设定值比较，从而鉴别是否为室性心律失常。突发性的变化值可自行设定，一般设置在 100 ms，可根据患者自身情况进行调整。

  QRS 波反映了心脏除极的过程。心动过速的起源不同，QRS 波形态会发生很大变化。室上性来源的心动过速的起源点在心房或房室结，通过希氏束、浦肯野纤维传导到心室，心室顺序除极形成 QRS 波形态，与窦性心律时心室除极顺序一致。因此不论房颤、心房扑动（房扑）还是室上性心动过速（室上速）、房性心动过速（房速）和窦性心动过速（窦速），由于心室除极顺序未发生变化，QRS 波形态与窦性心律时相差不多。室速起源点位于心室，通过传导系统激动整个心室，引起心室除极，此时心室细胞除极顺序为起源部位优先，与窦性心律心室除极顺序不同，因此 QRS 波形态不同。根据这一原理，预先在 ICD 中存储窦性心律时的 QRS 波形态，以此为模板，将心动过速时的 QRS 波形态与其进行比较。判断 QRS 波形态是否相似，通过符合程度进行判断，一般设置为 60%。如果符合程度超过 60%，认为形态相似，考虑心动过速来源于室上性；如果形态差别较大，符合程度低于 60%，则认为心动过速来源于心室。符合程度也可根据患者自身情况进行程控，室上性来源的心动过速 QRS 波形态与窦性心律时还是有所差别，尤其是房颤时，QRS 波形态差别可能会更大，如果符合程度设定过高，容易将这些 QRS 波误认为室性激动，可引起误放电；同样，如果符合程度设定过低，则容易将 QRS 波形态接近正常的室性激动认定为室上性，导致无法正确识别室速，可能会引起严重后果。由于患者的心脏状况随着时间的推移而变化，窦性心律时 QRS 波形态也会发生变化，因此 QRS 波的模板应不断更新。目前的

ICD一般都有自动更新功能，也可以在随访中手动更新。

上述这些鉴别手段都能够在一定程度上进行室速的识别，但是没有一种方法能够达到100%的敏感性和特异性。我们自己的临床经验提示几个鉴别手段联合应用可能是更好的选择。将几个鉴别方法识别室速的敏感性设定高一些，当这几项指标均提示室速时再进行分层治疗，可以明显减少误放电的比例，而且保证室速的正确识别。

四、ICD的分层治疗

ICD的分层治疗包括抗心动过速起搏（antitachycardia pacing，ATP）、低能量转复和高能量除颤治疗。ATP和低能量转复主要用于室速的治疗，如果无效再应用高能量除颤终止心动过速。对于室颤则直接采用高能量转复终止发作。

ATP治疗又被称为无痛性治疗。通过ICD发放抗心动过速的快速起搏，即发放比心动过速心率更快的短阵快速起搏终止室速，是目前ICD终止室速的最重要治疗方法。ATP治疗分为短阵起搏治疗（Burst）、扫描治疗（Scanning）和间期递减治疗（Ramp）。Burst治疗指当室速发生时，ICD发放短阵起搏，起搏间期可预先设定，一般为心动过速时RR间期的85%，每阵6~8个脉冲，可连续发放3~5阵。起搏的RR间期、每阵脉冲数及发放的阵数均可程控。Burst治疗如果无效，增加脉冲及阵数并不能增加转复成功率，反而会延长室速终止时间，可能会出现严重临床症状。因此，在Burst治疗基础上，出现了Scanning治疗。Scanning治疗指后一阵Burst的起搏频率快于前一阵，阵间的起搏间期递减，递减程度可通过调整步长来实现。Ramp治疗是指同一阵Burst内，后一个脉冲频率较前一个脉冲频率快，缩短的起搏间期通过调整Ramp步长来实现。Scanning和Ramp可同时工作，即一阵Burst内的每一个脉冲都比前一个脉冲频率快，同时后一阵Burst的频率比前一阵Burst频率快。

但频率最快不能超过 300 次/分，即脉冲间期不能短于 200 ms。当 Burst 不能终止心动过速时，这样的工作方式可以使心动过速的终止成功率增加。

当 ATP 治疗不能终止室速时，面临两种选择：给予低能量转复，如果无效后再给予高能量除颤；或是直接给予高能量电击除颤。低能量转复时应用的起始能量一般为 2~10 J，如果不成功则逐渐加大能量，直至最大。这种方法适用于除颤阈值较低的患者，应用低能量就能够成功转复心动过速，从而可以节省 ICD 的电能，最重要的是给患者带来的痛苦相对较小，对于患者心理的影响较小。但实际临床工作中，由于 ATP 的应用，室速在电击转复前已经经过较长时间的治疗，如果低能量转复不成功，患者随时可能出现血流动力学异常。因此，更多的情况下直接选择高能量除颤治疗，确保治疗成功。

高能量除颤治疗主要应用于室颤发生时。虽然有些患者在植入 ICD 过程中测试的除颤阈值不高，应用较低的能量也能够转复成功。但一方面室颤发生时均伴有血流动力学变化，需要及时转复；另一方面，随着时间的延长、疾病的进展以及各种药物尤其是抗心律失常药物的应用均会使除颤阈值增加，因此室颤区的治疗一般均选择高能量除颤治疗。关于 ICD 诊断和治疗恶性室性心律失常的功能参数设定，还需要在临床应用中不断总结自己的经验，并结合患者实际情况进行个体化处理。

（齐向前 张 健）

参考文献

1. Franciosa JA, Wilen M, Ziesche S, et al. Survival in men with severe chronic left ventricular failure to either coronary heart disease or idiopathic dilated cardiomyopathy. Am J Cardiol, 1983, 51: 831-836.
2. Trappe HJ, Wenzlaff P, Pfitzner P, et al. Long term follow up of patients

with implantable cardioverter-defibrillators and mild, moderate, or severe impairment of left ventricular function. Heart, 1997, 78: 243-249.

3. Cleland JG, Ghosh J, Freemantle N, et al. Clinical trials update and cumulative meta-analyses from the American College of Cardiology: WATCH, SCD-HeFT, DINAMIT, CASINO, INSPIRE, STRATUS-US, RIO-Lipids and cardiac resynchronization therapy in heart failure. Eur J Heart Fail, 2004, 6 (4): 501-508.

4. Zareba W. Implantable cardioverter defibrillator therapy in postinfarction patients. Curr Opin Cardiol, 2004, 19 (6): 619-624.

5. Auricchio A, Metra M, Gasparini M, et al. Long-term survival of patients with heart failure and ventricular conduction delay treated with cardiac resynchronization therapy. Am J Cardiol, 2007, 99 (2): 232-238.

6. AVID Investigators. A comparison of antiarrhythmic-drug therapy with implantable defibrillators in patients resuscitated from near-fatal ventricular arrhythmias. N Engl J Med, 1997, 337: 1576-1583.

7. Siebels J, Cappato R, Rüppel R, et al. Preliminary results of the Cardiac Arrest Study Hamburg (CASH). CASH Investigators. Am J Cardiol, 1993, 72 (16): 109F-113F.

8. Bokhari F, Newman D, Greene M, et al. Long-term comparison of the implantable cardioverter defibrillator versus amiodarone: eleven-year follow-up of a subset of patients in the Canadian Implantable Defibrillator Study (CIDS). Circulation, 2004, 110 (2): 112-116.

9. Thomas KE, Josephson ME. The role of electrophysiology study in risk stratification of sudden cardiac death. Prog Cardiovasc Dis, 2008, 51 (2): 97-105.

10. Buxton AE, Lee KL, Hafley GE, et al. Limitations of ejection fraction for prediction of sudden death risk in patients with coronary artery disease: lessons from the MUSTT study. J Am Coll Cardiol, 2007, 50 (12): 1158-1160.

11. Ashwath ML, Sogade FO. Ejection fraction and QRS width as predictors of event rates in patients with implantable cardioverter defibrillators. South Med J, 2005, 98 (5): 502-503.

12. Gula LJ, Klein GJ, Hellkamp AS, et al. Ejection fraction assessment and survival: an analysis of the Sudden Cardiac Death in Heart Failure Trial (SCD-HeFT). Am Heart J, 2008, 156 (6): 1196-1200.
13. Lepillier A, Piot O, Gerritse B, et al. Relationship between New York Heart Association class change and ventricular tachyarrhythmia occurrence in patients treated with cardiac resynchronization plus defibrillator. Europace, 2009, 11 (1): 80-85.
14. Sweeney MO, Hellkamp AS, Ellenbogen KA, et al. Reduced ejection fraction, sudden cardiac death, and heart failure death in the mode selection trial (MOST): implications for device selection in elderly patients with sinus node disease. J Cardiovasc Electrophysiol, 2008, 19 (11): 1167-1168.
15. Klein H, Auricchio A, Reek S, et al. New primary prevention trials of sudden cardiac death in patients with left ventricular dysfunction: SCD-HEFT and MADIT-II. Am J Cardiol, 1999, 83 (5B): 91D-97D.
16. De Ferrari GM, Sanzo A. T-wave alternans in risk stratification of patients with nonischemic dilated cardiomyopathy: can it help to better select candidates for ICD implantation? Heart Rhythm, 2009, 6 (3 Suppl): S29-35.
17. Hohnloser SH, Ikeda T, Cohen RJ. Evidence regarding clinical use of microvolt T-wave alternans. Heart Rhythm, 2009, 6 (3 Suppl): S36-44.
18. Fisher JD, Buxton AE, Lee KL, et al. Designation and distribution of events in the Multicenter UnSustained Tachycardia Trial (MUSTT). Am J Cardiol, 2007, 100 (1): 76-83.
19. Santini M, Russo M, Botto G, et al. Clinical and arrhythmic outcomes after implantation of a defibrillator for primary prevention of sudden death in patients with post-myocardial infarction cardiomyopathy: The Survey to Evaluate Arrhythmia Rate in High-risk MI patients (SEARCH-MI). Europace, 2009, 11 (4): 407-408.
20. Greenberg H, Case RB, Moss AJ, et al. Analysis of mortality events in the Multicenter Automatic Defibrillator Implantation Trial (MADIT-

Ⅱ). J Am Coll Cardiol, 2004, 43 (8): 1459-1465.
21. Goldenberg I, Vyas AK, Hall WJ, et al. Risk stratification for primary implantation of a cardioverter-defibrillator in patients with ischemic left ventricular dysfunction. J Am Coll Cardiol, 2008, 51 (3): 297-299.
22. Bigger JT Jr, Whang W, Rottman JN, et al. Mechanisms of death in the CABG Patch trial: a randomized trial of implantable cardiac defibrillator prophylaxis in patients at high risk of death after coronary artery bypass graft surgery. Circulation, 1999, 99 (11): 1416-1421.
23. Bänsch D, Antz M, Boczor S, et al. Primary prevention of sudden cardiac death in idiopathic dilated cardiomyopathy: the Cardiomyopathy Trial (CAT). Circulation, 2002, 105 (12): 1453-1458.
24. Strickberger SA, Hummel JD, Bartlett TG, et al. Amiodarone versus implantable cardioverter-defibrillator: randomized trial in patients with nonischemic dilated cardiomyopathy and asymptomatic nonsustained ventricular tachycardia—AMIOVIRT. J Am Coll Cardiol, 2003, 41 (10): 1707-1712.
25. Foley P W, Addison CE, Whinney SB, et al. Implantable cardioverter defibrillator therapy for primary prevention of sudden cardiac death after myocardial infarction: implications of international guidelines. Pacing Clin Electrophysiol, 2009, 32suppl1: s131-s134.
26. 郭继鸿，邵坚主译. ICD基础教程. 北京：北京大学医学出版社，2007: 69-77.

第三章 心脏性猝死高危患者的识别与教育实践

提要

- 心脏性猝死患者逐年增加,但对于高危患者的识别手段仍有限。
- 器质性心脏病患者是猝死的高危人群,而冠心病是心脏性猝死的主要原因,因此冠心病的易患因素也是猝死的危险因素。
- 心肌梗死后心力衰竭患者心脏猝死几率最高。
- 无创性各项检查中左室射血分数降低是心脏性猝死最强的预测指标,其他检查的作用还存在争议,需要更深入的研究。
- 综合患者的检查结果进行危险分层可能是今后识别心脏性猝死高危患者的研究方向。

　　心脏性猝死(sudden cardiac death,SCD)是指因任何心脏病引起,于症状出现后 1 小时之内发生的死亡。弗拉明翰(Framingham)一项长达 26 年的前瞻性研究结果表明,75% 的猝死系 SCD,而且近年来 SCD 的发生率还有增高的趋势。美国心脏性猝死的发生率为每 10 万人口中 84～200 例,欧洲国家约为每 10 万人口中 20～159 例,我国心脏性猝死的发生率为每百万人口中 41.84 例,每年心脏性猝死的患者为 54.4 万,每天将近有 1480 名患者死于心脏性猝死,每分钟有 1 人发生心脏性猝死。面对 SCD 这一挑战,临床医生希望能够通过理想的危险分层,应用检测技术和相应的指标将入围人群分成 SCD 的高危与低危两组，识别出将来可能发生 SCD 的患者并给予有效的干预，以改善存活率。与此同时，还能有效地排除将来可能不发生 SCD 的患者。但应当了解，低危与高危之间并没有一个明确的分界线。晚近 Zipes 等发表的一项 SCD 的流行病学资料表明，SCD 患者中，1/3 属于当今概念中猝死的高危人群，1/3 属于中、低危人群，1/3 根本无任何危险因素。该资料表明，当今流行的猝死危险因素的评价体系尚有重大缺陷，同时 SCD 危险分层的方法远不够敏感。研究证实，约 88% 的心脏性猝死原因为心律失常，其中室速、室颤等恶性室性心律失常最多，约占 83%，其他原因包括心脏停搏或非心律失常性原因。药物预防和治疗恶性室性心律失常的效果很差，因此，近年来应用 ICD 进行 SCD 的一级和二级预防越来越广泛。但是 ICD 价格较高，而且随访表明约 1/3 的 ICD 植入患者无放电记录，这种不必要的植入行为增加了社会和患者的经济负担。因此，制定理想的危险分层评价体系势在必行。SCD 涉及广泛的患者群，包括缺血性、扩张型、肥厚型心肌病和其他类型的器质性心脏病以及遗传性离子通道疾病等。因此，危险分层的策略和方法也多种多样。在此背景下，2008 年美国 AHA/ACC/HRS 三大学会制定了《无创技术对 SCD 危险分层的专家共识》，在一定范围内统一了大家的意见。但是，同时也应该看到该专家共识讨论的是缺血性、扩张型和肥厚型心肌病的人群，不包括其他类型的器质性心脏病及遗传性离子通道疾病等。而且，该专家共识讨论无创技术的危险分层主要是针对快速性室性心律失常，而不包括致死性缓慢性心律失常与非心律失常性等原因。因此，对于心脏性猝死高危患者的识别仍任重道远。

一、猝死的危险因素

人人皆有猝死可能，但发生概率明显不同，最终发生心脏性猝死者只占总人口的一小部分。虽然那些有陈旧性心肌梗死、左室功能不全和曾有过恶性室性心律失常的高危人群发生SCD的比例较高，但绝对数量较少。而其他人群发生SCD的比例虽低，但绝对数量较多。因此如何能够从普通人群中区分出可能发生SCD的个体是目前急需解决的问题。导致成人猝死的最常见原因为冠心病，冠心病患者中20%～25%的死亡是突然发生、不可预料的。因此，有理由认为冠心病的危险因素同样也是SCD的危险因素。来自流行病学的研究资料显示，具有以下危险因素的人群相对其他人群有相对较高的SCD风险：年龄在35～80岁、男性、高血压、左心室肥厚（心电图或者心脏超声诊断均可）、高脂血症、吸烟、肥胖、糖尿病及C反应蛋白（C-reactive protein，CRP）升高。此外需要强调的是，剧烈运动也是SCD一个重要危险因素（无论是否平时习惯进行剧烈运动），特别是对于那些平时极少进行剧烈运动者。

1. 年龄和性别

SCD的发生有两个年龄高峰，一个是出生后至6个月，此阶段发生的猝死被称为"婴幼儿猝死综合征"，另一个是35岁至80岁期间，此阶段发生的猝死多由冠状动脉性疾病所致，因此，SCD的危险因素与冠心病危险因素大致相同。男性SCD的发病率明显高于女性，约为女性的3～4倍。北京地区冠心病猝死年发生率男性为每10万人口10.5例，女性为每10万人口3.16例，男性较女性高3.3倍。国外一项研究也表明男性发病率是女性的3倍，与我国接近。

2. 左心室肥厚

Framingham研究显示，在以社区为基础的人群中，左心室肥厚（心脏超声诊断）的程度与SCD的发生有明显相关性。LIFE研究亦提示，左心室肥厚（心电图诊断）是SCD的独立预测指标，降低左室肥厚能够降低SCD发生率。

3. 吸烟和肥胖

有研究显示，美国每年非吸烟者中每1000人有13人发生

SCD，而每日吸烟超过20支以上者SCD发病率是其2.5倍。吸烟可增加血小板的黏附、聚集，降低室颤阈，加快心率，升高血压，诱发冠状动脉痉挛以及导致儿茶酚胺分泌过多。因此，吸烟不仅可导致冠心病，而且是SCD的触发因素。Framingham研究心脏骤停幸存者时发现，继续吸烟者心脏骤停再次发生率为27%，而戒烟者为19%，因此戒烟能够降低SCD的发生率。长期以来人们就认识到肥胖患者猝死的危险性增加，这一点已被许多流行病学调查研究所证实。Framingham研究显示，在其他条件近似的情况下，肥胖人群与普通人群相比SCD的发生率高出近40倍。25～34岁重度肥胖患者的死亡率高出普通人13倍。35～44岁重度肥胖患者的死亡率高出普通人6倍。

4. 糖尿病

Framingham研究提示，糖尿病是女性患者发生SCD的独立危险因素。Curb等的研究显示，无论男性、女性，糖尿病以及糖耐量异常均会增加SCD发生率。

5. CRP

CRP是最近几年新发现的危险因素，经过17年随访验证了CRP的升高增加了SCD的危险性。在校正了其他危险因素后，男性人群中处于CRP最高四分位数者比处于最低四分位数者SCD危险性增加2.65倍。严重冠状动脉疾病猝死患者中，血清CRP水平均明显增高。

6. 运动

剧烈运动能够诱发SCD，这可能是由于增加了血小板的黏附性。适度的运动或许对降低血小板黏附性有益。研究表明，美国健康的年轻人因剧烈运动发生SCD的几率为（1/20～1/25）万/年，而经过训练的运动员SCD发生率相对较低，约为20～25例/年。我国文献报道，绝大多数的运动猝死系心脏性猝死。在82例猝死病例中，心脏性猝死有58例（70.73%），其中，又以心肌梗死（36.21%）、先天性心脏病（15.52%）和心肌炎

(13.79%)最常见。

虽然有研究显示,普通人群中发生 SCD 的比例最低,但数量最大,似乎无法预测,其实多数研究显示 3/4 的 SCD 患者有冠心病,尸检结果发现 50% 的 SCD 有冠状动脉斑块形态的急性改变,如血栓、斑块破裂等,只是很多患者在发生 SCD 前并不知道自己已患有冠心病。因此,应通过各种手段对大众人群广为宣传上述危险因素的危害,建议人们积极戒烟,减轻体重,坚持长期、适度、规律运动。并定期体检,及时发现、治疗糖尿病和高脂血症,若有冠心病应及时诊治,从源头上尽可能减少 SCD 发生。

二、猝死的高危人群

SCD 最主要原因为心律失常,其中室速、室颤等恶性室性心律失常最多,多个研究的结果显示占 40%～70%,其他原因包括心脏停搏或非心律失常性原因,如心脏破裂、急性心力衰竭等。任何累及心脏的疾病最终都可能通过各种机制发生恶性心律失常而导致 SCD。其中冠状动脉粥样硬化性心脏病是 SCD 最常见的病因,有学者认为所占比例可达 80%。其他病因还有非粥样硬化性冠状动脉疾病、心肌病(肥厚型心肌病、扩张型心肌病、致心律失常性右室心肌病等)和其他器质性心脏病及遗传性离子通道疾病,这些患者均为 SCD 的高危人群。

1. 冠状动脉粥样硬化性心脏病

SCD 患者尸检发现,90% 的患者存在冠心病,其中 75% 患者合并陈旧性心肌梗死。同时,冠心病患者中有 20%～25% 首发症状即为 SCD。研究显示,大多数猝死的患者有严重的多支血管病变,但存在心肌梗死血清酶学变化证据的不足一半,Q 波型心肌梗死的发生率不足 20%。同时病理研究显示 SCD 患者中 38%～95% 存在斑块破裂、出血和血栓形成等急性冠状动脉损伤表现。大量的资料支持猝死的原因中急性冠状动脉损伤所致心肌缺血引起的心电不稳定比心肌坏死更重要。心肌缺血使缓慢整流性外向钾电流（Iks）下调，类似长QT间期综合征1型（LQT1）的电生理变化，不耐受高交感活性刺激，高交感活性将诱发多形性室速（VT），急性心肌梗死中高交感活性还能诱导细胞外钾离子向细胞内转移，造成细胞外低钾，抑制快速整流性外向钾电流（Ikr）活性，使中层心肌动作电位时程延长，复极离散度加大。跨心室壁复极离散度（transmural dispersion of repolarization，TDR）增加是折返机制的关键，而折返机制是绝大多数临床重要心律失常发生的电生理机制。室速和室颤是折返引起的最常见的致死性心律失常，也是猝死的主要原因。同时，心肌梗死也可以损伤缝隙连接，影响心肌传导，构成折返基质，此时一个适时的室性早搏就可能诱发致死性的室速或室颤。心肌梗死后数周至数月胶原沉着，瘢痕形成，形成室性心律失常慢性基质，出现持续性室速（sustained ventricular tachycardia，SVT）和非持续性室速（nonsustained ventricular tachycardia，NSVT）。因此，心肌梗死后的前6个月风险最高。已有多个临床试验证明（CAMIAT、GESICA、MUSTY、MADIT）心肌梗死后出现NSVT者12～20个月随访时SCD的发生率为10%～14%。如果伴有左室功能不全，2年死亡率为30%，因此发生于心肌梗死后的NSVT是非良性的。在冠心病，尤其是心肌梗死后患者中发现QT间期延长或缩短，QT间期离散度（QTd）增加，J波形成，R on T室性早搏，心室晚电位阳性，微伏级T波电交替阳性或射血分数（ejection fraction，EF）<40%，电生理检查能诱发SVT或室颤（VF）均提示SCD风险增加。

除了冠状动脉粥样硬化病变外，还有其他冠状动脉异常可能存在SCD风险。如冠状动脉异常起源，左主干发自右冠窦或右冠状动脉发自左冠窦，均会明显增加运动时猝死的发生率。异常起源的冠状动脉走行于主-肺动脉根部之间，运动时这些血管扩张使冠状动脉起始段受压，可引起急性心肌缺血，导致猝死。与冠状动脉痉挛有关的室速、室颤也是 SCD 的原因之一。

2. 充血性心力衰竭

充血性心力衰竭患者不论病因，SCD 危险增加 5 倍，SCD 是心力衰竭常见的死亡形式（30%～50%），因此减少心力衰竭患者致死性心律失常的发生是降低心力衰竭死亡的有效措施。但从 20 世纪 60 年代至今，心力衰竭患者心脏性猝死的发生率未见明显降低。目前认为，心肌重构会导致动作电位不均—延长，心室的电生理学异质性增加，离子通道和转运体功能表达异常，以及心肌梗死后瘢痕组织形成，这些变化为折返的发生提供了必要的电生理基础。另外，细胞间耦联减弱，钠通道功能电流所致的异常传导，以及自主神经系统的异常，均可能参与了恶性心律失常的产生。大规模临床试验显示，在冠心病导致的左室功能降低的患者中，约有 50% 患者发生心脏性猝死。而在非缺血性心脏病伴有左室功能降低的患者中，这一比例稍低。在 MERIT-HF 试验中，所有心力衰竭患者均给予血管紧张素转换酶抑制剂（ACEI）和 β 受体阻滞剂的传统药物治疗，NYHA Ⅱ级的患者年死亡率为 6%，其中 60% 为心脏性猝死，NYHA Ⅲ级的患者年死亡率增至 20%，其中 30% 为心脏性猝死。由此可见，对于轻到中度心功能不全患者，心脏性猝死是其最主要的死亡原因。而与之相比，重度心功能不全患者因恶性室性心律失常导致的心脏性猝死比例降低，大多数患者死于泵衰竭或心脏停搏，但由于这些患者总死亡率高，因此积极防治恶性室性心律失常也能够获益。1991 年进行的 MADIT-I 试验共入选 196 例患者，入选标准为：心肌梗死后，LVEF<35%，存在无症状的非持续性室速或在进行电生理检查时可以诱发出持续性、不能被抗心律失常药物终止的室速的患者。患者被随机分到 ICD 组（$n=95$）和药物组（$n=101$）。终点事件为各种原因导致的死亡。在平均 27 个月的随访中 ICD 组和药物组分别有 15

例和39例死亡（$P=0.009$），与传统药物治疗组相比，ICD使死亡率降低54%。1997年进行了MADIT-Ⅱ研究，该研究共入选了1232例心肌梗死后1个月、LVEF<30%的患者，随机分到ICD组（$n=742$）和药物组（$n=490$）。截止2002年ICD组和药物组各有105例和97例死亡，ICD组死亡率降低31%（$P=0.016$）。该研究随访至今显示，无论是否植入ICD，心肌梗死后LVEF下降的患者SCD逐年增加，但ICD组的获益随着时间的延长也更加明显。

心力衰竭患者心脏性猝死（sudden cardiac death in heart failure trial，SCD-HeFT）试验是入选人数最多的ICD一级预防试验。该研究共入选了2521例各种原因导致的心力衰竭（LVEF≤35%）患者，其中52%（$n=1310$）为缺血性心肌病患者，70%为NYHA Ⅱ级患者。入选后随机分到安慰剂组（$n=847$）、胺碘酮组（$n=845$）和ICD组（$n=829$）。在中位数45个月的随访中，安慰剂组、胺碘酮组和ICD组各有244（29%）、240（28%）、182（22%）例死亡。与安慰剂相比，胺碘酮不能降低入选人群死亡率，ICD组使死亡率降低23%（$P=0.007$）。COMPANION试验旨在揭示带有（CRT-D）或不带有（CRT）除颤功能的双心室再同步化治疗能否降低顽固性心力衰竭伴有室内传导阻滞患者死亡率和再住院率。入选标准为NYHA Ⅲ~Ⅳ级、LVEF≤35%、QRS波时限≥120 ms、PR间期≥150 ms。共有1520例患者入选，其中55%为缺血性心肌病。患者按照1∶2∶2比例被随机分到药物组（$n=308$）、药物+CRT组（$n=617$）和药物+CRT-D组（$n=595$）。三组患者中位数随访时间分别为11.9个月、16.2个月和15.7个月。结果显示，与药物组相比，CRT和CRT-D使死亡率分别降低24%（$P=0.056$）和36%（$P=0.003$）。与CRT相比，CRT-D进一步降低死亡率。由此可见，ICD治疗能提高心功能不全患者的生存率。如上所述，充血性心力衰竭患者是SCD的高危人群。在这些患者中既往有室颤或血流动力学不稳定室速、不明原因晕厥的患者被认为是心脏性猝死高危患者。其他提示 SCD 的高危因素还有：心肌梗死后 40 天，LVEF≤40% 和 NYHA Ⅱ 或 Ⅲ 级的患者；非缺血心肌病，LVEF≤35% 和 NYHA Ⅱ 或 Ⅲ 级的患者；T 波电交替阳性者；心率变异性减小患者；QT 间期延长以及程序电刺激诱发室速、室颤患者。

3. 肥厚型心肌病

肥厚型心肌病（hypertrophic cardiomyopathy，HCM）是由肌小节蛋白的突变所致，可导致心肌肥厚、肌细胞排列紊乱、纤维化和小血管病变。HCM 是一个遗传性心肌病，大多数患者病情长期稳定，但常导致青年患者发生 SCD。目前认为 HCM 是运动员 SCD 的最常见原因。有研究显示，恶性室性心律失常是 HCM 患者发生 SCD 最常见的原因。肌细胞排列紊乱和纤维化是产生心律失常的基础，心肌缺血、左室流出道梗阻可能是触发因素。发生 SCD 的高危因素包括：有心脏骤停或持续性室速病史；有早年猝死的家族史；有不明原因的晕厥；动态心电图发现非持续性室速；运动试验时血压升高反应减弱或反而降低；左室极度肥厚（≥30 mm）或伴左室流出道梗阻，可经病史及无创检查包括超声心动图、心室心电图、晚电位检查、运动试验等检测技术进行危险分层，有时需反复进行这些检查。HCM 患者中遗传性的基因突变也是 SCD 危险性增加的决定性因素。程序性电生理检查对 HCM 患者评价有限。

4. 致心律失常性右室心肌病

致心律失常性右室心肌病（arrhythmogenic right ventricular cardiomyopathy，ARVC）是一种主要累及右心室的心肌疾病，以右心室心肌不同程度地被脂肪或纤维脂肪组织代替为特征。病变的心肌出现片状炎症，凋亡和先天性发育异常导致心肌萎缩，被纤维脂肪组织修复，成为折返性心律失常形成的病理基础。临床主要表现为心律失常，可从室性早搏到室性心动过速甚至室颤，以反复发生持续或非持续性室性心动过速为特征，可有渐进性心悸、气短和晕厥等症状。目前认为，ARVC患者中50％首发症状为SCD，而且常常是参加剧烈活动的年轻患者。因此对于此类患者一旦确诊，均不建议参加竞技性运动或耐力训练。如果患者存在心律失常性晕厥、左室受累、过早出现症状或较早出现结构异常，SCD风险明显增加。

5. 心脏瓣膜病

在心脏瓣膜病患者中，猝死并非少见的并发症，尤其是在主动脉瓣疾病以及二尖瓣关闭不全患者中，这些患者一旦出现心力衰竭、心绞痛、晕厥等临床症状，死亡率明显增高，其中猝死占一定比例。在无症状的患者中猝死的几率很低，需要通过各种辅助检查识别出高危人群。

(1) 主动脉瓣狭窄

主动脉瓣狭窄是西方国家最常见的瓣膜病，患病率随着人口老龄化而增加。心脏导管和外科手术时代之前的一些研究已经显示主动脉瓣狭窄患者可以发生猝死。出现临床症状是患者病程的转折点。1968年，Ross和Braunwald在他们有关主动脉瓣狭窄自然病史的经典综述中强调了功能状态的重要性。有心绞痛的患者5年病死率为50％，晕厥患者病死率达到50％只需3年，呼吸困难或心力衰竭的患者为2年，其中大约一半的死亡为猝死。因此，有症状的严重主动脉瓣狭窄的患者必须尽快手术，不能延误。目前关于无症状的主动脉瓣狭窄患者的处理存在争议。很多研究均显示，猝死在无症状的主动脉瓣狭窄患者中发生率很低（<1％），因此在其中识别出高危患者至关重要。一般认为，运动试验时出现血压下降、症状加重、运动耐量显著受损、左室功能不全、主动脉瓣严重钙化的患者猝死风险较高，应尽快手术治疗。

(2) 主动脉瓣关闭不全

同主动脉瓣狭窄一样，在主动脉瓣关闭不全的患者中，症状仍是主要的独立预后因素。有研究显示，有心力衰竭症状，未行手术的患者5年死亡率高达75%。即使具有轻微或短暂的症状也和高死亡率相关。因此，有症状的患者建议尽早进行外科手术治疗。无症状的患者猝死发生率虽然很低，但考虑到左室极度扩张及功能不全，因此这类患者也建议进行手术治疗。

（3）二尖瓣关闭不全

二尖瓣关闭不全患者一旦出现反流症状，猝死发生率明显增高。既往的研究表明，出现症状的二尖瓣关闭不全患者中5年死亡率约为30%，其中猝死占15%~25%。因此，有症状的患者，即使症状短暂或因使用利尿剂症状缓解，不管其左室射血分数如何，均应行外科手术治疗。无症状的患者中，LVEF减低和心房颤动是猝死的独立预测因素。LVEF<50%的患者猝死年发生率为12.7%，较LVEF正常患者（猝死年发生率1.5%）明显增高。心房颤动患者猝死年发生率为4.9%，较窦性心律患者（为1.3%）也明显增高。因此，对于伴有LVEF减低和（或）心房颤动的无症状二尖瓣反流患者应行换瓣手术预防猝死。

6. 遗传性致心律失常性疾病

遗传性致心律失常性疾病是指在无明显器质性心脏病情况下，由于编码离子通道和参与其调控的某些蛋白质的基因异常引起心律失常的疾病。这些心律失常可引起心悸、晕厥和心脏性猝死。遗传性致心律失常性疾病主要包括两大类：原发性心电疾病与致心律失常性心肌病。前者包括Brugada综合征、长QT综合征、短QT综合征、儿茶酚胺敏感性多形性室性心动过速等。目前很多突变的心脏离子通道或调节蛋白的基因已经被证实，有助于预测和识别此类患者发生猝死的危险性。后者从广义上说包括致心律失常性右室心肌病（ARVC）、扩张型心肌病（DCM）、肥厚型心肌病（HCM），近年来认为其与遗传有关，这里不再赘述。

(1) Brugada 综合征

Brugada 综合征（brugada syndrom，BrS）是一种有高度 SCD 危险的心脏结构正常的离子通道疾病。BrS 的典型心电图特点是右胸导联（$V_1 \sim V_3$）ST 段呈下斜形或马鞍形抬高，伴或不伴右束支传导阻滞。临床上常因室颤或多形性室速引起反复晕厥甚至猝死。已经明确，BrS 是常染色体显性遗传性疾病，60%有家族史，散发性病例可能与新的基因突变有关，男性患者可能与修饰基因有关。目前发现的突变基因都与钠离子通道基因（SCN5A）相关。心脏事件（晕厥或心脏骤停）主要发生在男性，男女之比约为 8∶1，平均年龄为 38 岁（6 个月至 74 岁）。尽管有儿童病例报道，但男性和 30~40 岁的年龄段是 SCD 的危险因素。其他的危险因素还有家族史，有 SCD 的家族史是 SCD 的危险因素。另外，患者出现晕厥，并且同时有典型体表 ECG 表现可诊断高危 BrS。至于通过药物试验（如应用Ic类药物）诱发诊断的患者或有心电图表现但无症状的患者，目前还无法预测其发生猝死的几率，程序电刺激可能对发现高危患者有所帮助。

(2) 长 QT 综合征

长 QT 综合征（LQTS）是一种家族性疾病，是由于先天遗传性或后天获得性因素，导致心肌细胞膜离子通道功能异常，使心肌细胞动作电位复极时间延长，从而诱发尖端扭转型室速的一类疾病。临床以反复发作的晕厥、抽搐甚至猝死为特征。心电图表现为 Bazett 心率校正的 QT 间期（QTc 间期）延长。先天性患者特点是儿童或少年时期发病，为编码跨膜钠离子或钾离子通道基因突变所致。根据参与的离子通道和基因不同，先天性患者分为 10 个亚型（LQT1~10）；根据临床表现和染色体不同，临床上有 2 种类型，一种是 Romano-Ward 综合征（RWS），为常染色体显性遗传，此型常见，不伴有先天性耳聋；另一种是 Jervell-Lange-Nielsen 综合征（JLNS），为常染色体隐性遗传，伴有先天性神经性耳聋，为少见的心脏-听力障碍综合征。目前已发现的 10 种 LQTS 基因型中，LQT1、LQT2 和 LQT3 型占大部分。LQT1 型和 LQT2 型的突变基因分别为 KCNQ1、HERG，是编码钾电流（Iks 和 Ikr）的基因。LQT3 型的突变基因 SCN5A 是编码心脏钠电流的基因。

在这些患者中首次发生晕厥的年龄与预后有关，5 岁前发病一般病情较重，1 岁前发病预后很差。其次，有猝死家族史的患者，猝死危险性增加，阳性家族史预测猝死有较高的准确性。另外，ECG 显示 QT 间期延长程度与危险性相关，因此，QTc 间期越长，出现心脏事件的危险性越大。12 导联 ECG QT 离散度有助于危险分层。QT 间期的变化出现于 T 波有顿挫的导联，一般为 V_1～V_4 导联，造成区域性 QT 间期延长。QT 离散度＞100 ms，β 受体阻滞剂不能使其缩短，是心脏事件反复发作的危险因素。体表 ECG 肉眼可见的 T 波电交替是 LQTS 心电严重不稳定的首要标志，但是运动试验中 ECG 的变化对危险分层无益。男性发生心脏事件的年龄早于女性，如果男性 20 岁以前无症状，提示发生心脏事件的危险性较低，但对于女性其发生心脏事件的危险性仍然与已出现症状的患者相同。在几种 LQTS 基因型中，LQT3 是恶性程度最高的类型，而且 β 受体阻滞剂治疗无效。LQT1 和 LQT2 发生晕厥的频率高但致死性低，β 受体阻滞剂具有保护作用，特别是 LQT1。Jervell-Lange-Nielson 隐性遗传型比 Romano-Ward 显性遗传型发病早、预后差。存在并趾（指）畸形可能代表不同的 LQTS 基因型，也与预后有关。先天性 LQTS 患者晕厥的发生与交感神经活性突然增加直接相关，85％心脏事件发生在体力活动和情绪激动时，而且，基因表型不同诱因往往不同，测定基因型有助于改变生活方式，减低心脏事件的危险性。LQT1 患者运动中发生心脏事件的危险性很高，特别是游泳时。LQT2 患者对响声刺激非常敏感，特别是在睡眠中或休息时。而对于 LQTS3 则应尽早行 ICD 治疗。

(3) 短 QT 综合征

短 QT 综合征（SQTS）是一种单基因突变引起心肌离子通道功能异常而导致恶性心律失常的遗传性疾病，为常染色体显性遗传。该综合征以 QT 间期和心室或心房有效不应期明显缩短、胸导联上 T 波对称性高尖、心脏结构无明显异常以及眩晕、心悸、阵发性心房颤动、室性心动过速或室颤、晕厥的反复发作和心脏性猝死为特征。目前以 Bazett 心率校正的 QT 间期（QTc）＜300 ms 为诊断短 QT 综合征的标准。编码快速激活的延迟整流钾电流（rapidly activated delayed rectifier potassium current，Ikr）的 HERG 基因错义突变后，引起 Ikr 通道的功能增益和内向整流性质的丧失是短 QT 综合征的离子基础。

短 QT 综合征心电图表现有 3 种类型：A 型：ST 段与 T 波均缩短，同时有 T 波高尖，易发生房性和室性心律失常；B 型：以 T 波高尖和缩短为主，ST 段改变不明显，以伴发房性心律失常为主；C 型：以 ST 段缩短为主，T 波缩短不明显，以室性心律失常为主要表现。已发现有短 QT 综合征患者其心脏性猝死多发生在睡眠觉醒后，提示交感神经的活性增加或儿茶酚胺水平提高可能与患者的心律失常事件有关。短 QT 综合征的致病基因突变，分别是 HERG 基因的 N588K 突变、KCNQ1 基因的 V370L 突变、KCNJ2 基因的 D172N 突变，这些位点的突变分别导致 Ikr、Iks、Ik1 电流的增大，并分别称为 SQT1、SQT2、SQT3。12 导联心电图发现 QT 间期明显缩短为主要评估手段，可以进行心脏电生理检查，但是对于 SCD 的危险分层预测价值目前尚不清楚。

(4) 儿茶酚胺敏感性多形性室速

儿茶酚胺敏感性多形性室速（catecholaminergic polymorphic ventricular tachycardia，CPVT）是指由体力活动或情绪激动所诱发的多形性室性心律失常而导致晕厥，甚至猝死的一种常染色体遗传性疾病。目前认为该疾病定位于染色体 1q42-q43

（常染色体显性遗传方式）和染色体 1q31-q21（常染色体隐性遗传方式）。常染色体显性遗传性 CPVT 的基因位于染色体 1q42-q43，该突变基因编码心脏 Ryanodine 受体的 RyR2，RyR2 主要是调节细胞内的钙离子流和兴奋收缩耦联；常染色体隐性遗传性 CPVT 的基因位于染色体 1q31-q21，该突变基因编码的是 CASQ2 肌钙蛋白，该蛋白是一种钙连接蛋白，位于心肌细胞肌浆网的终末池上，能和大量的钙结合。该病可具有三个典型特征：心律失常的发生与肾上腺素分泌增多（运动或情绪激动）有关；心律失常发生时表现为典型双向性室速，而在休息时心电图无明显异常；心脏结构正常。此外 CPVT 患者首次发病年龄与病情的严重程度有明确的关系，发病越早，预后越差。晕厥病史，心脏骤停病史，动态心电图和运动试验发现的快速、持续性室速是心律失常事件的预测指标。程序电刺激一般不能诱发 CPVT 患者发生室速，因此，程序电刺激不应用于危险分层。

(5) 婴儿猝死综合征

婴儿猝死综合征（sudden infant death syndrome, SIDS）是指婴儿不明原因的死亡，这种死亡常常发生于婴儿睡眠过程中，是 2 周至 1 岁婴儿最常见的死亡原因，发病高峰为出生后 2~4 个月，多发生在寒冷的季节。研究表明多种基因变异与 SIDS 发生相关，如脂肪酸代谢酶相关基因、糖代谢酶相关基因、心肌离子通道基因、血栓形成相关基因等。导致 SIDS 的高危因素包括早产儿、家庭经济基础差、感染、宫内发育不良、曾有严重呼吸暂停而需接受复苏、孕期母亲吸烟等。目前认为 SIDS 的发生是遗传与环境因素共同作用的结果，易于发生猝死的婴儿可能存在"SIDS 基因"，并且其操纵着多基因遗传，在环境危险因素的共同作用下，如轻微感染、俯卧位睡眠、环境过热等时，即可触发恶性循环和死亡机制，包括高热、呼吸不规则、缺氧及自我复苏能力缺陷等，最终导致 SIDS 的发生。

三、心脏性猝死的危险分层

如上所述，虽然SCD高危人群中发生SCD的比例稍高，但有研究显示，超过1/3的ICD植入者从未发生不良事件，而且目前所认识的某些高危人群还不能确定能从预防SCD的措施中获益。即使能够明确获益，也并非所有高危患者都能够承受植入ICD所需的高额费用。因此有必要进一步进行危险分层，寻找最有可能获益的患者。

目前，关于SCD危险分层的方法有很多，分为有创评估方法和无创评估方法，有创方法主要指心内电生理检查（electrophysiologic study，EPS），无创预测方法是临床普遍应用的危险预测和分层的方法，包括LVEF、静息12导联心电图、动态心电图、运动试验等方法。

（一）EPS对心脏性猝死的危险分层

EPS主要用于心肌梗死后和充血性心力衰竭患者的危险分层，对于其他高危患者意义甚小或没有。EPS常用于评估晕厥和心律失常的关系，对宽QRS波进行鉴别诊断，对心肌梗死后非持续性VT、左室射血分数（LVEF）<40%的患者进行危险评定。详细的电生理检查应包括心房/心室的程序刺激及短阵刺激、S1S2刺激，有时还要进行左心室及多部位同时刺激，及配合异丙肾上腺素药物的检查。电生理检查诱发出持续性室速或室颤，而抗心律失常药物无效、不能耐受或不能接受者应植入ICD。Hamer等报道EPS阳性（诱发持续性室速）的患者SCD发生率为33%，而阴性的患者SCD的发生率为4%。Cappato等在汉堡心脏骤停研究（CASH）中，对入选的285例心脏骤停幸存者研究了电生理检查诱发试验阳性的应用价值，发现其对EF>35%的患者猝死具有预测价值，而对射血分数较低的患者无价值。多中心非持续性心动过速试验（multicenter unsustained tachycardia trial，MUSTT）和MADITⅡ研究中也显示EPS对于 EF≤30% 的患者危险分层价值有限。因此对于 EF 过低的患者不应常规进行电生理检查。

(二) 无创技术对心脏性猝死的危险分层

如上所述，SCD 多由室速、室颤导致，已知的触发室速、室颤的因素包括自主神经张力的变化、代谢紊乱，心肌缺血、电解质紊乱、心室容量的急性增加或压力负荷的急性加重、离子通道异常及各种药物的致心律失常作用。由于缺血、毒素、感染、慢性压力或容量负荷过重引起的心肌细胞死亡导致瘢痕的形成，心肌几何形态学改变，解剖学及电学重构等，这些改变最终导致 VT/VF 的出现。启动和维持室速、室颤的电生理机制包括自律性增强、触发活动和折返机制，而三种机制中以折返机制最为重要。无创性检测方法的目的是发现触发或维持室速、室颤的因素以及导致折返形成的心室传导和复极过程的异常现象，间接对 SCD 进行危险分层。

目前心脏无创检测技术主要包括传导延迟（QRS 波宽度、信号平均心电图）；心室复极不均衡（QT 间期、QT 离散度、T 波电交替）；自主神经张力失衡（心率变异性、窦性心律下的心率震荡、运动后心率恢复、压力感受器敏感性）；心肌受损程度（LVEF、6 分钟步行试验）；异位室性激动（动态心电图）等。

1. 左室射血分数（LVEF）

LVEF 是评估缺血性心肌病和非缺血性心脏病患者 SCD 的独立预测指标。LVEF 可以通过核素、左室造影、超声心动图等方法测定。应用核素造影测量误差为±（2%～6%），而应用超声心动图测量（Simpson 法）误差可达±10%。LVEF 降低是心肌梗死后患者猝死的强预测因素，即使应用溶栓剂和 β 受体阻滞剂这种相关性仍然存在。

LVEF≤40% 是识别高危患者的分界线，LVEF≤30%～40% 时发生心律失常事件的相对风险为 4.3%，灵敏度和特异度分别为 59.1% 和 77.8%。应该强调的是，LVEF 的预测价值是针对急性心肌梗死 40 天以上的患者和非冠状动脉旁路移植术后急性期的患者，时间很重要，急性心肌梗死除颤器植入试验（defibrillator in acute myocardial infarction trial，DINAMIT）证实急性心肌梗死 40 天以内 LVEF<40%，同时合并心率变异性（heart rate variability，HRV）降低或者心率增加的患者，ICD 治疗不能减少死亡率。同样，冠状动脉旁路移植术后急性期 LVEF 降低合并信号平均心电图（signal-averaged electrocardiogram，SAECG）阳性的患者，也不能从 ICD 植入中获益。LVEF 对于远期心肌梗死患者心律失常死亡的预测价值是肯定的，多项大规模多中心的 ICD 植入试验（MADIT、MADIT-Ⅱ、SCD-HeFT 等）一致证实了 LVEF 的预测价值。对于纽约心功能分级Ⅱ级和Ⅲ级的患者，LVEF 越低，发生 SCD 的可能性越大。LVEF<30% 且动态心电图发现 NSVT 的高危亚组患者的相对危险度是 LVEF>30% 且不伴有 NSVT 患者的 8.2 倍。同时我们也应当看到，虽然 LVEF<40% 的患者总体风险较高，但因左室收缩功能好的患者总体人数大，使其发生 SCD 的绝对数值更大。因此，LVEF 降低可用于识别猝死风险相对增高的患者，但多数 SCD 发生在 EF 值相对较高的患者，提示这项技术仍有一定的局限性。

2. 静息 12 导联心电图

静息 12 导联心电图是 SCD 评估必不可少的最简便的临床指标。通过心电图，可测定 QRS 波宽度、QT 离散度，观察到 Brugada 心电图改变、J 波综合征等心电图现象，以及时发现 SCD 高危患者。

(1) QRS 波宽度：QRS 波宽度是反映心室内和心室间传导障碍的稳定指标，可重复性很好，变异率<5%。在慢性充血性心力衰竭患者中，QRS 波宽度>120 ms 者占 20%～50%。QRS 波宽度和收缩功能不全呈线性关系，QRS 波的增宽能直接造成心室收缩的不同步及心功能下降，是心肌病严重程度较高的标志。QRS波宽度>120 ms是高危患者的筛选指标。回顾性研究证实心力衰竭的患者QRS波增宽是SCD的独立危险因素，特别是结合LVEF≤30%，SCD的发生率更高。亚组分析结果发现对于缺血性扩张型心肌病患者完全左束支传导阻滞和QRS>120 ms（不包括右束支传导阻滞）是独立的预测SCD的指标。但是对于非缺血性扩张型心肌病，QRS波宽度对SCD的预测价值存在争议，多数临床试验证实单纯QRS>120 ms不是SCD的独立预测指标，目前还没有针对QRS波宽度与非缺血性扩张型心肌病发生SCD的关系的前瞻性临床研究结果。因此，对于QRS>120 ms的心力衰竭患者需要进一步评价基础病，需谨慎下结论。由于缺少专门的前瞻性研究，目前不推荐QRS波时限增宽用于心力衰竭病人SCD的危险分层。

（2）QT间期及QT离散度：QT间期代表心室动作电位的时程，测量结果的重复性好，但易受测量导联和QRS波增宽的影响。矫正的QT间期（QTc）是患者$QT/\sqrt{RR}$的比值，QT间期>440 ms为延长。MADIT-Ⅱ研究发现QT间期变异增加，室速、室颤的发生率增加，但是QT间期变异不大患者中仍然有22%发生室速、室颤。QT离散度是心电图不同导联QT间期的最大差值。关于QT离散度增大与自发室速、室颤、SCD风险的相关性研究仍在进行中，目前的结论并不一致。因此根据现有的资料，还不能用QT间期、QT离散度，对冠心病、心力衰竭患者进行SCD危险分层。在长QT综合征患者中，QT间期延长与猝死危险相关。

（3）信号平均心电图（signal-averaged ECG，SAECG）：心肌梗死后产生动作电位时，大部分心肌细胞除极产生QRS波之后，由于梗死或瘢痕区心肌细胞纤维化产生激动传导延迟，使QRS波后持续存在低幅的电活动，其与碎裂电位有关，并成为折返的基质，与室速、室颤的发生相关。这种QRS波之后的低振幅信号称为心室晚电位。信号平均心电图记录心室晚电位，对预测恶性室性心律失常有一定价值。束支传导阻滞的患者无法测量晚电位。急性心肌梗死早期，SAECG 阳性者占 15%～35%，随访 1～3 年，这些患者 SCD 发生率为 3.3%～9%，SAECG 对 SCD 的预测敏感性为 30%～76%，特异性为 63%～96%，阳性预测值为 7%～40%，阴性预测值超过 95%。

通过 SAECG 显示的 QRS 间期延长患者的死亡率和恶性心律失常事件发生率增加，QRS 间期＞114 ms 的患者 5 年心律失常事件发生率为 28%，而 QRS 间期正常者仅为 17%。QRS 间期延长对于刺激诱发的室速预测敏感性为 46%，特异性为 57%，阳性预测值为 42%，阴性预测值为 62%。但另外一些研究并没有发现 SAECG 对于 SCD 的预测作用。因此已有的研究显示，对于心肌梗死的患者，SAECG 的阴性预测价值更大。对非缺血性心肌病患者，SAECG 的预测价值在各个试验研究中结果很不一致，SAECG 目前还不能成为 SCD 筛选的常规方法。

（4）短程心率变异性：心率变异性（heart rate variability，HRV）是指心律快慢随时间所发生的变化，通过检测 HRV 间接反映出自主神经活性及其平衡状况。短程 HRV 是记录自主呼吸或屏气时 2 min、5 min 或 8 min 的心电图进而评估 HRV。短程 HRV 的分析可能推测自主神经对心脏的影响，这些影响在室速、室颤的发生中可能起重要作用。但是，目前的研究显示，短程 HRV 在正常人的重复性为中等，心力衰竭患者中可重复性差。虽然少数资料表明短程 HRV 异常与猝死相关，但目前不推荐应用短程 HRV 进行 SCD 的危险分层。

3. 动态心电图（Holter）

动态心电图能够记录 24 小时甚至更长时间的心律情况，统计各种心律失常的发作情况。在此基础上，动态心电图还能够提供心率变异性、QT 间期、QT 离散度、心律震荡、T 波电交替等多种参数，其中许多参数在预测心脏性猝死方面起一定作用。

(1) 室性早搏(室早)和非持续性室速(NSVT)：对于心肌梗死的患者，室早>10次/小时或非持续性室速对SCD的阳性预测值只有5%～15%，阴性预测值为90%以上。心肌梗死后LVEF<40%的高危患者合并室性心律失常，SCD的风险进一步增加。对于非缺血性心肌病Holter检测室性心律失常对SCD的预测价值仍存在争议，在GESICA研究中，NSVT和成对室早均和死亡率有关，而且有同样的预测价值，NSVT对于SCD的敏感性为31%～71%，阳性预测价值为20%～50%，阴性预测价值为72%～93%。大量资料显示，心肌梗死伴心力衰竭患者的室早和非持续性室速与猝死的风险有相关性。但是，LVEF正常的患者，Holter检测发现室性心律失常对SCD没有预测价值。因此应用Holter检测室性心律失常进行SCD危险分层应区别不同的患者群，患者的病因、基础心脏病严重程度和心功能不同时预测价值也不一样。

(2) 长程HRV：应用动态心电图可通过时域、频域分析法检测长程HRV。HRV是目前公认判断自主神经活性最好的定量指标。目前研究较多的是频域分析法，将功率谱分为以下四个频带，包括超低频、极低频、低频和高频等，高频部分代表副交感神经的活性，低频部分代表交感神经的活性，HRV反映自主神经对窦房结的影响。但是，长程HRV受昼夜节律和患者活动的影响，自主神经对心率调节作用的不断变化使长程HRV指标与生理状态间的关系不确定，而短程HRV可避免这些问题。大量的研究已经充分肯定了自主神经活性与SCD之间的相关性。HRV降低提示心脏自主神经受损，导致心肌电不稳定和室颤阈值降低，使恶性心律失常和心脏性猝死几率增大，也是总死亡率增加的预测因子。多数研究表明，冠心病心力衰竭和急性心肌梗死患者HRV降低时死亡率增加，相对危险度为2～3。最近Kiviniemi等研究了590例近期心肌梗死患者的动态ECG

的心率变异性，发现高频部分对SCD预测价值更大，低频部分对死亡有预测价值，但是对SCD没有预测意义。由此可见，HRV降低是总死亡率增加的预测因子，预测非心律失常引起的死亡更有价值，但是在SCD危险分层中的价值还需进一步确定。

（3）窦性心律下的心率震荡（heart rate turbulence, HRT）：HRT是指在室早发生后，窦性心律下的心率出现短期波动的现象，既有短暂的心率加速，也有短暂的心率减速的过程，是自主神经对单发室早后出现的快速调节反应，它反映了窦房结双向变时功能。应用Holter记录患者24小时心电图，选择有单个室早的心电图，根据室早前后R-R间期的变化检测HRT。常用的指标有两个：震荡起始（turbulence onset, TO）和震荡斜率（turbulence slope, TS），反映室性期前收缩后窦性心律下的心率加速现象。TO<0为正常，表明室性期前收缩后初始阶段窦性心律下的心率加速；TO>0为异常，表明室性期前收缩后初始阶段窦性心律下的心率减速。TS是反映室性期前收缩后的窦性心律下的心率是否减速的定量参数。当TS>2.5 ms/RR间期为正常，表明窦性心律下的心率存在减速现象；TS<2.5 ms/RR间期为异常，表示室性期前收缩后窦性心律下的心率不存在减速。HRT的机制尚不完全清楚，目前主要有两种学说：压力反射学说和窦房结动脉牵拉学说。对心肌梗死后、非缺血性扩张型心肌病、心力衰竭、肥厚型心肌病等研究表明，TS测量值降低时SCD的相对危险性增加。ATRAMI研究包括1212例急性心肌梗死患者，平均随访20.3个月，结果49例发生SCD（4%），单变量分析显示TS单独或TS和TO联合具有中高水平的预测意义。可见，HRT异常与死亡率增加有关，是一个有吸引力的危险分层指标，但需进一步研究明确其在危险分层中的价值。

4. 运动试验

（1）运动能力和NYHA分级：目前已知LVEF下降是SCD

的危险因素,其实,充血性心力衰竭导致的症状也同样能增加患者死亡率。心力衰竭时常伴有导致室性心律失常的因素,包括儿茶酚胺水平的增高,利尿剂引起的电解质紊乱,延迟后除极及浦肯野系统传导的延迟。NYHA分级中心功能Ⅱ级患者死亡率约为5%,其中65%的死亡为猝死,而心功能Ⅳ级患者死亡率为21%,其中仅33%为猝死。由此可见,尽管收缩功能不全的充血性心力衰竭患者易发生室性心律失常和SCD,并且随着心力衰竭加重,总死亡率增高,但死于可治性快速室性心律失常的患者比例下降,死于泵衰竭者比例增大。因此,运动能力及NYHA分级作为危险分层指标的价值还未被证实。可重复性差,受医生主观影响大也是影响运动能力及NYHA分级作为SCD危险分层指标的原因之一。不同两名医生对心力衰竭患者的评级可重复性仅为56%左右,另外,病人心功能分级在不断变化,也会影响患者危险分层。因此,运动能力和NYHA分级用于评估危险分层的价值尚有待明确。

(2)运动后心率恢复和恢复期的室早:一般运动后30~60 s心率会迅速降低,研究显示如果运动试验停止后30~60 s的心率下降减慢提示迷走神经张力下降,迷走神经张力的下降和死亡风险的增加有关,因此运动后心率恢复异常可用于SCD的预测。运动后1分钟内心率下降≤12次/分和全因死亡率的增加显著相关,阳性预测值为19%,阴性预测值为95%。尽管有一些证据支持运动后心率恢复异常与死亡率有关,可是将这一指标用于SCD危险分层还存在争论。主要是对评价指标有分歧,没有统一的异常界定值。有人主张心率下降≤12次/分为异常;有人主张运动后恢复坐位,2分钟内心率下降≤22次/分为异常;有人主张卧位状态(如负荷超声心电图后),心率下降≤18次/分为异常。至于恢复期室早,有学者认为运动停止后5分钟内出现频发室早与死亡风险增加有关,但证据还太少。运动后心率恢复和恢复期的室早是预测死亡的新指标,但在SCD危险分层中的价值还需要进一步研究证实。

(3) T波电交替（T-wave alternans，TWA）：近年研究表明，TWA对恶性室性心律失常和SCD具有可靠的预测价值。早在20世纪初，人们就发现T波形态、极性和振幅的逐步交替变化与恶性室性心律失常的发生密切相关，但是肉眼可见的TWA发生率很低，数十年来没有引起足够的重视。随着心电技术和分析技术的提高，20世纪80年代以来，计算机检测的微伏级的TWA与SCD的关系得到了普遍的重视。TWA的测量常需要通过运动增快心率，再用特殊方法记录微伏级的T波电交替，晚近实现了通过Holter技术检测。目前常用的方法有频谱分析、相关分析等，其中目前最常用、最为成熟的检测技术是频谱分析。当心率<110次/分时，出现T波交替幅值$\geqslant 1.9\mu V$，交替比例$\geqslant 3$，即认定为TWA阳性。

TWA反映单个心肌细胞的复极交替，最可能出现在心率加快时，这是由于过快的心室率超过了心肌细胞转运细胞内钙离子的能力，从而引起复极交替。因此，越低频率诱发TWA的意义越大。多个研究表明，对于心力衰竭（LVEF<40%）患者，T波电交替阳性者，心脏事件的发生率明显高于正常者，是心律失常事件强有力的预测因子。在最近发表的ABCD（alternans before cardioverter defibrillator）试验中，Rosenbaum等观察了566例需要植入ICD的冠心病患者，植入之前均行TWA和心脏内电生理检查，植入后随访2年，发现TWA与EPS有同样的预测价值。2006年发表在JACC的一项大规模研究证实TWA对心肌梗死后心功能较好（LVEF>40%）的患者预测SCD的意义也很大，研究包括1041例患者，同时比较了其他的方法（Holter记录到非持续性室速、信号平均心电图记录到心室晚电位等），结果TWA优于其他的预测指标。TWA对恶性室性心律失常事件和心脏性猝死的预测敏感性为86%～89%，特异性可达75%～84%；TWA对诱发室性心律失常的阳性预测值为76%，阴性预测值为88%，明显高于其他无创电生理检查方法。重复性为65%～75%，对于特定人群可达80%～90%。TWA是目前唯一经FDA批准用于临床预测SCD危险的无创检查方法。总体来说，多数研究认为TWA是SCD的独立预测指标，但是TWA的临床检测受到很多因素的制约，如心率不能太快、节律必须整齐、正常值的切点不确定等，需要更深入地开展临床研究。

5. 压力感受器敏感性（baroreceptor sensitivity，BRS）

BRS是指动脉内血压变化相应引起反射性心动周期变化的敏感程度，是反映自主神经系统调节功能的一项指标。心动周期（RR间期）与收缩压构成回归曲线，斜率大提示迷走神经反射增强，斜率小提示交感神经反射增强。

目前检测BRS的方法有很多，其中最常用的是肾上腺素法，静脉给25～100 μg，导致收缩压上升＞20 mmHg，收缩压每升高1 mmHg，RR间期延长将超过10 ms。RR间期延长＜3 ms为BRS降低。该方法可重复性中度，测试的重复变异系数为38%。ATRAMI研究显示，BRS的降低与室性心律失常的发生密切相关，和HRV、LVEF联合应用时价值更高。在LVEF减低的人群中如BRS正常则患者2年生存率明显高于BRS异常者。因此，BRS指标有助于冠心病者患者的猝死危险分层，当然还需要更多资料进一步明确其在SCD危险分层中的应用条件。

6. 影像学检查

研究显示影像学检查在SCD危险分层中可能起一定作用，有器质性心脏病的高危患者都应接受超声心动图检查，以评价心脏结构与功能，包括测定LVEF。此外，磁共振成像在临床测定心肌瘢痕方面的应用逐渐增多，心肌瘢痕是发生折返性室性快速性心律失常的解剖学基础。因此，采用磁共振成像检测心肌瘢痕来预测心脏猝死也成为了当今热门研究课题之一。只是这些研究大多样本量小，结果不明确。

四、小结

目前可供选择的识别 SCD 高危患者的手段很多，但均有其局限性，还没有哪一个指标可以明确区分出所有高危患者。因此我们应用时应注意检测指标的适用范围。时间也是一个重要的条件，随着时间的推移，检测指标的检测效能并不一致。很多危险分层指标，包括 LVEF、心脏电生理检查、心室晚电位、心率变异性等结果对 SCD 的预测都随时间的推移而变化。很多学者已经注意到多变量的联合分析，但既往实践中这些联合指标通常是 LVEF 降低和另一危险分层指标的联合，缺乏系统的研究和明确的结果。近期这一情况发生了变化，Bailey 在他的研究中将患者按照不同的危险因素综合后进行分层，分为 3 个组别，分别为 SCD 低危、中危、高危组，在此基础上再采取进一步治疗方案。除了以上列出的检测方法，还有很多其他方法，均需要我们进一步研究确定。SCD 是目前医学界的一大挑战，在事件发生前识别高危患者并给予有效的预防措施是我们共同的希望，但也需要我们大家的共同努力。

（米 杰 张 健）

参考文献

1. Zipes DP, Camm AJ, Borggrefe M, et al. ACC/AHA/ESC 2006 Guidelines for Management of Patients With Ventricular Arrhythmias and the Prevention of Sudden Cardiac Death: a report of the American College of Cardiology/American Heart Association Task Force and the European Society of Cardiology Committee for Practice Guidelines (writing committee to develop Guidelines for Management of Patients With Ventricular Arrhythmias and the Prevention of Sudden Cardiac Death): developed in collaboration with the European Heart Rhythm Association and the Heart

Rhythm Society. Circulation, 2006, 114: e385-484.
2. Zipes DP. Epidemiology and mechanisms of sudden cardiac death. Can J Cardiol, 2005, 21 Suppl A: 7A-40A.
3. Haider AW, Larson MG, Benjamin EJ, et al. Increased left ventricular mass and hypertrophy are associated with increased risk for sudden death. J Am Coll Cardiol, 1998, 32: 1454-1459.
4. Wachtell K, Okin PM, Olsen MH, et al. Regression of electrocardiographic left ventricular hypertrophy during antihypertensive therapy and reduction in sudden cardiac death: the LIFE Study. Circulation, 2007, 116: 700-705.
5. Kannel WB, Plehn JF, Cupples LA. Cardiac failure and sudden death in the Framingham Study. Am Heart J, 1988, 115: 869-875.
6. Drenick EJ, Bale GS, Seltzer F, et al. Excessive mortality and causes of death in morbidly obese men. JAMA, 1980, 243: 443-445.
7. Curb JD, Rodriguez BL, Burchfiel CM, et al. Sudden death, impaired glucose tolerance, and diabetes in Japanese American men. Circulation, 1995, 91: 2591-2595.
8. Pratt CM, Greenway PS, Schoenfeld MH, et al. Exploration of the precision of classifying sudden cardiac death: implications for the interpretation of clinical trials. Circulation, 1996, 93: 519-524.
9. Pires LA, Lehmann MH, Steinman RT, et al. Sudden death in implantable cardioverter-defibrillator recipients: clinical context, arrhythmic events and device responses. J Am Coll Cardiol, 1999, 33: 24-32.
10. Goldberger JJ. Evidence-based analysis of risk factors for sudden cardiac death. Heart Rhythm, 2009, 6 (3 Suppl): S2-7.
11. Myerburg RJ, Mitrani R, Interian A Jr, et al. Interpretation of outcomes of antiarrhythmic clinical trials: design features and population impact. Circulation, 1998, 97: 1514-1521.
12. Delahaye JP, Gare JP, Viguier E, et al. Natural history of severe mitral regurgitation. Eur Heart J, 1991. 12 (Suppl B): 5-9.
13. Grigioni F, Enriquez-Sarano M, Ling LH, et al. Sudden death in mitral regurgitation due to flail leaflet. J Am Coll Cardiol, 1999, 34: 2078-2085.

14. Huikuri HV, Tapanainen JM, Lindgren K, et al. Prediction of sudden cardiac death after myocardial infarction in the beta-blocking era. J Am Coll Cardiol, 2003, 42: 652-658.
15. Buxton AE, Lee KL, Hafley GE, et al. Limitations of ejection fraction for prediction of sudden death risk in patients with coronary artery disease: lessons from the MUSTT study. J Am Coll Cardiol, 2007, 50 (12): 1158-60.
16. Nichol G, Kaul P, Huszti E, et al. Cost-effectiveness of cardiac resynchronization therapy in patients with symptomatic heart failure. Ann Intern Med, 2004, 141: 343-351.
17. Coumel P, Fidelle J, Lucet V, et al. Catecholaminergic-induced severe ventricular arrhythmias with Adams-Stoke syndrome children: report of four cases. Br Heart J, 1978, 40: 28-37.
18. Hamer A, Vohra J, Sloman G, et al. Electrophysiologic studies in survivors of late cardiac arrest after myocardial infarction. Am Heart J, 1983, 105: 921-927.
19. Cappato R, Boczor S, Kuck KH. Response to programmed ventricular stimulation and clinical outcome in cardiac arrest survivors receiving randomized assignment to implantable cardioverter defibrillator or antiarrhythmic drug therapy. Eur Heart J, 2004, 25: 642-649.
20. Jouven X, Empana JP, Schwartz PJ, et al. Heart-Rate Profile during Exercise as a Predictor of Sudden Death. N Engl J Med, 2005, 352: 1951-1958.
21. Goldberger JJ. Evidence-based analysis of risk factors for sudden cardiac death. Heart Rhythm, 2009, 6 (3 Suppl): S2-7.
22. Goldberger JJ, Cain ME, Hohnloser SH, et al. American Heart Association/American College of Cardiology Foundation/Heart Cardiology Committee on Electrocardiography and Arrhythmias and Council on Scientific Statement From the American Heart Association Council on Clinical Techniques for Identifying Patients at Risk for Sudden Cardiac Death. A Scientific Statement From the American Heart Association Council on Clinical. Circulation, 2008, 118: 1497-1518.

23. 王方正. 心脏性猝死高危患者的识别. 临床心电学杂志, 2007, 16: 341-343.
24. 郭继鸿. 无创技术对心脏性猝死危险分层的专家共识解读. 中国心脏起搏与心电生理杂志, 2008, 22: 488-491.
25. 曹克将. 遗传性心律失常的流行病学与猝死. 临床心电学杂志, 2007, 16: 373-376.
26. 刘敬, 陈自励. 婴儿猝死综合征. 中国当代儿科杂志, 2007, 9: 85-89.
27. 齐国先. T波电交替与心肌梗死猝死. 临床心电学杂志, 2008, 17: 331-332.
28. 方丕华. 动态心电图检测T波电交替. 临床心电学杂志, 2008, 17: 332-334.
29. 崔岩, 张新超. 心源性猝死的危险因素和预警因子. 中国医学科学院学报, 2008, 30: 218-223.
30. 蒋文平. 危及生命室性心律失常与心脏猝死的防治策略. 中国心脏起搏与心电生理杂志, 2008, 22: 95-96.
31. 施仲伟. 心脏猝死的危险分层问题. 诊断学理论与实践, 2008, 7: 372-375.
32. 刘文玲主译. 心脏性猝死-临床实践手册. 北京: 人民卫生出版社, 2007: 143-154.
33. 胡大一, 郭继鸿. 中国心律学2008. 北京: 人民卫生出版社, 2008: 183-193.

第四章 心脏骤停后综合征的防治实践

提要

- 心脏骤停后综合征是经过成功的心肺复苏恢复自主循环后,机体出现由于全身缺血和再灌注损伤导致的异常病理生理过程。
- 心脏骤停后综合征主要包括:心脏骤停后脑损害;心脏骤停后心脏功能紊乱;机体各个器官的缺血-再灌注损伤;以及导致心脏骤停的病理过程持续存在而引起机体的进一步损害。
- 由于心脏骤停后综合征患者病情变化快,因此,系统、全面、细致的监护对于心脏骤停后综合征患者的救治非常重要。
- 低温治疗是目前已知唯一能够改善神经系统预后、提高生存率的治疗方法。
- 冠心病是院外心脏骤停的主要病因,因此对于所有考虑可能由于冠心病导致的心脏骤停患者均应立即行介入诊治。

心脏骤停后综合征(post-cardiac arrest syndrome,PCAS)是近年来提出的一个全新的概念,以前称为复苏后多器官功能障碍综合征(post-resuscitation multiple organ dysfunction syndrome,PR-MODS)、复苏后综合征(post resuscitation syndrome,PRS)。早在20世纪70年初,Vladimir Negovsky教授就认识到心脏骤停患者经过成功的心肺复苏恢复自主循环(resumption of spontaneous circulation，ROSC）后，机体出现由全身缺血和再灌注损伤导致的异常病理生理过程，命名为"复苏后疾病"。由于目前复苏的定义已经大大扩展，不仅包括心脏骤停患者的抢救过程，而且包括没有心脏骤停的各种急危重症的抢救过程。"复苏后"的命名意味着复苏过程的结束，然而事实上，Negovsky 教授命名的"复苏后疾病"是指心脏骤停后 ROSC 患者进入到的更进一步、更加复杂的复苏过程。因此，由国际多个相关学科的专家讨论后形成的共识，将心脏骤停后 ROSC 患者的异常病理生理状况命名为 PCAS。

一、心脏骤停后综合征概述

PCAS 从根本上揭示了心肺复苏（CPR）后一系列病理生理变化，包括四部分：心脏骤停后脑损害，心脏骤停后心功能紊乱，机体各个器官的缺血-再灌注损伤以及导致心脏骤停的病理过程持续存在而引起机体的进一步损害。自 20 世纪 50 年代末现代心肺复苏科学开创以来，历经半个世纪的医学实践和理论探讨，取得了令人鼓舞的心肺复苏成就，心脏骤停后 ROSC 的患者比例不断提高。然而近期的研究发现，由于不能及时有效地治疗心脏骤停后综合征出现的各种病理变化，即使获得了自主循环，患者住院死亡率仍很高。

目前各国的研究表明心脏骤停后 ROSC 患者院内死亡率相当高，2006 年发表的关于心脏骤停后 ROSC 患者院内死亡率的研究，包括 19 819 例成人患者和 524 例儿童患者，是目前此类研究中所含病例数最多的一组数据。结果显示，成人患者院内死亡率为 67%，患儿为 55%。最近英国一项对 24 132 例收入监护病房的心脏骤停患者院内死亡率的调查结果为 71%。日本的研究甚至达到 90%。

心脏骤停发生后机体处于全身性缺血缺氧状态，随着 CPR 的实施，人工循环及其后的自主循环的建立，出现再灌注损伤。

既往的研究表明缺血-再灌注发生后数秒至数分钟内，血液及机体组织细胞内的氧自由基含量可以增加数倍。氧自由基的生成导致脂质过氧化损伤，并生成大量的丙二醛破坏组织蛋白，使细胞进一步遭到损伤，从而影响细胞的代谢与功能，最终导致细胞、组织、器官的功能障碍。因此，PCAS实质上是机体各个脏器缺血-再灌注损伤。它的严重程度取决于患者心脏骤停的持续时间、心脏骤停的原因及患者心脏骤停发生前的健康状况。如果心脏骤停发生后迅速恢复自主循环则可能避免心脏骤停后综合征的发生。因此及时正确地评估心脏骤停后获得自主循环的患者状况，尽早给予有效的治疗，对改善心脏骤停患者的预后非常重要。

心脏骤停后综合征按时间分为四个阶段：第一阶段为获得自主循环后20分钟内，这一阶段很多患者可能还在院外、转运途中或医院急诊科。第二阶段为心脏骤停恢复自主循环后20分钟至6~12小时，此期间内循环状态不稳定，表现为脑组织血液循环变化、全身血流动力学变化以及由此引起的机体代谢紊乱，此期间实施正确及时的治疗措施能够取得事半功倍的效果。第三阶段为6~12小时至72小时，患者若能够存活至此阶段则各种治疗已开展，体内各项生化指标参数多逐渐趋于正常，机体各器官功能有所恢复，但同时，机体的损伤机制并未完全被阻断，稍有不慎可能使病情再次加重，部分患者会在此期间发生死亡。第四阶段为3天后，这一阶段可以认为是恢复期，此时进行患者评估对预测患者预后很有帮助，感染是此阶段常见的并发症，并且成为心脏骤停存活者后期死亡的主要原因。

1. 心脏骤停后脑损伤

脑组织对缺血、缺氧很敏感，耐受性差，因此，心脏骤停后脑损伤是心脏骤停后综合征的早期主要表现，也是导致心脏骤停存活者死亡的重要原因。脑功能是否能够恢复，以及恢复的程度如何决定着心脏骤停后ROSC患者的预后。Laver等的研究表明，脑损伤是院外心脏骤停存活者ICU内死亡的主要原因（68%），在院内心脏骤停存活者ICU内死亡原因中也占很大比例（23%）。保证心脏骤停后恢复自主循环患者脑组织的血流灌注与氧合，是促进脑功能恢复的重要措施，充分及时的血流灌注可以极大地减少继发性中枢神经系统功能障碍，并且能够提高神经系统康复的几率。

心脏骤停后脑组织损伤的机制是复杂的，到目前为止还缺乏充分的认识，亦尚未形成完整的理论体系。很多未知因素尚待深入研究以求得明确的答案。目前考虑与以下因素有关：兴奋毒性、钙离子超载、氧自由基形成、炎症反应过程中损伤性蛋白酶的瀑布效应以及细胞坏死和凋亡等。心脏骤停导致脑缺血引起中枢神经系统兴奋性氨基酸，特别是谷氨酸大量释放，重摄取受阻，以致突触后膜兴奋性氨基酸受体过度激活，成为神经元损伤的重要原因，被称为"兴奋毒性"。研究表明，神经细胞的胞外钙内流增加可引发细胞变性，最后导致死亡；兴奋性氨基酸及多种神经毒素引起的神经细胞变性死亡，总是伴随胞浆钙离子超负荷现象，故认为细胞钙信号转导异常是神经元变性的"最后共同通道"。目前认为，以上几个因素导致了脑组织的损伤级联反应。由于脑组织缺血、缺氧导致能量缺乏，谷氨酸从胞内释出，细胞外谷氨酸浓度很快增加。突触后的谷氨酸重摄取受阻，过度激活受体，钙离子内流或从胞内的钙库释放，激活大量的酶引发信号级联反应。某些酶导致氧自由基产生，它本身也作为第二信使，损害细胞蛋白质、糖、脂肪酸等。氧自由基和其他信使激活炎性细胞因子和酶，导致小胶质细胞被激活产生炎症反应。炎症本身产生自由基，从而形成恶性循环。氧自由基损伤DNA，进而和其他机制最终导致细胞凋亡。以上过程在自主循环恢复后仍会持续数小时至数周，仍会对脑组织造成损伤，尤其是某些易损区，如海马、皮质、小脑、丘脑等部位的脑细胞可出现延迟性细胞死亡。干预延迟性细胞死亡对治疗心脏骤停后脑损伤明显有利。

心脏骤停后会产生脑血管微循环障碍,这种变化会减少脑组织的供血并可能形成小的血栓,即使脑部大血管血供恢复时,脑组织仍无法得到充足的血供,影响神经功能的恢复。针对这一变化,有人提出应用溶栓药物可能会溶解血栓,改善脑血管微循环。但临床研究表明,对院外心脏骤停的患者应用替奈普酶并不能增加30天的生存率。心脏骤停后ROSC患者最初几分钟内脑血管灌注压往往是增高的,而且此时脑血管自主调节功能明显减弱,导致脑组织灌注增加,但是这种一过性的增高并不能改善神经系统的预后,而且可能会加重脑水肿和再灌注损伤,但是如果ROSC后2小时能够一直维持这种稳定的持续的灌注压则可能减轻神经系统的损伤。心脏骤停后早期应及时给予氧疗,但不宜给予高浓度氧气吸入,因为高浓度氧气吸入可能会增加自由基的产生及线粒体损伤,进一步加重神经系统的损伤。

早期阶段过后由于低血压、低氧血症、脑水肿甚至发热会进一步加重患者脑损伤。此时脑血管的自动调节能力减弱,脑组织供血、供氧均受到影响。因此应尽可能维持脑血管灌注压,提供氧疗,应用脱水、利尿等手段治疗脑水肿,降低颅压并积极降低体温。随机试验结果表明单纯治疗性低温不仅能够提高生存率,而且能够改善神经系统的预后。因此,治疗性低温应及时应用。目前没有明确的证据表明其他治疗手段或药物可以改善脑循环,促使脑血管自主调节功能的恢复,改善中枢神经系统的预后。

心脏骤停后脑损伤患者主要表现为意识障碍、癫痫发作、肌肉抽搐和各种各样的神经系统功能障碍以及脑死亡,其中嗜睡、昏迷等意识障碍表现最常见。此时,根据神经系统检查结果估计的患者预后,将影响医生和家属决定是否继续治疗。

2. 心脏骤停后心功能不全

心脏骤停后ROSC的患者心脏本身也经历了缺血-再灌注的

过程，因此同样存在再灌注损伤，其主要表现为心肌顿抑、心律失常以及能量代谢障碍，由此导致的心功能下降是心脏骤停后患者死亡的重要原因。目前认为导致心功能不全的因素主要有长时间的心脏骤停、缩血管药物的使用以及高能量除颤。

动物实验和临床试验均证实了心脏骤停时间和心功能不全之间的相关性，认为心脏骤停时间越长，复苏后心功能不全越严重。肾上腺素作为复苏药物使用已经有 40 多年的历史了，它的 α 肾上腺素缩血管作用增加了冠状动脉灌注压，这可能有利于早期复苏，但是它的 β 肾上腺素作用在复苏后增加心肌氧耗，增加全身血管的阻力，造成心功能不全。有学者将大鼠诱导室颤模型分为三组，分别使用肾上腺素、去甲肾上腺素、肾上腺素＋艾司洛尔及生理盐水，发现使用肾上腺素组大鼠左室功能较其他两组明显减低，有显著性差异。因此作者认为，CPR 期间使用肾上腺素会导致复苏后心功能不全，而选择性 α 受体兴奋剂去甲肾上腺素或肾上腺素与短效 β 受体阻断剂艾司洛尔联用则能减轻这种损害。主要原因是单纯应用肾上腺素会激活 β 肾上腺素能受体，使心脏作功和心肌耗氧增加。临床研究也支持这一观点，心脏骤停的患者在复苏开始 6 小时后心脏指数（cardiac index，CI）下降，而在复苏的同时给予较大剂量肾上腺素者，其 CI 进一步降低。虽然早期静脉应用大剂量肾上腺素可以增加心脏骤停病人的冠状动脉灌注压，改善自主循环的恢复率，但同样也可能导致复苏后心功能不全。还有些研究认为 CPR 时存在 β 肾上腺素能受体的下调，此时应用 β 肾上腺素能受体激动剂显然不利于心功能的维持和恢复。因此通过最大限度地避免缺血再灌注时的应激刺激，减少内源性儿茶酚胺的分泌或者通过 β 肾上腺素能受体阻滞剂、糖皮质激素等的使用，减弱 β 肾上腺素能受体的下调，可减轻心功能的损伤。目前认为电除颤可导致心功能不全，心肌损伤程度与除颤时使用的能量水平和除颤波形可能有关。大量的报道显示成功电除颤后出现完全心脏传导阻滞和复苏后低血压等心功能不全的现象，从而降低存活率。进一步研究认为复苏后心功能不全的程度与除颤的能量呈正相关，除颤波形与复苏后心功能不全之间的相关性尚不明确。

ROSC 后早期，由于心功能不全，血管调节功能降低，体内儿茶酚胺增加，心率及血压波动较大，一般表现为短暂的升高后再次降低。动物实验表明，ROSC 后早期由于各种因素作用，尤其是心肌顿抑，导致心脏射血分数明显降低，左室舒张期末压力明显增加。但心脏的这种功能失调大多是暂时的，如果没有冠状动脉疾病、心肌病，那么，通过正确的药物治疗，尤其是应用血管活性药物（包括血管收缩药物及血管舒张药物），适当提高组织灌注压，尽可能减少心肌氧耗，经过 24~48 小时，心脏功能往往能够明显好转。一些临床研究也证实，CPR 成功后 8 小时，患者心脏指数达到最低点，随后 24 小时逐步好转，一般 72 小时可逐步恢复正常。而心脏射血分数的恢复则需要更长的时间，可能要数周或数月。动物实验证实，应用正性肌力药多巴酚丁胺能够改善心脏骤停后的心脏收缩和舒张功能，但临床研究目前尚无大样本的证据支持。在临床实践中对于自主循环恢复后出现低血压状态的患者应用正性肌力药物，同时应用小剂量血管舒张药，调节患者血压维持在正常下限，均取得不错的效果。

3. 机体各器官缺血-再灌注损伤

心脏骤停发生时机体内氧分和代谢产物输送突然中止，CPR 只能部分地逆转这一过程，氧供较正常时明显减少。ROSC 的患者由于心肌功能失调、血管调节功能下降、微循环衰竭等原因，低氧状态仍会持续存在，因此可造成不可逆的细胞损伤、内皮功能失调以及全身炎症反应。而且恢复血供后由于再灌注损伤还可以加重损伤情况，并激活免疫系统和凝血系统导致多器官功能衰竭和感染。研究显示，心脏骤停后 3 小时，体内的各种细胞因子、可溶性受体和内毒素均增高，如 SIAM-1、SVCAM-1、P-选择素、E-选择素的增高，表明白细胞激活或内皮功能损伤，这些变化的严重程度将影响患者的预后。心脏骤停后出现的多器官功能障碍属于一种特殊的类型，机体各个器官损害的部位、顺序、时间存在着明显的不同，早期即出现心脑血管功能损害，而后出现全身各器官功能障碍，而且心脏及脑组织的损害是患者死亡的主要原因。但是其他器官的损害也不容忽视，否则也同样会导致患者病情恶化。

(1) 呼吸功能障碍

心脏骤停后 ROSC 患者由于缺血再灌注损伤及全身炎症反应常常发生急性肺损伤，出现不同程度的呼吸功能障碍，导致低氧血症。心脏骤停后心脏泵血功能消失，即使通过 CPR 能够使心脏射血达到正常水平的 $25\%\sim33\%$，仍使组织器官严重低氧。恢复自主循环后早期心脏收缩功能下降，因此低氧血症会持续存在。肺内由于微循环障碍，通气-血流比例失调导致功能性动静脉分流，同样会导致低氧血症。无氧代谢时会产生大量酸性代谢产物，这些物质会引起酸碱失衡，进一步影响呼吸功能，并可导致肺对各种治疗手段不敏感，同样会使低氧血症难以纠正。因此，需要进一步呼吸功能支持，包括机械通气和高浓度吸氧治疗。机械通气选择最佳通气模式时应结合患者心脏功能的情况。如果患者心脏功能尚可，则通过呼气末正压通气可产生良好的效果；如果患者存在心脏收缩功能不全，此时给予呼气末正压通气可能会进一步加重心功能不全，进而加重肺水肿，使低氧血症难以纠正。

(2) 肾衰竭

心脏骤停以及 CPR 期间，由于心脏泵血较正常明显减少造成低血压，呼吸停止或气体交换功能下降导致的血氧含量明显不足，可导致肾缺血、缺氧，最终出现急性肾衰竭。PCAS 患者出现肾衰竭多为肾前性，因此，在 ROSC 后应尽快采取措施维持有效血容量与动脉血压,保证足够的肾灌注。此过程中首先应保证足够的有效血容量,不能单纯以血压为目标过分依靠血管收缩药物,这样可能出现测定血压尚可而肾动脉灌注下降的结果,会进一步加重肾功能损害。在PCAS治疗中常常因感染应用抗生素,应注意这些抗生素对肾功能的损害,尽量避免应用损伤肾功能的药物。有研究显示,患者肾衰竭发生率与是否给予低温治疗无明显相关性。而且这种肾功能损伤大多是一过性的,经过治疗能恢复正常。但是ROSC后早期出现肾衰竭会明显影响患者生存率,应积极防治。

及时发现肾衰竭是给予及时治疗的先决条件,严密监测尿量变化可以为我们提供很大的帮助,若尿量明显减少则高度提示可能发生了肾衰竭。同时也应注意,应用利尿剂后患者即使发生肾功能损伤尿量也可能无明显减少,可能会掩盖急性或慢性肾功能不全,因此监测肾功能、离子、尿常规的变化也是非常重要的。当尿常规检查中出现颗粒管型、上皮细胞管型等,以及血清钾离子、尿素氮、肌酐增高时,均应考虑肾功能受损。出现肾衰竭时应首先考虑提高肾灌注的种种手段,若尿量仍少,可给予利尿治疗。这些治疗后患者肾损害仍无缓解或进行性加重则应尽快行血液净化治疗,目前比较成熟的血液净化技术是血液透析和腹膜透析。

(3) 肠道功能障碍

肠道是体内代谢活跃、具有独特免疫功能的器官,同时又是体内最大的致病细菌库。正常人群肠道凭借由生物屏障、细胞屏障、免疫屏障以及肠-肝轴等防御机制共同组成肠道黏膜屏障。不少研究表明,缺血-再灌注情况可导致肠道黏膜组织结构与生理功能破坏,使肠道黏膜屏障作用遭到破坏,通透性增加,肠道内细菌及其内毒素等有害物质即可以穿过肠黏膜迁移,侵袭肠系膜淋巴结和门静脉系统,进一步进入血液循环而分布至其他脏器。这些物质可进一步引起炎症介质的释放及补体系统激活产生多脏器功能障碍。

目前不少学者认为肠道功能障碍是多脏器功能衰竭的始动环节。因此，PCAS 患者应尽量减少肠道的缺血损伤。首要的措施仍然是补充足够的血容量。当体内血容量不足时，机体会自身调节，首先保证心、脑、肾等重要脏器供血，减少其他器官血供，肠道供血减少，如果此时应用升压药物，则会进一步加重这种情况。只有有效血容量充足才能够保证肠道血供。其次，若出现严重腹胀，可行持续性胃肠减压。关于药物方面的治疗，目前还没有明确的证据表明何种药物有效。保护肠黏膜，补充适量的肠道菌群可能会有些作用。

（4）其他系统变化

心脏骤停后 ROSC 的患者体内凝血/抗凝血系统、纤溶/抗纤溶系统被激活，早期内皮细胞刺激和凝血酶生成促使蛋白 C（肝合成的具有抗凝作用的维生素 K 依赖性糖蛋白）大量活化，导致蛋白 C 数量一过性增高，随即内皮细胞出现功能失调，不能产生足够的蛋白 C，导致蛋白 C 数量下降。其他抗凝血因子如抗凝血酶、蛋白 S（一种依存于维生素 K 的血浆糖蛋白）数量也减少，出现凝血系统功能增强。整个微循环血管内纤维蛋白形成，进一步导致微血栓形成，机体出现微循环再灌注失调。由于微血栓大量形成消耗大量凝血因子，患者有出血倾向。当体内纤溶系统被大量微血栓激活后，患者会出现全身出血。

心脏骤停后 ROSC 患者由于全身各脏器的缺血-再灌注损伤会导致肾上腺功能紊乱，虽然院外心脏骤停患者早期可出现血浆皮质醇激素水平上升，但实际上相当多的病例存在相对肾上腺皮质功能减退，并且这种减退会导致死亡率的增高。研究表明，血浆基础皮质醇水平在心脏骤停后早期死亡的患者中低于后期由于神经系统致死的患者。

二、监护与治疗

如上所述,PCAS 涉及多学科知识,需要多学科共同协作制订出个体化的治疗方案方能取得良好的效果。心脏骤停后综合征的治疗效果具有明显的时间相关性,各个时间段的病理过程进展不同,应用的治疗手段也不同,应密切关注患者的病情变化,及时采取有效的治疗方法。

1. 监护

PCAS 患者存在多器官的缺血-再灌注损伤,而且由于全身炎症反应的持续存在,患者病情可能会在数小时至数天内持续恶化。因此应尽早、全面地对患者进行监护,并在所监测的生命指标指导下进行治疗。监护通常分为三种:一般性的监护、高级血流动力学监测和脑部监测。

表 4-1 监护项目

一般监护	动脉导管、脉搏血氧饱和度、心电图、中心静脉压、中心静脉血氧饱和度、体温、尿量、动脉血气分析、电解质、血常规、胸片
高级血流动力学监测	超声心动图、心排血量(无创或肺动脉导管)
脑组织监测	脑电图、CT、MRI

(1) 一般性的监护

无创心电、血压监护:患者病情变化快,尤其是 CPR 后 ROSC 早期阶段,需随时监测生命体征,而先进的心电、血压监护系统能较好地提供这些数据,并能够及时发现异常情况,如心律失常、血压的剧烈波动等,给临床医生提供帮助。而且目前大多数监护均能够储存历史资料,并可提供趋势图等内容,帮助医生全面、及时了解患者情况。

脉搏血氧饱和度(SpO_2):脉搏血氧饱和度可及时评价血氧饱和度,了解机体氧合功能,因此 SpO_2 作为一种无创、反应快速、可靠的连续监测指标,已在临床上得到了广泛应用。SpO_2是根据血红蛋白具有光吸收的特性设计而成的。除血红蛋白吸收光波外,其他组织(如皮肤、软组织、静脉血和毛细血管血液)也可吸收光波。当入射光经过手指或耳垂时,光波可被搏动性血液及其他组织同时吸收,但二者的光强度不同:搏动性动脉血吸收的光强度随着动脉压力波的变化而变化,而其他组织吸收的光强度不随搏动和时间而变化,且保持稳定。利用光电感应器可测知穿过手指或耳廓的光强度变化,即可得出相应的 SpO_2 值。由此也可看出如果严重低氧、血压较低导致脉搏搏动不明显或血红蛋白异常均会对数值产生较大的影响,此时就应行血气分析监测体内血氧变化。

血流动力学监测:创伤性血流动力学监测通常是指经体表插入各种导管或监测探头到心腔或血管腔内,利用各种监测仪或监测装置直接测定各项生理学参数,从而可深入全面地了解病情,有利于对疾病的诊治和预后的评价。目前应用较多的有动脉压监测、中心静脉压监测和肺动脉监测。

动脉压监测目前首选桡动脉,血管位置表浅,易于操作,效果确切。通过模块将机械性的压力变化转换成电子信号,显示为动脉压力的波形曲线,可读出收缩压、舒张压及平均压(MAP),并可连续记录、储存,便于分析。目前还没有前瞻性的研究证明心脏骤停后综合征患者最佳 MAP。因为此时血压既要满足脑部灌注的需要,同时不能过多增加心脏负荷。脑血管压力自动调节功能的减弱导致脑部血供主要依靠脑灌注压(脑灌注压=MAP-颅内压),因为此阶段颅内压变化一般不大,因此脑部灌注主要依靠 MAP。理论上,MAP 越高脑部血供、氧供越好。已有研究显示,ROSC 后 2 小时 MAP 低至 65~75 mmHg 或者高至 90~100 mmHg 均可以改善患者神经系统预后。因此,PCAS 患者的 MAP 由患者心脏情况来决定,若患者心脏情况能够耐受较大的负荷,则应保持相对较高的 MAP;若患者心脏骤停的原因是急性心肌梗死或患者出现心功能不全，则应使MAP保持在能够满足脑部氧供的最低水平，以减轻患者的心脏负荷。

中心静脉压（central venous pressure，CVP）：是测定位于胸腔内的上、下腔静脉或右心房内的压力，是衡量右心对回心血液排出能力的指标。目前常用的部位为锁骨下静脉或颈内静脉。中心静脉压的正常值为 $4\sim12\,mmH_2O$，临床上常常依据CVP的变化来估计患者的血流动力学状况。CVP的高低取决于心功能、血容量、静脉血管张力、胸内压、静脉回流量和肺循环阻力等因素。目前在PCAS患者的治疗过程中，还没有前瞻性的研究确定CVP的最佳数值，目前公认的最佳水平为 $8\sim12\,mmHg$。一般认为，心脏骤停患者ROSC后常常出现相对的血容量不足，此时需要补液，因此需要监测中心静脉压，衡量入液量的多少，补充血容量，同时防止出现肺水肿。此外，也应注意有些病因可能导致中心静脉压增高，如心脏压塞、肺栓塞、张力性气胸等。此时测得的数值就不能为补液提供指导。肺动脉监测属于高级血流动力学监测，将在后文中详述。

中心静脉氧浓度监测：氧气的输送和消耗可以通过测定混合静脉氧浓度或中心静脉氧浓度来监测。目前持续监测中心静脉氧浓度是否必要也还没有得出最后的定论。主要问题在于即使没有获得良好的氧气供应，心脏骤停后综合征患者的中心静脉或混合静脉氧浓度也常常增高，主要是因为微循环衰竭导致组织利用氧能力下降，动脉中即使没有足够的氧供，当血液经过衰竭的微循环回流至静脉时，静脉中的血氧含量仍很高。此时测得的中心静脉氧浓度指导意义不大。

尿量的监测：PCAS患者应持续监测尿量，危重患者应留置导尿管，以便更精确了解尿量多少。应保持尿量 $>0.5\,ml/(kg\cdot h)$，由于低温治疗可以产生更多的代谢产物，因此，低温治疗时应 $>1\,ml/(kg\cdot h)$。同时也应注意，经药物治疗后尿量增加，可能会掩盖急性或慢性肾功能不全,因此应同时监测反映肾功能的指标的变化。CPR 后 ROSC 的患者一般均伴有酸性产物的增多,而且发作惊厥、抽搐及寒战均可导致酸性产物进一步增高,肝功能损伤则使其清除减慢。酸性物质的清除率与患者的预后相关。因此在加强利尿的同时,应注意肝功能的变化,及时治疗,并尽量防止惊厥、抽搐及寒战等事件的发生。

体温监测:恒定的体温是维持机体生理功能的重要保证,作为生命体征之一应密切监测。体温的变化往往提示患者病情发生了变化,此时应积极查找原因,及时处理。体温每升高 1℃ 代谢率将增加 8%,PCAS 患者体温过高将进一步加重氧的供需失衡,因此有条件的医院应对患者采取亚低温治疗。

动脉血气分析:通过动脉血气分析了解肺功能的状况,仍然是目前临床上最常用的监测手段。血气分析结果反映了人体的呼吸功能和血液酸碱平衡状态,应动态监测,并根据结果调整机械通气时各项参数,改善患者的内环境(相关内容见第八章)。动脉血气分析主要有以下几种参数。

血液酸碱度(pH):为血液中氢离子浓度的负对数值,正常值 7.35~7.45。pH 值<7.35 表示酸中毒,pH 值>7.45 表示碱中毒。正常人血液的酸碱度始终保持在一定的水平,变动范围很小,当体内酸性或碱性物质过多,超出机体调节能力,或者肺和肾功能障碍使调节酸碱平衡的能力降低,均可导致酸中毒或碱中毒。PCAS 患者常常出现酸碱平衡紊乱,应及时查找原因,积极处理。

血液二氧化碳分压($PaCO_2$):指血液中物理溶解的 CO_2 气体所产生的压力。这是判断呼吸性酸、碱中毒的指标之一。动脉 $PaCO_2$ 正常值:35~45 mmHg(4.67~6.00 kPa)。PCAS 患者由于肺通气不足,致二氧化碳潴留,可能会导致高碳酸血症;同时,也有可能由于体内酸性物质囤积过多,使机体代偿性肺通气加快,二氧化碳排出过多,导致低碳酸血症。机械通气参数设置不合理也会导致 $PaCO_2$ 的升高或降低。无论低碳酸血症还是高碳酸血症对于 PCAS 患者都会导致病情加重，必须尽快纠正。

血液氧分压（PaO_2）：指血液中物理溶解的 O_2 所产生的压力。正常值为：$80\sim100\,mmHg$（$10.6\sim13.3\,kPa$），这是缺氧的敏感指标。PCAS 患者绝大多数处于低氧状态，应给予氧疗。但要动态监测，因为如果体内 PaO_2 过高也会产生非常不利的影响。

血气分析的参数还有很多，除了能够反映呼吸功能和血液酸碱平衡外，还能够反映电解质，甚至血红蛋白水平。电解质中钾离子的明显升高或降低都是致命的。高钾血症可能会出现室性异位心律、心室纤颤和心脏骤停；低钾血症可能会出现乏力、呼吸肌麻痹、心脏传导阻滞、无脉性电活动甚至心脏停搏，因此应积极纠正。PCAS 患者血红蛋白最佳水平目前尚无定论。有研究显示，通过输血将血红蛋白升高至 $10\sim12\,g/dl$，与血红蛋白维持在 $7\sim9\,g/dl$ 的患者相比，并没有降低死亡率。因此目前的观点认为对于此类患者血红蛋白的目标值应维持在 $9\sim10\,g/dl$。总之，血气分析结果能够较全面地反映患者内环境状况，临床医生应根据结果积极采取措施，维持患者内环境稳定。

多导联心电图：12 导联心电图目前已广泛应用于院前急救及院内急诊，其重要性日益得到重视。通过心电图的变化能够捕捉到心肌缺血时的 ST-T 变化，也能够发现心动过速患者出现 Brugada 综合征典型的心电图改变及长 QT 间期现象，这些作用是其他仪器所无法比拟的。12 导联心电图准确性高，操作简单，价格低廉，携带方便，能现场应用，因而在 2005 年美国心脏学会《心肺复苏及心血管急救指南》中推荐所有的急诊单元均应装备多导联心电图。

（2）高级血流动力学监测

超声心动图：超声心动图利用雷达扫描技术和声波反射的

特性，在荧光屏上显示超声波通过心各层结构时发生的反射，形成灰阶图像，借以观察心脏、大血管的形态结构和搏动状态，了解心房、心室的收缩和舒张功能及瓣膜的关闭和开放活动的规律。超声心动图可以监测每搏输出量、左室射血分数、室壁运动异常情况等，结合多普勒技术还可以了解心脏各房室间血流情况，了解是否存在瓣膜反流，并能够及时发现室间隔穿孔等并发症，对心脏情况的诊断准确性高、重复性强、方法简单且无损伤和痛苦，是目前常用、可靠的检查手段。PCAS患者中很大一部分存在急性冠状动脉综合征，因此常常伴有心脏收缩、舒张功能的下降，节段性室壁运动减低，此时进行超声心动图检查非常有价值。目前研究显示，经食管超声能够提供更加详尽、准确的心脏信息，并且在ICU危重患者中也有所应用。但是由于其属于侵入性检查，检查过程中对患者刺激较大，因此，是否应用应结合患者情况而定。实际上绝大多数情况下，经胸超声已经能够提供足够的信息。

肺动脉压监测：当患者出现左心功能不全时，肺动脉楔压（pulmonary arterial wedge pressure，PAWP）是最常用也是最重要的一项监测指标。其测量方法通常是应用Swan-Ganz气囊漂浮导管经血流漂浮并楔嵌到肺小动脉部位，阻断该处的前向血流，此时导管头端所测得的压力即是PAWP。当肺小动脉被楔嵌堵塞后，堵塞的肺小动脉段及与其相对应的肺小静脉段内的血液即停滞，成为静态血流柱，其内压力相等，由于大的肺静脉血流阻力可以忽略不计，故PAWP等于肺静脉压即左房压。如果PAWP降低，则提示应补充血容量；如果PAWP升高，提示左心衰竭或肺水肿。因此，其在PCAS患者的治疗过程中能够提供重要的依据。

（3）脑电图

脑电图是通过脑电图描记仪将脑自身微弱的生物电放大记录成为一种曲线图，以帮助诊断疾病的一种现代辅助检查方法。

它对被检查者没有任何创伤。脑电图对脑部疾病有一定的诊断价值，但受到多种条件的限制，故多数情况下不能作为诊断的唯一依据，而需要结合患者的症状、体征、其他实验室检查或辅助检查来综合分析。对于 PCAS 患者，脑电图主要用于癫痫的识别，如果发现异常脑电图情况应及时处理。

2. 治疗

(1) 导致心脏骤停的病因治疗

导致心脏骤停的病因持续存在可以导致 PCAS 的发生，并且可以引起机体的进一步损害。及时诊断、处理原发病（如急性冠状动脉综合征、肺部疾患、出血和败血症等）对于治疗 PCAS 也非常重要。

冠心病是院外患者心脏骤停的主要病因，急性心肌梗死是心脏性猝死最常见、最主要的原因。最近的一篇综述报道在心脏骤停存活者中 40%～86% 发生了冠状动脉斑块的急性变化。许多前瞻性对照研究和回顾研究均表明早期的介入治疗不仅可行而且可以取得良好的结果。有研究表明，给怀疑冠心病导致心脏骤停的存活者行冠状动脉造影，97% 的患者有明确冠状动脉疾患，其中 80% 有 1 支主要血管完全闭塞，这些患者中约有 50% 接受了血运重建，绝大多数接受经皮冠状动脉介入治疗（PCI），少数接受冠状动脉旁路移植术（CABG），院内死亡率降至 44%，而且存活者中超过 90% 的患者神经系统功能良好。在心脏骤停存活者中，心电图符合 ST 段抬高型心肌梗死者应接受冠状动脉造影，必要时行 PCI。考虑到急性冠状动脉闭塞是院外心脏骤停最主要的原因，而且心电图诊断有其局限性，在共识中，建议对于所有考虑可能由于冠心病导致的心脏骤停患者均应立即行介入诊治。如果没有条件行介入诊治，对于那些 ST 段抬高型心肌梗死的心脏骤停存活者应给予溶栓治疗。心脏骤停存活者如果神经系统功能良好，并且考虑心脏骤停由于快速性室性心律失常引起，均应行 ICD 植入术。

肺栓塞也是心脏骤停一个重要的原因,约占 2%～10%,但这方面的研究较少。笔者认为肺栓塞临床诊断一旦成立,如无禁忌证应即刻行溶栓治疗,随后寻找栓塞的可能来源,去除病因并终生进行抗凝治疗。

出血性心脏骤停与其他原因导致的心脏骤停不同,主要治疗为及时补充血容量并及时手术去除出血原因。

原发性肺部疾病(如慢性阻塞性肺病、哮喘和肺炎等)也同样可以导致呼吸系统衰竭及心脏骤停,而且急性窒息导致的心脏骤停所造成的脑损伤比急性循环衰竭时心脏骤停所造成的脑损伤严重。

败血症也是造成心脏骤停、急性呼吸窘迫综合征、多脏器功能衰竭的一个原因。不过,在败血症基础上发生的心脏骤停预后较差。

(2) 早期血流动力学的治疗

PCAS 患者均存在血容量不足的问题,机体各个器官功能障碍的恢复有赖于尽早恢复有效血容量,改善灌注。目前绝大多数研究指定的目标为:CVP:8～12 mmHg,MAP:65～90 mmHg,中心静脉血氧饱和度>70%,血细胞比容>30%或者血红蛋白>80 g/L,乳酸≤2 mmol/L,尿排出量≥0.5 ml/(kg·h)。可通过静脉补充液体治疗,联合血管活性药物及输血治疗达到上述目标。同时要防止出现因容量负荷过重导致的心源性和非心源性肺水肿。经过早期补液治疗后可以保证重要器官灌注,减轻全身炎症反应,减少各脏器功能紊乱。有证据表明对于败血症患者还能减少死亡率。全身机体的缺血-再灌注反应和心脏骤停后心肌功能失调与败血症中的反应相似。因此考虑 PCAS 患者早期接受如上治疗,达到上述目标可能会降低死亡率。但是考虑到 PCAS 患者较早出现脑损伤和心肌损伤并且导致心脏骤停的病因可能没有解除,因此上述生理指标的控制最佳数值可能还会有所变化。

(3) 循环支持

PCAS 患者常常由于血容量不足、血管调节功能减低、心功能不全及心律失常等原因导致血流动力学不稳定,表现为低血压、心脏指数降低和心脏节律异常。心脏骤停患者发生的心律失常多为室性心动过速或心室纤颤,少数也可能是缓慢性心律失常。最主要的原因为冠状动脉疾患,因此及时的再灌注治疗可能是最好的治疗手段。如果心脏骤停为单纯心律失常所致则需要植入起搏器或 ICD。目前的研究显示预防性应用抗心律失常药物效果欠佳。患者一旦出现低血压,则应立即进行补液治疗。有证据显示,恢复自主循环 24 小时内应给予 3.5~6.5 L 晶体液才能保持右房内压力在 8~12 mmHg。在补足血容量的基础上,如果患者仍无法维持血压则应使用缩血管药物和升压药,应用时应警惕这些药物的副作用。心脏骤停患者中冠心病占很大比例,而应用缩血管药物有可能导致心肌缺血进一步加重。升压药物的过量应用导致血压过高也会增加心脏后负荷,增加心脏作功,增加心肌耗氧,加重供氧与需氧的不平衡,导致心肌缺血的加重。目前还没有评价上述药物对生存率影响的临床试验,因此建议应用这些药物时应根据患者血压、心率、心功能的情况等不断调整药物剂量,如果有肺动脉漂浮导管,还应该根据心输出量及心脏指数来调节,但目前根据这些结果调整药物后是否能够改善预后还不得而知。如果上述这些方法应用后仍无法保证足够的组织灌注,则应考虑应用器械辅助保证循环。其中主动脉球囊反搏(intra-aortic balloon pump,IABP)是应用最多的提高器官灌注的方法和手段。IABP 导管通过动脉插入,操作方便、快捷。如果血压仍不易维持,可选择体外膜肺或左室辅助装置。

(4) 低温治疗

许多报道显示 ROSC 后患者存活率通常是 1%~20%,而且其中大部分病人还遗留神经功能后遗症。尽管一些避免低血压、低血容量、低氧血症的支持性治疗措施以及其他治疗很重要，但是目前没有任何神经保护药物能特异性地针对心脏骤停期间的细胞毒性事件。脑的局部代谢率决定了脑局部的血流量，体温每升高 1℃，脑部的代谢率增加 8%，复苏后体温高于正常体温会使供氧和需氧产生不平衡。与低温状态相比，正常体温下组织抗缺氧和耐受无灌注状态的能力下降。临床和实验室研究提示，在模拟心脏停搏后大脑受累的情况下，低温治疗具有显著的保护作用。目前提到的低温治疗均指亚低温治疗，即体温控制在 32～34℃，过度低温会导致各种心律失常和继发感染。几乎所有动物实验均显示亚低温治疗能够减少神经损伤，而且发现低温治疗开始得越早，再灌注持续时间越长，低温保护作用越明显。临床试验也证明心脏骤停后亚低温能够改善神经系统预后，而且副作用较少。患者体温应控制在 33℃ 或 32～34℃，持续 12～24 小时。已有的研究表明，亚低温治疗能够改善任何原因导致的心脏骤停后 ROSC 患者的预后，是目前所知唯一能够增加生存率的治疗方法。但是机制还没有完全阐明。

低温治疗分为三个阶段：降温阶段，维持阶段和复温阶段。降温时可通过静脉注入大量（30 ml/kg）冷却的液体（生理盐水或乳酸林格液），能显著降低核心温度。也可以通过在患者腋窝、腹股沟、颈部和头部放置冰块来降温。绝大多数患者通过以上的方法均能够使体温降至治疗温度。现在也有人单独或在上述方法的基础上，应用体表及体内热交换装置，可以使体温快速降至治疗水平并维持低温状态。在降温的过程中可以应用镇静药物，如异丙酚、安定等联合止痛药，这些药物可以使体温更容易达到目标温度，并可以减少降温及复温过程中震颤的发作。如果应用上述药物后患者仍然出现震颤则应加用神经肌肉阻断剂，应用该类药物时建议持续监测脑电图。

体温维持阶段应注意监测体温，避免体温大幅度波动。因此需要更多的设备帮助，体外的设备包括应用水或冷却空气循环降温的降温毯，用其包裹整个躯体部位，根据体温变化及时调节；体内可通过股静脉或锁骨下静脉插入冷却导管调节体温。当然也可以应用冷却液体联合冰块降温，但这种情况下不能够平稳地维持低温。

复温可以通过上述设备调整或通过减少冷却液体输入、逐步减少冰块应用等方法实现，目前大多数学者比较认同的复温方法为每小时升高 0.25～0.5℃。低温治疗过程中应密切关注患者病情变化，因为降温、复温以及体温波动过程中，患者内环境、血流动力学及代谢情况均会产生快速变化，应及时发现，及时处理。

同时也应注意到，亚低温治疗也有一些副作用。寒战是比较常见的并发症，尤其在降温过程中；低温还增加外周血管阻力，减少心输出量；低温治疗过程中经常会出现心律失常，以心动过缓为主；低温还会产生利尿作用，如果没有及时补充血容量则会产生血流动力学不稳定，而且利尿还会引起各种电解质紊乱（如低钾血症、低镁血症、低钙血症等），导致心律失常，因此应及时监测电解质，调整电解质至正常水平；低温还会减弱胰岛素的敏感性，减少胰岛素释放，因此会出现血糖增高，此时应补充胰岛素以纠正高血糖。对于血液系统，低温可以影响血小板功能、减弱凝血功能而导致出血；低温可以减弱机体抵抗力，增加感染的几率。硫酸镁是低温治疗中重要的辅助药物，它可以降低寒战的发生率，而且可以抗心律失常，甚至动物研究结果表明硫酸镁还有神经保护作用。一系列的研究均提示，亚低温治疗是心脏骤停后综合征治疗中非常重要的手段。多数学者认为，亚低温治疗开始得越早越好，保持 32～34℃至少 24 小时，至于何时亚低温治疗不起作用目前还不得而知。如果没有条件开展低温治疗，也应该尽量控制患者体温，有证据表明，体温超过 37℃后体温越高，神经系统预后越差。

关于神经系统治疗方面，除了低温治疗，还进行了大量的有关神经保护药物的研究。研究表明,各类药物(包括麻醉药、抗惊厥药、钠通道阻断剂、钙通道阻断剂、免疫抑制剂等)中,即使有些在动物实验中取得了不错的效果,但在临床研究中尚未发现哪一种药物能够起到神经保护作用,减少脑损伤。

(5) 氧疗

PCAS患者出现的多脏器功能障碍常由呼吸障碍开始,因此早期容易发生急性肺损伤、急性呼吸窘迫综合征,临床表现为呼吸窘迫、顽固性低氧、非心源性肺水肿。治疗上以机械通气为主要手段,呼吸模式至今仍以呼气末正压通气为公认的有效合理模式。但是最佳呼气末正压值、最佳潮气量以及吸入气氧浓度等数据还在进一步摸索中。很多指南强调CPR期间应尽可能保证高的吸入氧浓度,这样可以加大动脉血液中氧的溶解量,进而加强氧的运输,改善组织缺氧状况。因此临床实践中医生往往在患者恢复自主循环后仍保持100%的吸入氧浓度。

但目前的研究表明,在心脏骤停后ROSC的患者早期阶段吸入纯氧会因为生成过量的氧自由基导致氧化应激加重,进一步损害神经系统。绝大多数临床研究也证实对于ROSC的患者调整吸入氧浓度使氧饱和度维持在94%~96%,神经系统的预后比吸入纯氧时要好。因此,我们应避免持续纯氧吸入导致过高的动脉氧含量,尤其是对于那些ROSC的患者,只需维持氧饱和度在94%~96%即可。

尽管脑血管的自身调节功能明显减弱,但是对CO_2浓度变化的反应仍然存在,因此过度换气会使脑血管收缩,加重脑部缺血;而且过度换气还会增加胸腔内压力,导致心输出量减少。如果通气不足也会因增加颅内压及代谢性酸性产物,造成机体各器官损伤。目前还没有证据显示心脏骤停后综合征患者最佳潮气量应为多少,败血症时的潮气量暂定为6 ml/kg,但这种潮气量常常会导致高碳酸血症,加重脑损伤,但常规潮气量(10~15 ml/kg)不仅会导致过度换气,而且可能会导致肺泡过度扩张而引起肺泡破裂、肺间质气肿和系统性气体栓塞等并发症，以及造成肺泡上皮和血管上皮过度牵拉而出现高通透性肺泡水肿。因此PCAS患者机械通气时潮气量应在二者之间，应复查血气分析，根据结果及时调整。

(6) 血糖控制

PCAS患者常常伴有应激性高血糖。经研究表明，胰岛素反向调节激素的分泌增加，细胞因子的大量释放，以及胰岛素抵抗是导致应激性高血糖的主要原因。而这些原因几乎是每一个发生心脏骤停患者CPR后ROSC过程中不可避免的应激反应。这种应激性高血糖反应虽然多为一过性，但其持续时间可长可短，均不可避免地产生一系列有害的病理生理效应，诱发多种并发症，如严重感染、多种神经病变甚至多器官功能衰竭。最近的研究表明，心脏骤停后综合征患者的理想血糖水平上限为8 mmol/L。在SAINT Ⅰ研究中对90名昏迷的心脏骤停存活者采用低温治疗并分为2组：一组强化控制血糖，将血糖控制在4～6 mmol/L；另一组采用温和的血糖控制，将血糖控制在6～8 mmol/L。强化组低血糖的发生率明显偏高（18% *vs.* 2%），但二组的死亡率没有明显差异。因此，较低的血糖上限（6 mmol/L）并不能降低死亡率，反而会增加低血糖的发生率，其他一些研究也证实了上述观点。因此，目前认为血糖的控制应适中，8 mmol/L以下最佳，同时在治疗过程中必须经常监测血糖水平，防止低血糖的发生，尤其是降温及复温阶段。

(7) 肾上腺功能失调治疗

心脏骤停后的存活者常常会出现肾上腺功能减退，并且这种减退会导致死亡率的增高。一项研究表明CPR过程中应用氢化可的松可增加恢复自主循环的几率。关于中毒性休克患者是否应用糖皮质激素治疗，至今尚无结论。中毒性休克患者常伴有肾上腺功能低下，但应用甲强龙对降低死亡率无效，相反还会轻度增加死亡率。近年来越来越多的证据表明，持续小剂量的皮质激素对脓毒血症患者是有益的，可以缩短休克的压力依赖期，减轻器官系统的损伤，但尚无证据表明可以增加生存率。

（8）感染

在整个心脏骤停患者的救治过程中很容易发生各系统器官的感染，并常造成患者死亡。由于组织缺血、缺氧、内环境紊乱和各种免疫屏障功能下降，尤其是肠道屏障作用下降，以及营养不良、人工气道的建立、机械通气、各种有创侵入性操作等原因使病原微生物侵入机体的几率增加，同时机体自身抵抗力下降，明显增加感染机会。这其中以呼吸道感染最为常见。有研究显示，心脏骤停后综合征患者由于机械通气引起的呼吸系统感染至少占50％。此类感染均为院内感染，常为耐药菌株所致，感染控制比较困难，因此发生败血症的几率较高。一旦发现患者出现感染迹象，可首先根据本地区、本单位近期最常见感染细菌经验性用药，同时尽快行细菌培养及药敏试验，及时应用敏感抗生素是控制感染的关键。随着抗生素的广泛应用，目前厌氧菌、真菌的感染比例呈上升趋势，应提高警惕，及时发现，及时治疗。不过，也应该强调一定要杜绝抗生素过度应用或不合理应用现象。

心脏骤停后经救治达到自主循环恢复并不一定说明远期预后好，很多研究发现，CPR成功的患者有高达70％的死亡率，这是一个很难让人接受的事实。因此，PCAS的治疗迫切需要得到改善，目前这方面的研究还很少，能够为临床医生提供诊治依据的研究更少，而且这些研究的终点事件标准还不统一，有些只是粗糙地分为"好、坏"两组，没有统一的量化标准。因此，我们需要进行的工作还很多，应该积极行动起来，探索心脏骤停后综合征的机制及最佳治疗方案，以挽救更多的生命。

（米　杰　齐向前）

参考文献

1. Neumar RW, Nolan JP, Adrie C, et al. Post-cardiac arrest syndrome: epidemiology, pathophysiology, treatment, and prognostication. A consensus statement from the International Liaison Committee on Resuscitation (American Heart Association, Australian and New Zealand Council on Resuscitation, European Resuscitation Council, Heart and Stroke Foundation of Canada, InterAmerican Heart Foundation, Resuscitation Council of Asia, and the Resuscitation Council of Southern Africa); the American Heart Association Emergency Cardiovascular Care Committee; the Council on Cardiovascular Surgery and Anesthesia; the Council on Cardiopulmonary, Perioperative, and Critical Care; the Council on Clinical Cardiology; and the Stroke Council. Circulation, 2008, 118: 2452 – 2483.
2. Nadkarni VM, Larkin GL, Peberdy MA, et al. First documented rhythm and clinical outcome from in-hospital cardiac arrest among children and adults. JAMA, 2006, 295: 50 – 57.
3. Nolan JP, Laver SR, Welch CA, et al. Outcome following admission to UK intensive care units after cardiac arrest: a secondary analysis of the ICNARC Case Mix Programme Database. Anaesthesia, 2007, 62: 1207 – 1216.
4. Laver S, Farrow C, Turner D, et al. Mode of death after admission to an intensive care unit following cardiac arrest. Intensive Care Med, 2004, 30: 2126 – 2128.
5. Sunde K, Pytte M, Jacobsen D, et al. Implementation of a standardized treatment protocol for post resuscitation care after out-of-hospital cardiac arrest. Resuscitation, 2007, 73: 29 – 39.
6. Laurent I, Monchi M, Chiche JD, et al. Reversible myocardial dysfunction in survivors of out-of-hospital cardiac arrest. J Am Coll Cardiol, 2002, 40: 2110 – 2116.
7. Knafelj R, Radsel P, Ploj T, et al. Primary percutaneous coronary intervention and mild induced hypothermia in comatose survivors of ventricular fibrillation with ST-elevation acute myocardial infarction. Resuscitation,

2007, 74: 227-234.
8. Fischer M, Böttiger BW, Popov-Cenic S, et al. Thrombolysis using plasminogen activator and heparin reduces cerebral no-reflow after resuscitation from cardiac arrest: an experimental study in the cat. Intensive Care Med, 1996, 22: 1214-1223.
9. Kilgannon JH, Roberts BW, Reihl LR, et al. Early arterial hypotension is common in the post-cardiac arrest syndrome and associated with increased in-hospital mortality. Resuscitation, 2008, 79: 410-416.
10. Müllner M, Sterz F, Binder M, et al. Arterial blood pressure after human cardiac arrest and neurological recovery. Stroke, 1996, 27: 59-62.
11. Zipes DP, Wellens HJJ. Sudden cardiac death. Circulation, 1998, 98: 2334-2351.
12. Oddo M, Schaller MD, Feihl F, et al. From evidence to clinical practice: effective implementation of therapeutic hypothermia to improve patient outcome after cardiac arrest. Crit Care Med, 2006, 34: 1865-1873.
13. Nozari A, Safar P, Stezoski SW, et al. Critical time window for intra-arrest cooling with cold saline flush in a dog model of cardiopulmonary resuscitation. Circulation, 2006, 113: 2690-2696.
14. Ruiz-Bailén M, Aguayo de Hoyos E, Ruiz-Navarro S, et al. Reversible myocardial dysfunction after cardiopulmonary resuscitation. Resuscitation, 2005, 66: 175-181.
15. Callaway CW, Tadler SC, Katz LM, et al. Feasibility of external cranial cooling during out-of-hospital cardiac arrest. Resuscitation, 2002, 52: 159-165.
16. Shaffner DH, Eleff SM, Koehler RC, et al. Effect of the no-flow interval and hypothermia on cerebral blood flow and metabolism during cardiopulmonary resuscitation in dogs. Stroke, 1998, 29: 2607-2615.
17. Xiao F, Safar P, Alexander H. Peritoneal cooling for mild cerebral hypothermia after cardiac arrest in dogs. Resuscitation, 1995, 30: 51-59.
18. Sterz F, Safar P, Tisherman S, et al. Mild hypothermic cardiopulmonary resuscitation improves outcome after prolonged cardiac arrest in dogs. Crit Care Med, 1991, 19: 379-389.

19. McIntyre LA, Fergusson DA, Hutchison JS, et al. Effect of a liberal versus restrictive transfusion strategy on mortality in patients with moderate to severe head injury. Neurocrit Care, 2006, 5: 4-9.
20. Laurent I, Monchi M, Chiche JD, et al. Reversible myocardial dysfunction in survivors of out-of-hospital cardiac arrest. J Am Coll Cardiol, 2002, 40: 2110-2116.
21. Donnino MW, Miller J, Goyal N, et al. Effective lactate clearance is associated with improved outcome in post-cardiac arrest patients. Resuscitation, 2007, 75: 229-234.
22. Oksanen T, Skrifvars MB, Varpula T, et al. Strict versus moderate glucose control after resuscitation from ventricular fibrillation. Intensive Care Med, 2007, 33: 2093-2100.
23. Tsai MS, Huang CH, Chang WT, et al. The effect of hydrocortisone on the outcome of out-of-hospital cardiac arrest patients: a pilot study. Am J Emerg Med, 2007, 25: 318-325.
24. Kämäräinen A, Virkkunen I, Silfvast T, et al. Statins for post resuscitation syndrome. Med Hypotheses, 2009, 73: 97-99.
25. Trzeciak S, Jones AE, Kilgannon JH, et al. Outcome measures utilized in clinical trials of intervention for post-cardiac arrest syndrome: A systematic review. Resuscitation, 2009, 80: 617-623.
26. 周玉杰,李小鹰,马长生,等.现代心肺复苏.北京:人民卫生出版社,2006: 119-138.
27. 王道庄.心肺复苏的发展争论与展望.北京:人民卫生出版社,2007: 227-242.

第五章 院外心脏性猝死的救治实践

提要

- 我国院外心脏性猝死的救治成功率低，普及心肺复苏的知识是当务之急。
- 急救生存链是现代急救理念中的核心内容，它包括四个环节，即早期通路、早期心肺复苏、早期心脏电除颤和早期高级心肺复苏，是决定复苏成功的重要环节。
- 对于非专业人员，心肺复苏时不再要求进行脉搏的判断，而且单纯胸外按压效果与标准心肺复苏相当。
- 早期电除颤对于院外心脏性猝死至关重要，因此应普及自动体外除颤器的相关知识，并在人员聚集的公共场所配置自动体外除颤器。
- 心脏性猝死患者实施高级生命支持应该越早越好，但是不能影响心肺复苏和电除颤的有效进行。

心脏性猝死（sudden cardiac death，SCD）是指因任何心脏病引起，于症状出现后 1 小时之内发生的死亡。死亡原因可以是室颤、室速、心脏停搏或者非心律失常原因。SCD 是院前急救中最为紧急的危重症，也是居民主要的死亡原因之一。我国每年经临床证实的 SCD 的发生率为 0.36‰～1.28‰，实际发生率可能略高一些。北京市的流行病学资料显示，男性 SCD 年平均发生率为 10.5/10 万，女性为 3.6/10 万。国外的资料显示，院外 SCD 的发生率为 50/10 万至 150/10 万。在 30 岁以上的人群中，SCD 的发病率随着年龄的增加而升高，而且男性发病率约为女性的 2~3 倍。据估计美国每年大约有（40~46）万人发生 SCD，欧洲每年约有 70 万人发生 SCD，其中 2/3 的患者可以获得 CPR。但目前发表的数据显示患者救治成功率差别很大。上海市院外 SCD 复苏成功率仅为 1.2%~1.4%，患者生存率低于 1%。在发达国家，过去 15 年中，洛杉矶院外发生 SCD 的患者中只有 1.4% 能够存活出院。芝加哥等其他几个城市也基本上是这个比例。但在西雅图以及欧洲的一些城市可以达到 10%，甚至 20%，即便如此，绝大多数患者均未能救治成功。SCD 可以发生在任何时间、任何地点，救治成功的关键在于及时发现、及时救治。一般认为，心脏骤停 4 分钟内进行复苏成功可能性最大，而且神经功能的恢复与接受心肺复苏（cardiopulmonary resuscitation，CPR）的时间及恢复自主循环的时间密切相关。因此，院前现场 CPR 是抢救成功的基础。CPR 是院前急救工作中常用的重要抢救技术，对于挽救生命、降低病死率起着至关重要的作用。2005 年的 AHA《心肺复苏与心血管急救指南》中强调：高质量的 CPR 是 SCD 患者救治成功的关键；"第一目击人"应尽可能实施 CPR；"第一目击人"或志愿者应给予有效的 CPR。国外的资料显示，院外 SCD 事件绝大多数发生在家中或社区内，因此普及 CPR 的知识及救治常识，让尽可能多的人了解、掌握这一技术对于院外 SCD 的急救非常重要。

美国心脏学会很早就提出了"急救生存链"的概念。急救生存链是现代急救理念中的核心内容，它包括四个环节，即早期通路、早期心肺复苏、早期心脏电除颤和早期高级心肺复苏。上述四方面是决定复苏成功的重要环节。

一、早期通路

早期通路是"生存链"的第一环，指"第一目击人"早期识别急性事件，及时发出求救信号，而且呼救信号能够及时、迅速和畅通地到达当地接受呼救信号的应答系统，如"120"系统或就近担负急救任务的部门，上述部门及时派出急救专业人员到达现场。可见目击者及时识别急性事件是提供及时治疗的基础。因此，明确心脏骤停的识别方法显得尤为重要。检查颈动脉搏动并不能肯定患者的循环状态，并非很好的识别方法。而且如果目击者没有接受过专业培训，检查颈动脉搏动是否存在是一件很困难的事，而且常常因判断错误延误救治时机。即使专业急救人员也有35％左右的人会出现判断错误，这样会大大延误复苏的宝贵时间。然而也没有证据显示检查肢体活动、呼吸或咳嗽能够提供准确的判断心脏骤停的信息。濒死样喘息常常出现在心脏骤停的早期阶段，此时患者就应接受CPR，而很多情况下会被旁观者认为患者还有呼吸而延误实施CPR，降低救治成功率。心脏骤停是指心脏机械性泵血功能的突然停止，自主循环的消失，临床表现为意识丧失、没有脉搏、没有呼吸。首先需要对患者有无意识、呼吸和循环作出判断，对于非专业人员，只需检查生命体征，如呼吸、咳嗽和对刺激的反应，无需检查是否有脉搏。患者失去意识、没有活动后，即使存在间断喘息也应及时行CPR。对于专业人员仍要求进行脉搏有无的判断，以便了解循环情况，及时采取正确的复苏方法。

　　一般情况下，救援者应尽量避免移动患者，但有些情况下需要作出调整：如果感觉患者的周围环境不够安全，有可能再次受到伤害，应将患者移至安全场所再实施救援；如果患者处于俯卧位，则应该将患者翻转过来，仰卧于坚固的平面上，方便下一步CPR的操作。翻转时应将头、颈、躯干同时翻转，避免因脊柱损伤加重病情。

　　在认为患者发生了心脏骤停后，旁观者应及时拨打当地急救电话，启动急救医疗服务系统，打电话的人要保持平静，尽可能提供下列信息：患者所在位置（街道或道路名、办公室名称、房号等）；患者所在地电话号码；发生的事件，如心脏病复发或交通事故等；所需急救的人数；患者的情况；已经给予患者何种急救手段，如正在进行 CPR 或正在使用自动体外除颤器（automated external defibrillator，AED）等，并确保急救医疗服务人员没有任何疑问。

二、早期复苏

即"第一目击人"在认为患者发生了心脏骤停后，应该立即对发生在身边的患者实施 CPR，尽量缩短患者接受 CPR 的时间，提高抢救成功的几率。SCD 常常由室颤引起，此时的救治手段包括胸外按压和电除颤。虽然电除颤非常重要，但是很多情况下，急救部门派出的人员不能够在短时间内（<4 分钟）到达，因此"第一目击人"的 CPR 显得尤为重要。胸外按压产生的血供较正常血供明显减少，但是这些血供对于心、脑等重要脏器是非常重要的。因此，发现 SCD 患者后应立刻进行 CPR 直至自动或手动的电击除颤仪器到位。

很多发表的文献证实了由旁观者（指 SCD 发生时患者身边的目击者，而非呼叫急救机构后到场的专业人员）实施的 CPR 能够提高 SCD 患者的生存率。而且在这些文献中，绝大多数情况下，旁观者受到过医疗专业知识的培训。还有些证据显示，如果 SCD 患者能够得到高质量的 CPR，则能够明显改善患者的预后。而且，对那些没有及时得到救治（发病 4～5 分钟内没有得到治疗）的 SCD 患者如果在除颤开始前给予一个周期的 CPR，向心脏和大脑提供一定血液后再开始除颤比单独除颤更能够提高救治成功率。现场 CPR 不需设备，经过简单的培训就能够掌握简单、高效的治疗手段，而且各个年龄段的人群均可以进行。有研究表明，在一些开展 CPR 培训并安置 AED 的地区，室颤的救治率甚至可高达 50% 左右。CPR 在除颤后也是非常重要的，绝大多数患者除颤后出现数分钟的心脏停搏或电机械分离，此时进行 CPR 可以改善这一过程中患者重要脏器的血供。因此，在 2005 年 AHA《心肺复苏与心血管急救指南》（以下简称《CPR 指南》）中要求，患者除颤后，不应立即进行心律的评估，而应该先进行 5 个周期的 CPR，然后再进行心律评估，决定是否再次除颤。

目前存在的问题是旁观者开展的 CPR 比例太低了。国外的调查显示，约有 15%～30% 的 SCD 患者在急救部门专业人员到达前接受了 CPR。我国的院前 CPR 比例更低。厦门市 1998 年 1 月至 2000 年 12 月 3 年中共有 286 例院外猝死患者，在专业急救人员到达之前竟无一例患者得到过任何措施的急救。中国沈阳急救中心铁西分中心报道的现场 CPR 率仅为 5.5%。从 SCD 事件出现到急救部门人员到达现场至少要 7～8 分钟甚至更长，已有的证据表明患者接受 CPR 的时间 <4 分钟内生存率为 43%～53%，8 分钟开始接受 CPR 者存活率仅为 10%，心脏骤停后超过 10 分钟接受 CPR 的患者无一生还，每延迟 1 分钟生存率下降 7%～10%。

现场 CPR 率低，最主要的原因是公众了解和掌握的相关知识少，遇到此类问题不知如何处理。因此，我们应积极开展 CPR 的培训，首先定期对社区医生进行培训并考核，必须使每一名社区医生都能够很好地掌握 CPR 技术，能够做到高质量完成 CPR，然后由这些医生定期在社区中进行 CPR 知识的传授，并指导公众操作，这样逐渐扩大掌握 CPR 技术的人群，才能使发生心脏骤停患者在短时间内接受 CPR。其次在学校中也同样应开展 CPR 的培训，并将此项考核列入高中毕业考核之一。因为有些学生会在运动中发生 SCD，此时如能够及时得到 CPR，就能够尽最大可能挽救年轻的生命。而且，当这些学生毕业后，也能够成为实施 CPR 的潜在志愿者。再者，应制定相应的免责法律、法规，使大家能够在发现 SCD 患者时放心、及时地实施 CPR，为成功救治争取宝贵的时间。由于很多的 SCD 患者在家中发病，身边的家人可能不了解 CPR，而且身边不会有 AED，因此可以开展电话 CPR，在电话中指导家属尽快行胸外按压，争取救治机会。

另外旁观者不愿行 CPR 也是一个重要的原因。主要的原因是由于指南对 CPR 技术进行了严格的限定，有些目击者担心自己不能够正确实施 CPR 导致不良后果。因此，在 2005 年 AHA《CPR 指南》中尽量简化了 CPR 的技术，尤其是针对非专业人员的技术要求。目前无论 SCD 患者的年龄（排除新生儿）多大，胸外按压与通气的比例统一为 30：2。在发现了没有意识、没有反应考虑为 SCD 的患者后，应立即给予 2 次人工呼吸，然后进行周期性 CPR。在此之前不用再进行脉搏和循环迹象的检查。调查显示，一些目击者担心由此传染疾病，不愿行口对口人工呼吸。因此在 2005 年 AHA《CPR 指南》中剔除了向公众教授单纯人工呼吸的救治方法。而且最近发表的一些文献显示，对于 SCD 患者单纯的胸外按压与传统的 CPR 方法比较，取得了类似的救治率。

目前关于 CPR 步骤也在不断的探讨中，常规经典做法是口对口通气结合胸外按压。首先是开放气道。患者口腔中有异物或呕吐物是气道梗阻的常见原因，可使用手指尽快清除。患者无意识时，肌张力下降，舌根后坠也是常见的气道梗阻原因，目前普遍采用仰头-抬颏法，救护人员用一手的小鱼际部位置于患者的前额并稍加用力使头后仰，另一手的示指和中指将下颌骨上提，然后进行口对口人工呼吸。人工呼吸时要确保呼吸道通畅，捏住患者的鼻孔，防止漏气，急救者用口把患者的口完全罩住，缓慢吹气，持续 1 秒以上，确保胸廓起伏，同时应避免过度通气。在实施 2 次通气后应立即开始胸外按压。

胸外按压的部位为两乳头连线的胸部正中、胸骨中下段。对于过度肥胖或乳房较大的患者，乳头位置发生改变，应在剑突上两横指部位进行按压。按压时胸骨下陷的幅度为 $4\sim5\,cm$，每次按压后应使胸廓恢复到正常位置。按压频率为 100 次/分，按压/通气比例为 30：2，按压过程中应尽量减少中断。

胸外按压的机制目前尚无统一认识。主要有心泵机制、胸泵机制。心泵机制认为心脏在胸骨及脊柱之间被挤压，血液从心脏射入主动脉，而房室瓣阻止了血液的回流。放松按压时，胸廓因弹性而扩张，胸内出现负压，大静脉血液被吸入胸腔返回心脏，反复按压推动血液流动而建立人工循环。胸泵机制认为胸外按压提高了胸腔内压力，使血液射出胸腔，而静脉瓣及静脉压阻止了血液回流，停止按压后，胸腔内压力下降，形成胸外和胸内静脉压差，管腔开放驱动血流返回心脏，心室充盈，如此反复形成人工循环。从中可以看出在绝大多数复苏中胸内压的变化在血流的形成上起了非常重要的作用。在气道通畅的情况下，胸内压的变化可产生通气，因此一些研究者开始对口对口通气的重要性产生怀疑，认为仅靠胸外按压即可产生足够的通气。

近年来，取消"口对口通气"的呼声越来越高，来自比利时的数据显示路过者行全面的CPR或仅行胸外心脏按压14天生存率及神经系统的复苏结果没有差异。瑞典Karolinska学院南部总医院报道，在院外发生心脏骤停时，采用标准CPR（胸外按压和口对口人工呼吸）同单纯胸外按压相比，1个月生存率相同。研究者收集了瑞典自1990—2005年所有院外心脏骤停、采用闭式CPR抢救的患者资料。在11 275名患者中，接受标准CPR者占73%（$n=8209$）；接受单纯胸外按压者占10%（$n=1145$）。前者1个月生存率为7.2%，后者为6.7%，统计分析两者无显著差异。动物实验也显示，两个研究小组对室颤时间超过5分钟的猪模型进行10分钟胸外按压对比不行气道控制与通气的效果，所有动物均生存达24小时，且神经系统恢复正常。电话指导无经验路过者CPR技术方面的研究也支持以上动物实验结果，仅仅指导行胸外按压和指导联合按压与通气进行比较，两组的生存率相同。日本学者的研究结果显示，对于心脏骤停者而言，采用胸外按压比标准CPR更为有效。日本的研究人员对4068例发生心脏骤停并有旁观者的病例进行了分析，其中有

439例采用单纯胸外按压进行抢救,另有712例为常规的胸外按压和人工呼吸混合型抢救。研究人员表示,对心脏骤停者进行急救,不管采用哪种方式,均有助于将患者从死亡边缘上抢救过来。但是,他们的研究结果显示,那些采用胸外按压抢救而存活的患者,其神经系统不受损害的比例为22%,而接受混合型抢救的患者的神经系统不受损害的比例只有10%。这说明,不需人工呼吸的急救能够大大提高旁观者参与抢救的积极性,从而提高有效抢救的效果,同时也给心脏复苏和保持向大脑供应氧气提供了更多的机会。上述观察结果表明,当心脏骤停者可能是心脏原因引起而非呼吸原因引起时,单一胸外按压与按压和通气同时进行,效果相同。而且,尽管通常认为口对口人工呼吸不会发生人类免疫缺陷病毒感染,但单纯疱疹病毒及耐药结核菌的传染已有报道。来自科罗拉多州医科大学急诊医疗部的报道:早期心脏骤停时肺中含有足够的氧气,此时通气任务不十分迫切,允许执行没有通气的CPR,这也解决了目击者进行口对口人工呼吸的潜在障碍。仅执行胸外按压有助于目击者作出快速的急救反应。心脏骤停时肺部没有通气则血氧含量会逐渐下降,但是单纯不间断的心脏按压提供了更好的血流动力学,从而提供更多的氧气,抵消由于血氧含量下降造成的弊端。但同时也应看到,传统的CPR也同样得到了很多证据的支持,尤其是在窒息导致的心脏骤停事件中尤为重要。我们需要严谨、科学收集不同形式CPR所产生效果的信息,最终的定论还应建立在循证医学的基础之上。

院前急救中双人CPR是最理想的基础生命支持(basic life support, BLS)方法,而许多院前救护的情形,只能一人单独实施CPR,其他人还另有任务。圣路易斯华盛顿(St. Louis, Missouri Washington)医科大学的分组试验性研究提出:当一个专业人员施救时可在头部上方位置执行CPR,避免了传统的CPR不断地更换体位,可省时省力,是一种有效替代BLS的技术，两种姿势的 CPR 按压和通气质量没有统计学差异，它对单人在情急之下选择最佳的操作姿势提供了理论参考依据。

胸前区捶击也是终止恶性心律失常的一个方法。但终止的效率随着时间的延长明显降低。发现患者心脏骤停后立即实施胸前区捶击，可终止室颤或无脉性室速。捶击的部位与胸外按压的部位一致。捶击的方法为单手握拳，拳眼向上，在距离胸部 5~40 cm 的正上方，用小鱼际肌部位捶击。捶击的副作用主要是心律失常恶化，如使室速转变为室颤，导致完全性房室传导阻滞或心脏停搏。因此，胸前区捶击可作为无法及时实施电除颤时的一种可供选择的简便而快速的 CPR 抢救措施。

三、早期电除颤

1. 早期电除颤

心脏体外电除颤（external defibrillation）又称心脏电复律（cardioversion），是利用除颤仪在瞬间释放高压电流经胸壁到心脏，使得心脏的大部分或者全部心肌细胞在瞬间同时除极，终止心律失常，恢复窦性心律的方法。

院外 SCD 的主要原因为室颤，只有早期电除颤才能够及时纠正室性心律失常，早一分钟实施电除颤，抢救成功率可提高 7%~10%。若没有得到及时的电除颤，则患者抢救成功的可能性明显降低。目前认为早期电除颤是"急救生存链"中最重要的一环。2000 年 AHA 发布的《CPR 指南》强调了早期电除颤的重要性，并建议应用自动体外除颤器（AED）。2005 年 12 月，AHA 公布的最新的 CPR 指南中，强调了 CPR 与 AED 联合应用的重要性。二者联合应用可以使患者生存率升至 49%~75%。该指南中也提到，如果心脏骤停患者接受电除颤的时间大于 4~5 分钟，则应给予 1.5~3 分钟的 CPR，这样可明显提高患者恢复自主循环的几率以及最终生存率。

院外 40% SCD 由室颤所引发。室颤时心肌无序地快速除极与复极，心脏发生颤动，从而无法有效泵血。院外 SCD 的发现者主要是非医学专业人员，如果这些人能够在室颤发生时立即除颤则能够明显提高救治成功率。因此，早期除颤是复苏生存链中非常重要的一环。2005 年 AHA《CPR 指南》中特别强调了早期电除颤在复苏成功中的地位。指出心脏骤停后复苏存活的两个极为重要的预测因素为除颤时间和最初的心电图表现。早期电除颤可明显提高存活率主要有以下 4 个原因：院外心脏骤停患者心电图显示 90% 以上为室颤；电除颤是室颤目前已知最有效的治疗手段；除颤效果随着时间的延长快速下降，如能够在室颤发作 1 分钟内除颤则存活率可达 90%，4～6 分钟除颤存活率为 50%，每延迟 1 分钟，除颤成功率下降 7%～10%；室颤如不及时转复则可在数分钟内转为心室静止。由于除颤越早越好，因此，推荐院内患者最好在 3 分钟内除颤，院外患者在 5 分钟内除颤。有证据表明如果患者不能在 4～5 分钟内接受电除颤，应及时给予 CPR 1～3 分钟，可以提高患者救治率。如果超过 12 分钟实施电除颤，则救治成功率只有 2%～5%。

早期电除颤的原则要求第一个到达现场的急救人员应携带除颤器，并有义务实施 CPR。由于医院使用的除颤设备难以满足现场急救的要求，20 世纪 80 年代后出现了 AED，操作简便，初级救助者经过简单培训即能掌握。AED 的最大特点是提高了电击除颤的自动化程度，是专门为非医学专业人员和初级救生员设计的。只要发现患者意识丧失、无脉搏，就可将 AED 置于患者胸壁上并开启开关，即可以自动除颤。AED 的应用将复苏成功率提高了 2～3 倍。对可能发生室颤风险的危重患者实施 AED 监测，有助于及早除颤复律。AED 能够自动分析患者是室颤还是室速，需要电击时，会通过声音告知救助者，以便后者及时采取措施。

在一些可能发生 SCD 的场所建立非专业急救人员 AED 程序，对 SCD 患者的存活有重要的影响。AHA 1995 年制定了非专业急救人员的 AED 程序以提高院外 SCD 患者的生存率，这些程序也就是有名的公众便利除颤（public access defibrillation，PAD）和第一应答 AED 计划（first-responder AED programs）。该程序将 AED 程序整合进所有的医疗急救系统中，并用来处理心脏停搏的患者。推荐 AED 程序应建立在公共场所，如机场、娱乐场所和运动场等，并建立反应计划，配备经过培训的非专业人员或专业人员以及维护设备的人员，并确保事件发生后能够及时与当地医疗急救系统取得联系。随机试验表明，通过在可能发生 SCD 的公共场所放置 AED 和配备经过培训可进行 CPR 的非专业急救人员，能够明显提高院外 SCD 的救治成功率。因为这些措施能够缩短室颤发生到开始 CPR 及电除颤的时间。还有些研究显示，由第一到达现场的急救人员（包括消防员和警察）进行除颤，也可以改善院外 SCD 的存活率。

开展 PAD 计划，在公共场所放置 AED，同时培训非专业人员掌握 CPR 的要领和 AED 的使用方法，目的是最大限度地缩短院外 SCD 患者除颤的延迟时间，可以明显提高救治的成功率。这些计划需要对救助者进行组织和培训，使他们能够正确识别急症，进行 CPR 和使用 AED，并启动医疗急救系统。PAD 要求受过培训的急救人员在 5 分钟之内使用就近预先准备的 AED，对心脏停搏的患者实施电除颤。这些计划的实施使院外 SCD 患者能够在 3~5 分钟内得到旁观者的 CPR 和电除颤救治，生存率可提高至 49%~75%。为满足 PAD 计划的要求，AHA 在全美 3000 个社区训练中心开展了 AED 培训课程，培训传统现场救援者如警察、消防员、航空公司职员、保安和其他公众掌握基本的 CPR 技能和学会使用 AED，并规定至少每 2 年 1 次巩固培训。

由于上述的原因，国际复苏联合会和欧洲复苏学会也分别在 1997 年和 1998 年建议中提出早期除颤项目，支持在公共场所广泛配置 AED，并广泛开展 AED 的使用培训。

2006 年，由阜外心血管病医院牵头的国家"十五"科技攻关项目研究结果提示，我国每年 SCD 的总人数约为 54.14 万，其中 90% 发生在医院外，而我国院外 SCD 生存率不到 1%。依靠目前传统医疗急救系统，并不能很好完成院外急救任务，因此，提高院外 SCD 的生存率是当务之急。鉴于 AED 在欧美国家成功应用的经验，AED 在中国应有很大的应用空间。我国传统的心脏除颤技术是由专业人员掌握，心脏除颤器放置在医院内的急诊室、危重病房、手术室等专业科室，由医师们或有资格的护师们使用。然而心脏骤停多数发生在院外，职业运动员和年轻的运动爱好者在进行激烈运动时会在事先无任何预兆的情况下突然死亡。以北京为例，仅 2004 年 10 月至 2005 年 1 月的 3 个月内就有 4 名学生在运动中猝死。这些均提示改进院外 SCD 急救措施刻不容缓。2007 年 2 月北京首都国际机场候机厅等处安装了 AED，标志着 AED 计划在我国的正式启动。2008 年北京奥运会开幕，为配合奥运，北京大学人民医院、哈尔滨医科大学第二附属医院和上海交通大学胸科医院已先后在院内安装 AED，同时急诊救护车也配备了 AED，并对保安和相关医务人员进行了培训。中国生物医学工程学会心律学分会和中国医师协会心血管医师分会也在积极推动我国 AED 计划的实施。AED 计划是保证奥运会安全举办的必要措施之一，同时对提高我国今后院外心脏骤停患者生存率有重大意义。AED 在中国的应用还有很长的路要走，首先要抓好心血管专科医护人员、非心血管专科医护人员的培训，进一步开展社区基层医务人员培训。在此基础上，逐步开展猝死高发现场可能出现的目击者、其他非专业人员直至公众应用 AED 的普及。探索适合我国国情的 AED 应用推广计划，将是我国医学界今后重要的研究方向。作为医务工作者，让我们携起手来，共同努力，促进 AED 尽早在我国普及应用。

2. AED 的应用

在给患者放置 AED 之前，操作者应首先确定患者是否存在使用除颤器的禁忌证。在以下 4 种情况下，操作者必须在使用除颤器前进行相应的处理：第一，患者身体上有水或与水源接触。因为水是电的良好导体，使用除颤器时电能可以通过水由除颤器传导至急救人员，使他们受到电击或灼伤。患者胸壁皮肤上的水也可能造成电能经皮肤从一个电极直接传至另一个电极，减弱电击除颤的效果。因此在除颤之前，应使患者脱离水源，并擦拭胸壁皮肤。第二，年龄未满 8 岁或体重低于 25 kg 的患儿。由于此类患儿病因更为复杂，室颤发生几率相对较低，目前已知临床证据少，对于除颤的效果目前尚无法确定。因此对于该类患者群目前不推荐使用除颤治疗，应以 CPR、建立人工气道、吸氧等治疗措施为主。第三，如果患者胸壁上贴有药物贴，如硝酸甘油、抗高血压药、镇静药、激素类药物的皮肤贴膜或治疗肌肉骨骼不适的各种膏药贴，应首先去除这些贴膜，避免自动除颤器直接放置在贴膜上，因为这些贴膜会阻止除颤器电流向患者心脏传导，降低除颤电能，影响除颤效果，而且很容易造成皮肤灼伤。最后，如果患者体内植入了永久性起搏器或植入型体内自动除颤器，应将自动除颤器电极贴在距离植入装置超过 2.5 cm 的地方然后再按照步骤进行除颤。如果看到植入型体内自动除颤器在实施除颤，则应等待其完成除颤过程后再次评估是否进行体外除颤。

3. AED 的基本操作步骤

（1）接通电源：将除颤器的电源接通以后，即可以按其发出的语音提示指导下一步操作。

（2）黏贴电极板并将其与除颤器连接：电极板放置的正确位置，一个应黏贴于患者右侧锁骨下胸骨右缘；另一个位于患者左侧第 5 肋间乳头外、腋窝下，电极中心应位于腋中线。这种位置下电击才能保证电流覆盖足够的心肌细胞，除颤效果好。传统的将一个电极黏贴于心尖部的方法，由于电流覆盖心肌细胞较少，会影响除颤效果。

(3) 分析心律：当电极板与患者胸壁接触后，除颤器会自动读取心律信息，并分析是否应给予除颤，读取过程中应避免对患者进行操作，否则会造成心电信号伪差，影响分析过程的准确性。若分析结果证实患者应进行除颤，除颤器会通过语音系统告知实施者，此时实施除颤的人可以按照除颤步骤进行电击除颤。若分析心律结果显示不应实施除颤，除颤器也会通过语音系统告知实施者，不建议除颤，此时则不应继续进行除颤。

(4) 实施除颤：得到除颤的指令后，实施者应告知所有患者身边的人员离开，确认无人与患者接触后再按除颤键，进行电击除颤。

除颤是电击后 300～500 ms 发生的一次心脏电生理事件，电击后如果室颤终止超过 5s，则认为除颤成功，再出现的室颤称为复发，如果室颤没有终止或终止时间短于 5s，则认为是除颤失败。目前除颤能量的选择根据除颤波形有所不同。单相波 AED 除颤时一开始就应该使用 360J，如果第一次电击后室颤仍存在，则第二次以及以后的电击均给予 360J。目前单相波除颤仪应用较少，大多数除颤仪除颤波形为双相波。目前的研究表明，双相波除颤时应用较低的能量（＜200J）就能够有效终止室颤发作，如果使用双相指数截断（biphasic truncated exponential，BTE）波形第一次除颤的最佳能量为 150～200J，使用直线双相（rectilinear biphasic，RB）波形除颤则应选择 120J，而第二次电击应选择相同或更高的能量。非能量递增型和能量递增型双向波均能安全有效地终止室颤。施救者应参考该除颤器证实有效的除颤能量作出个体化选择。除颤器生产厂商也应在产品上注明其有效除颤能量。

目前新型双相波除颤器单次电击终止室颤的成功率高达 90% 以上。如果一次电击不成功，此时患者多为低波幅室颤，连续再次电击的成功率很低。因此，给予一次电击后应该重新进行胸外按压，而循环评估应在实施 5 个周期（约 2 分钟）CPR

后进行，必要时进行另一次电击。研究表明，利用除颤器在除颤后进行心脏节律分析，然后再恢复胸外按压需耗时≥37 s，长时间的按压中断极具危害性。另外，因为大部分除颤器可一次终止室颤，中断按压去检查可能并不存在的室颤，其合理性值得怀疑。研究表明，大多数患者在电击终止室颤后数分钟内，心脏并不能有效泵血，立即实施CPR十分必要。而且，并无证据表明除颤后胸外按压会导致室颤复发。

因此，施救者在实施电击后应立即开始胸部按压，尽量避免因节律分析和电击造成按压中断并随时准备重新CPR。当有两名施救者在现场时，应分工合作，熟练地运用CPR和AED，尽量减少因除颤造成的CPR中断。

4. CPR 与 AED

2005年AHA《CPR指南》中强调AED和CPR的联合应用。如果不进行CPR，那么，除颤时间延长1分钟后，由于室颤导致的突发心脏骤停存活率将下降7%～10%；如果进行CPR，那么，除颤时间延长1分钟后，由于室颤导致的心脏骤停存活率下降3%～4%。CPR能够明显升高延迟除颤患者的生存率2～3倍。因此，SCD的救援者应该联合应用AED和CPR，为患者创造最大的生存机会。因此发现心脏骤停患者后，应立即开始启动急救系统，准备CPR，开启AED。如果有两个救援者在场，应该在启动急救系统的同时开始实施CPR。

那么，CPR和除颤何为先呢？新的《CPR指南》根据最新的临床试验结果作出如下修订：第一，在有AED的情况下，任何人目击成人突然意识丧失，应立即除颤（I类推荐）。当有≥1人参与抢救时，1人实施CPR直至AED到位，电极连接完毕并分析心律，一旦按压者将手离开患者的胸部，AED操作者应在保证无人与患者接触的情况下立即电击。第二，任何医务人员目击儿童突然意识丧失，应立即电话求救（或指派他人求救），然后实施CPR，尽快应用AED。对于未目击的意识丧失的儿童，使用AED前，施救者应该给予5个周期（约2分钟）的CPR。第三，当急救人员到达未被目击的院外猝死现场，在检查心电图和除颤前应该给予5个周期（约2分钟）的CPR。第四，新的《CPR指南》建议一次电击后应该立即进行CPR，先行胸外按压（Ⅱa类推荐），而心跳检查应在实施5个周期CPR（约2分钟）后进行。

四、早期高级生命支持

高级生命支持（advanced cardiac life support，ACLS）是急救生存链的最后一个环节，是在基本生命支持（basic life support，BLS）的基础上，应用辅助设备、特殊技术（高级气道和循环支持、心电监护装置、除颤仪和药物等）建立更有效的通气和血液循环。快速、高质量的ACLS能够使接受过高质量BLS的SCD患者生存率及预后明显改善。目前认为ACLS也是越早越好，通过采取各种措施改善机体重要脏器的供血、供氧，提供更稳定的内环境，改善患者预后。

院外SCD的主要原因是室颤。而在室颤发生后的最初阶段，胸外按压比人工呼吸要重要得多。因为心脏骤停早期，血液中氧含量还没有明显降低，此时由于循环的停止，氧气不能输送到组织。因此这时进行胸外按压是最重要的治疗手段，即使要进行人工气道的建立也不应使胸外按压中断。施救者应充分考虑建立人工气道和中断按压之间的利弊得失。有时，为保证按压的连续性，建立人工气道需延迟到复苏开始后数分钟再进行。而且现有的资料表明，ACLS对于生存率的任何改善均小于在社区内成功推广非专业急救者CPR和自动体外除颤项目所取得的成果。2005年AHA《CPR指南》中充分认识到并强调有效的ACLS源于高质量的BLS，特别是高质量的CPR。对于ACLS部分修订的主要目的是最大程度减少因为心律脉搏检查、ACLS手段引起的胸外按压的中断。各种ACLS干预措施对改善室颤导致的猝死预后的意义较即刻、高质量的 CPR 和早期电除颤要逊色得多。因此，在进行 ACLS 过程中要尽量保持高质量不间断的 CPR。

院外 SCD 患者中还有一部分原因为心脏停搏或无脉性心电活动（pulseless electrical activity，PEA）。PEA 包括：电机械分离、室性自主心律、室性逸搏、除颤后出现的室性自主心律。心脏超声和有创压力监测显示，当 PEA 发生时患者心脏可产生微弱的收缩，但由于收缩太弱，所以通过触诊或无创的压力监测无法发现。对于这些患者也应该优先进行不间断高质量的有效的胸外按压。电击除颤并不能给这些患者带来好处。此时救援者应在尽可能少中断胸外按压的基础上尽快建立高级人工气道。如人工气道已建立，救援人员应连续给予胸外按压（100 次/分钟）。另一施救者给予频率 8～10 次/分钟的通气，通气的同时不能中断胸外按压。为防止过度疲劳影响按压质量，施救的两个人应该每 2 分钟交换一次。

关于人工气道的选择，球囊-面罩是传统的选择，而且现有的资料显示效果不错。最重要的一点是，采用球囊-面罩进行通气不需中断胸外按压，而这一点在院外 SCD 的救治过程中至关重要。当然长时间球囊-面罩通气会引起胃扩张，导致膈肌抬高，限制肺部的顺应性，影响患者的通气效果。因此在院外 SCD 患者救治早期应该应用球囊-面罩通气，待胸外按压进行几分钟后再行气管插管或应用喉罩（laryngeal mask airway，LMA）、食管气管联合导管（esophageal-tracheal combitube，ETC）。目前认为经过培训后操作 LMA、ETC 的人员可以安全实施。而气管插管仅限于经过充分培训者使用，否则会引起口咽部的严重损伤，而且会导致胸外按压的长时间中断，得不偿失。当高级人工气道建立后应综合运用临床评估和监测呼气 CO_2 的仪器或食管内监测装置判断气管导管位置，确保位置正确。而且在转运途中、到达医院后以及每次转运搬动病人后都应确认气道装置位置正确与否。

心脏骤停发生后，应首先给予 CPR 和早期电击除颤。其次，就应该尽早给予药物治疗。复苏药物给药途径主要通过静脉（intravenous，IV）或骨髓内途径（intraosseous，IO）。其中静脉途径包括中心静脉和外周静脉。中心静脉通路可以使药物更快地进入循环系统发挥药理作用，因此复苏成功率高，但是建立中心静脉过程中需要中断胸外按压，气胸、出血风险较大，应权衡利弊后再进行穿刺。通常情况下，建立外周静脉通路是首选。因为，外周静脉穿刺易操作，并发症少且不需中断 CPR，是方便快捷的给药途径。经外周静脉通路给入的药物通过 CPR 的作用也能够到达中心循环发挥作用，但时间稍长，因此应尽可能选用近心脏的较粗大的外周静脉给药。经外周静脉给药后，还需要静脉弹丸式推入 20 ml 液体，这样可以使药物尽快进入中心循环。如果不能够建立静脉通路，也可以经骨髓内通路给药，药物剂量与静脉用药时相同。当 IV 或 IO 通路无法建立时，可选择气管内给药。大多数药物气管内给药的理想剂量是静脉途径的 2~2.5 倍，可溶于 5~10 ml 水或生理盐水中注入气管。

在建立 IV 或 IO 途径过程中同样应连续进行胸外按压。在心脏节律检查确定为心脏停搏或 PEA 后，应尽快给药，首先给予肾上腺素，每 3~5 分钟可重复 1 次，血管加压素可替代首次或第二次肾上腺素应用 1 次。如果患者是心脏停搏或者是缓慢的 PEA 还应使用阿托品。给药后应实施 5 个周期的 CPR（约 2 分钟），再检查心律情况。如果患者心律为室速、室颤等需要除颤时，应立即除颤；如果患者仍无心律或仍为 PEA，则应立即再次开始 CPR；如果患者恢复规整节律，此时应检查脉搏，如果能够触及脉搏则根据心律情况采取进一步处理，如果未触及脉搏，则应继续行 CPR。给药时不应中断 CPR，抢救人员应该在下一次检查脉搏前准备下一剂药物，以便在脉搏检查后尽快使用。这些需要有效的组织和配合。

目前还没有对照研究证明应用血管升压类药物治疗院外SCD可以提高患者的生存率，但是有数据表明经过治疗后可以提高恢复自主循环的比例。肾上腺素是心脏骤停中常用的经典药物，目前建议每 3～5 分钟给药 1 次，每次 1 mg。大剂量的肾上腺素只在 β 受体阻滞剂或钙通道阻滞剂过量时应用。如果在 SCD 患者救治过程中不能建立 IV 或 IO 通路时，应气管内给予 2～2.5 mg 肾上腺素。

血管加压素是近年来研究较多的药物，虽然有研究表明血管加压素较肾上腺素具备诸多优点，但近些年的临床研究均未证实其能够改善猝死病人的生存出院率。因此，现有证据还不能支持或反对血管加压素的使用。2005 年 AHA《CPR 指南》中认为，在无脉性心脏骤停治疗时，可用 1 次 40 单位血管加压素替代第一剂或第二剂肾上腺素。

阿托品对于心脏停搏和缓慢的 PEA 是有积极作用的。此时建议应用 1 mg，以后 3～5 分钟重复 1 次。如果心脏停搏持续存在，总量可以到 3 mg。

经除颤治疗后仍然存在室速、室颤的患者，应用胺碘酮是目前最好的选择，有证据表明与安慰剂和利多卡因比较，胺碘酮能够提高 SCD 患者住院生存率，一般初始剂量可给予 300 mg，此后还可以追加 150 mg。利多卡因也是治疗室速、室颤等常用药物，目前建议作为胺碘酮的替补药物，初始剂量为 1～1.5 mg/kg。如果室速、室颤未能纠正，可在 5～10 分钟后追加 0.5～0.75 mg/kg 利多卡因，最大剂量不超过 3 mg/kg。

综上所述我们可以看出，ACLS 治疗对于 SCD 患者生存率的改善明显小于在社区内成功推广非专业急救者 CPR 和自动体外除颤项目所取得的成果。无论是人工气道的建立，还是各种药物的应用均未能明显改善 SCD 患者救治成功率。因而，应该将普及对非专业急救者的教育作为我们最大的任务。积极开展社区 CPR 培训，减少基本和高级生命支持急救者实施时的障碍，只有这样才可能改善我国院外 SCD 的救治成功率。

（米　杰　孙中华）

参考文献

1. Abella BS, Aufderheide TP, Eigel B, et al. American Heart Association. Reducing barriers for implementation of bystander-initiated cardiopulmonary resuscitation: a scientific statement from the American Heart Association for healthcare providers, policymakers, and community leaders regarding the effectiveness of cardiopulmonary resuscitation. Circulation, 2008, 117: 704-709.
2. Rea TD, Eisenberg MS, Sinibaldi G, et al. Incidence of EMS-treated out-of-hospital cardiac arrest in the United States. Resuscitation, 2004, 63: 17-24.
3. International Liaison Committee on Resuscitation. 2005 International Consensus on Cardiopulmonary Resuscitation and Emergency Cardiovascular Care Science with Treatment Recommendations. Part 3: defibrillation. Resuscitation, 2005, 67: 203-211.
4. Dunne RB, Compton S, Zalenski RJ, et al. Outcomes from out-of-hospital cardiac arrest in Detroit. Resuscitation, 2007, 72: 59-65.
5. ECC Committee, Subcommittees, and Task Forces of the American Heart Association. 2005 American Heart Association guidelines for cardiopulmonary resuscitation and emergency cardiovascular care. Circulation, 2005, 112: IV-1-IV-203.
6. Wik L, Hansen TB, Fylling F, et al. Delaying defibrillation to give basic cardiopulmonary resuscitation to patients with out-of-hospital ventricular fibrillation: a randomized trial. JAMA, 2003, 289: 1389-1395.
7. De Maio VJ, Stiell IG, and Ontario Prehospital Advanced Life Support (OPALS) Study Group. CPR-only survivors of out-of-hospital cardiac arrest: implications for out-of-hospital care and cardiac arrest research

methodology. Ann Emerg Med, 2001, 37: 602-608.
8. Kramer-Johansen J, Myklebust H, Wik L, et al. Quality of out-of-hospital cardiopulmonary resuscitation with real time automated feedback: a prospective interventional study. Resuscitation, 2006, 71: 283-292.
9. Berg RA, Kern KB, Hilwig RW, et al. Assisted ventilation does not improve outcome in a porcine model of single-rescuer bystander cardiopulmonary resuscitation. Circulation, 1997, 95: 1635-1641.
10. Dorph E, Wik L, Strømme TA, et al. Oxygen delivery and return of spontaneous circulation with ventilation: compression ratio 2:30 versus chest compressions only CPR in pigs. Resuscitation, 2004, 60: 309-318.
11. SOS-KANTO study group. Cardiopulmonary resuscitation by bystanders with chest compression only (SOS-KANTO): an observational study. Lancet, 2007, 369: 920-926.
12. Iwami T, Kawamura T, Hiraide A, et al. Effectiveness of bystander-initiated cardiac-only resuscitation for patients with out-of-hospital cardiac arrest. Circulation, 2007, 116: 2900-2907.
13. Kämäräinen A, Virkkunen I, Silfvast T, et al. Statins for post resuscitation syndrome. Med Hypotheses, 2009, 73: 97-99.
14. 郭荣峰，郭永钦，徐绍春，等. 上海市院前急救心肺复苏现状和展望. 中华急诊医学杂志, 2004, 13 (8): 518-520.
15. 周玉杰，李小鹰，马长生，等. 现代CPR. 北京：人民卫生出版社, 2006: 228-234.
16. 王道庄. CPR的发展争论与展望. 北京：人民卫生出版社, 2007: 67-76.
17. 胡大一，丁荣晶. 推动AED应用 提高SCA患者生存率. 医学研究杂志, 2008, 37 (11): 4-5.
18. 胡大一. 推动AED任重而道远. 临床心电学杂志, 2008, 17 (4): 244-245.

第六章 基础生命支持的应用实践

提要

- 基础生命支持包括识别突发的心脏骤停、心肺复苏和使用自动体外除颤器等一系列的环节,是心脏性猝死救治最重要、最基本和最核心的内容。
- 为使操作更加容易,对非医务人员的培训中去掉了检查呼吸与脉搏,开放气道也仅采用仰头抬颏手法。
- 有效的胸外按压可以引起血液流动,成人的按压频率为100次/分,按压的幅度为4~5cm,每次压下后胸廓应完全弹回,并保证压下与松开的时间基本相等。为减少按压中断,推荐30∶2的按压/通气比和一次除颤方案。
- 人工呼吸时每次吹气应持续1s以上;应能够观察到胸廓起伏;迅速而强力的人工呼吸是有害的。
- 对于被目击的室颤患者,立即除颤是最佳的处理;对于医务人员没有目击到的院外心脏骤停患者,在除颤前先进行5个循环的CPR可提高除颤的成功率。

心肺复苏是针对心脏、呼吸骤停患者所采取的抢救措施。即通过胸外按压形成暂时的人工循环,快速电复律转复室颤,促使心脏恢复自主搏动;采用人工呼吸纠正缺氧,并努力恢复自主呼吸。基础生命支持包括识别突发心脏骤停、心脏事件、卒中和气道异物梗阻的表现;心肺复苏;利用体外自动除颤仪除颤。基础生命支持是心脏性猝死救治最重要、最基本、最核心的内容。

心脏骤停大多发生在院外,尽管在世界范围内死于心脏骤停的确切人数没有精确统计,不过仅美国或欧洲每年心脏骤停的发病者就达数十万之众,但入院时存活率只有5%。缺乏公众参与是存活率低的主要原因。目前我国院外心脏骤停患者的生存率低于1‰,远低于欧美等发达国家,这与我国目前的急救医疗服务体系过于依赖中心医院,而忽视了旁观者(或家庭成员)早期基础生命支持有关。有调查显示,院外心脏骤停的患者,如果由旁观者及时地给予心肺复苏,可显著提高患者的生存率。抢救心脏骤停患者的关键在于最初的几分钟。如果能在数分钟内施救,复苏成功率将大大提高。普及心肺复苏技术,以及在人口密度高的公共场合设置自动体外除颤器是抢救院外心脏骤停患者的关键。

一、生存链的概念

美国心脏病协会于1992年正式提出"生存链"概念。所谓"生存链"(chain of survival),是指对突然发生的心脏骤停患者,所采取的一系列规律有序的步骤和规范有效的救护措施,将这些抢救序列以环链的形式连接起来,就构成了一个挽救生命的"生存链"。此概念主要用来描述室颤所致心脏骤停患者早期复苏的重要性,以及强调心脏骤停后复苏几个关键环节的重要性及其相互关联。生存链中任何一个环节的薄弱或缺乏,都会使患者的生存机会变得渺茫。

生存链的具体内容如下:早期识别和启动急救医疗系统;早期由旁观者进行CPR;早期进行电除颤;早期由医务工作者进行复苏后的高级生命支持。

生存链主要强调上述各个环节的早期进行及其有序衔接,旁观者可以进行生存链中的前3个环节的操作。调查表明:即使在发达国家,急救医疗系统收到报告至到达现场的时间也需要7~8分钟或更久,而心脏骤停患者生存的关键取决于事件发生后的3~5分钟。这就意味着患者发生心脏骤停事件后初期的生存机会取决于旁观者的行动。缩短急救医疗系统反应时间可以提高心脏骤停患者的生存率,但是急救医疗系统反应间隔(从接到报告至到达的时间)一般超过5～6分钟。急救医疗系统应该对心脏骤停患者的救治程序进行评价,并努力改进措施,缩短反应时间,加强资源的利用。每个急救医疗系统都应该评价室颤所致心脏骤停患者的出院生存率,并利用这些评价改善急救程序。

心脏骤停患者需要立即进行CPR,CPR能够供给心脏和大脑少量但极其重要的血液,这些血液可维持脑和心肌细胞的活力。CPR可增加电击终止室颤的可能性。如果在疾病发作后4～5分钟或更久仍未进行除颤,那么CPR则尤为重要。数项研究表明在心脏骤停发生后立即由旁观者实施CPR是有利的。相关指南提倡电除颤与CPR联合应用,并称之为"关键性联合"。电除颤每延迟1分钟,室颤的心脏骤停患者的生存率下降7%～10%;但如果由旁观者实施CPR,电除颤每延迟1分钟患者生存率仅下降3%～4%。许多在除颤前被目击者实施救助的患者,心肺复苏的成功率可增加2～3倍。

在除颤成功初期的几分钟,可能会有停搏或心动过缓,心脏不能进行有效的搏动,仍然需要数分钟的胸外按压以维持循环。一项关于室颤所致心脏骤停的研究表明,只有25%～40%患者在除颤后60 s内产生有效的血流灌注节律。因此,在除颤后可能需要做几分钟CPR直到恢复有效的血流灌注,因此目前指南推荐"1次除颤+5组CPR"的除颤方案,1组CPR包括30次胸外按压(频率100次/分)和2次人工呼吸。根据"1次放电+5组CPR"方案,施救者在实施电除颤之后,不要立即检查心律和脉搏,检查应在继续进行5组CPR之后进行。

二、基础生命支持的适应证

(一)呼吸骤停

很多原因可造成呼吸骤停,包括溺水、卒中、气道异物阻塞、吸入烟雾、会厌炎、药物过量、电击伤、窒息、创伤以及各种原因引起的昏迷。原发性呼吸停止后1分钟，心脏也将停止跳动，此时进行胸外按压的数分钟内仍可得到已氧合的血液供应。当呼吸骤停或自主呼吸不足时，保证气道通畅，进行紧急人工通气非常重要，可防止心脏停搏。心脏骤停早期，可出现无效的"叹息样"呼吸动作，不应将其与有效的呼吸动作相混淆。

（二）心脏骤停

除了上述能引起呼吸骤停并进而引起心脏骤停的原因外，还包括急性心肌梗死、严重的心律失常（如室颤）、重型颅脑损伤、心脏或大血管破裂引起的大失血、药物或毒物中毒、严重的电解质紊乱（如高血钾或低血钾）等。心脏骤停时血液循环停止，各重要脏器失去氧供，如不能在数分钟内恢复血供，大脑等重要生命器官将发生不可逆的损害。

三、心肺复苏的操作流程

基础生命支持的步骤包括一系列的序贯的评估与行动（见图6-1），基础生命支持的初始判断阶段极其关键，患者只有经准确的判断后，才能接受更进一步的CPR（纠正体位、开放气道、人工通气、胸外按压、电除颤）。判断时间要求非常短暂。

（一）判断患者反应

当目击者为非医务人员，患者没有呼吸、不咳嗽、对刺激无任何反应（如眨眼或肢体移动等），即可判定呼吸心跳停止，并立即开始进行CPR。

（二）启动急救医疗系统

如果有多人在场，启动急救医疗系统与CPR应同时进行。猝死原因不同，急救医疗系统启动程序也应有所不同。医务人员独立施救时，应根据复苏患者最可能的猝死原因实施合理的复苏程序，不同年龄阶段猝死的主要病因不同。

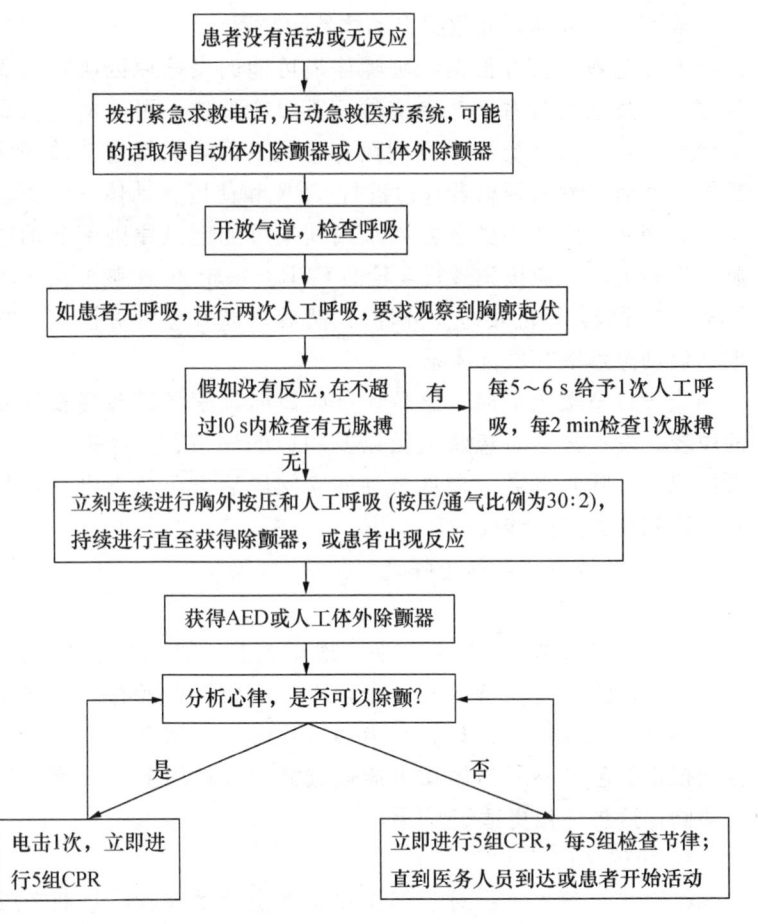

图 6-1 基础生命支持流程

当单个非专业急救人员发现患者没有活动或对刺激没有反应，应该拨打急救电话启动急诊医疗服务体系，可能的话，取得自动体外除颤器，然后立刻回到患者身边进行 CPR（胸外按压和人工呼吸），需要时进行除颤。当有两个或以上的急救人员在场，一个急救人员应该立刻进行 CPR 而另外一个急救人员启动急诊医疗服务体系并取得自动体外除颤器。

专业急救人员可根据心脏骤停最可能的发病原因决定急救程序。当急救人员看到患者突然倒下没有反应，可能的病因是心源性时，急救人员应该立刻拨打急救电话，取得自动体外除颤器，然后立刻回到患者身边进行 CPR 和使用自动体外除颤器除颤。当单个急救人员急救溺水或其他可能窒息原因引起的心脏骤停患者时，应该先进行 5 轮的 CPR（每轮 30 次胸外按压＋2 次人工呼吸，5 轮大约 2 分钟），然后再离开患者去拨打急救电话启动急诊医疗服务体系。

当拨打急救电话时，急救人员应该向调度员说明突发现场的位置、发作经过、患者人数以及相应的病情、已经采用的急救措施等。呼叫者需等调度员询问完问题后方可放下电话，并立刻回到患者身边继续进行 CPR。

（三）开放气道与检查呼吸

1. 患者体位

必须使患者仰卧在坚硬的平（地）面上，如要将患者翻转，颈部应与躯干始终保持在同一个轴面上，如果患者有头颈部创伤或怀疑有颈部损伤，只有在绝对必要时才能移动患者，对有脊髓损伤的患者不适当搬动可能造成截瘫。将双上肢放置于身体两侧，这种体位更适于 CPR。

2. 开放气道

（1）非医务人员：对于创伤和非创伤的受害者，救助者应该用仰头抬颏手法开放气道。托颌法因其难以掌握和实施，常常不能有效地开放气道，并且还可能导致脊柱损伤，因而不再建议非医务人员采用。

（2）医务人员：医务人员对证明没有头部或颈部外伤者可以采用仰头抬颏手法开放气道，尽管仰头抬颏手法的应用证据只是来自意识丧失和瘫痪的成年志愿者，并没有在心脏骤停患者中进行研究，但临床和放射学证据以及一个病例研究表明其是有益的。

近2%的钝性外伤患者有脊柱损伤,脊柱损伤的风险在颅面部外伤、Glasgow昏迷评分小于8或两者兼有的患者中增加3倍。如果医务人员怀疑有颈椎损伤,开放气道应该使用没有头后仰动作的托颌手法。但是如果托颌手法无法开放气道,则应采用仰头抬颏手法,因为在CPR中维持有效的通气是最重要的。

对怀疑有脊柱损伤的患者,使用手法限制脊柱活动比用夹板固定好。手法限制脊柱活动比较安全,而用夹板固定可能会妨碍气道通畅。颈托可能会使CPR中气道管理更加麻烦,可能会使颅内压升高而导致颅脑损伤。脊椎夹板固定装置在转运过程中是必要的。

3. 检查呼吸

开放气道后发现无呼吸或呼吸异常,应立即实施人工通气,如果不能确定通气是否异常,也应立即进行人工通气。判断及评价时间不得超过10 s。

非医务人员不需要确定是否有正常的呼吸,可直接进行人工通气。如果非医务人员不愿意或不会进行人工呼吸,就直接开始胸外按压。

(四) 人工呼吸

进行两次人工呼吸,每次超过1 s,如果潮气量足够的话,能够看见胸廓起伏,包括口对口呼吸、球囊-面罩人工呼吸和有人工气道的呼吸机。

2005年《国际心肺复苏指南》对心脏骤停时的人工呼吸建议如下:每次人工呼吸时间超过1 s;每次人工呼吸潮气量足够(口对口呼吸、球囊-面罩人工呼吸,有或没有氧气),能够观察到胸廓起伏;避免迅速而强力的人工呼吸;如果已经有人工气道(如气管插管,食管气管联合导气管或喉罩),并且有两人进行CPR,则每分钟通气8～10次,不用考虑呼吸与胸外按压同步。

（五）检查脉搏

非医务人员检查无脉搏成功率只有10%（敏感性差），而有脉搏者中有40%被认为无脉搏（特异性差）。因此检查脉搏作为心脏骤停的诊断指标在准确性、敏感性、特异性上有严重的局限性。在2005年《国际心肺复苏与心血管急救指南》中，非医务人员的培训中去掉了脉搏检查，而医务人员的培训中也不再强调。为了使培训更加容易，非医务人员对昏迷而没有呼吸的患者即要假设其心脏骤停。即使对于医务人员，检查脉搏的时间也不应超过10 s。如果在10 s内没有脉搏或不能确定，那么立即开始胸外按压。

对尚有自身循环（如可触及脉搏）的成人患者进行人工呼吸，频率在10~12次/分，或每5~6 s一次。无论有无人工气道，每次呼吸都应超过1 s，并且可见胸廓起伏。在进行人工呼吸过程中，每2分钟重复检查脉搏，但是检查时间不要超过10 s。

（六）胸外按压

胸外按压是在胸骨下1/2实施连续规则的按压。按压可以使胸内压升高和直接按压心脏而引起血液流动。尽管正确地实施胸外按压能使收缩压峰值达到60~80 mmHg，但颈动脉的平均动脉压很少超过40 mmHg。

尽管胸外按压所产生的血流很少，但是对于脑和心肌来说却至关重要。在室颤所致心脏骤停的患者中，胸外按压可以增加电击除颤成功的可能性。如果心脏骤停后至第一次电复律的时间超过4分钟，那么胸外按压尤其重要。

多数关于胸外按压的生理学、不同按压频率的影响、按压/通气比值和按压周期（压下时间占胸廓弹回时间的百分比）等资料都来自动物实验。不管怎样，目前相关指南就胸外按压达成几项共识：CPR中"有效"的胸外按压对推动血流形成是必需的；为了使按压"有效"，按压时应"有力而快速"，对成人的复苏按压频率为100次/分，按压的幅度为4~5 cm，每次压下后胸廓需完全弹回，保证松开的时间与压下时间基本相等；按压中尽量减少中断；按压与人工呼吸最好的协调方法和最佳的按压-通气比对生存率和神经系统转归的影响仍需进一步研究。

（七）电击除颤

所有初级心肺复苏人员应得到除颤的培训，因为室颤是被目击的非创伤心脏骤停中最常见的心律失常。当这些患者在3~5分钟内得到旁观者的CPR和除颤，其生存率是最高的。对被目击的室颤患者，立即除颤是最佳的处理。

除颤之前CPR的作用是改善因除颤延迟而造成的生存率的下降。一项前后对照研究和一项随机对照研究证明对于院外发生室颤/室速的患者，在急救医疗系统到达实施除颤之前有4~5分钟，在除颤前接受短暂的CPR（1.5~3分钟）有助于促进自主循环恢复和提高生存率。但是另一项随机对照研究却证明对于院外发生室颤/室速的患者，在除颤前的CPR无助于促进自主循环恢复和提高生存率。总之，旁观者可以在急救医疗系统到达之前，在未检查心脏节律及未除颤的情况下，对没有医务人员目击的院外成人心脏骤停患者进行一段时间的CPR（5个循环或者大约2分钟）。

四、心肺复苏的操作技术

（一）开放气道

舌根后坠是造成呼吸道阻塞最常见原因，因为舌附着在下颌上，意识丧失的患者肌肉松弛使下颌及舌后坠，有自主呼吸的患者，吸气时气道内呈负压，也可将舌、会厌或两者同时吸附到咽后壁，产生气道阻塞。此时将下颌上抬，舌离开咽喉部，气道即可打开。如无颈部创伤，可采用仰头抬颏法开放气道，并清除患者口中的异物和呕吐物，用指套或指缠纱布清除口腔中的液体分泌物。清除固体异物时，一手按压开下颌，另手食指将固体异物消除出口腔。

对于怀疑颈椎外伤的无反应的创伤患者，尝试托颌法开放气道，如果未能成功开放气道，应使用仰头抬颏法。

仰头抬颏法：为完成仰头动作，应把一只手放在患者前额，用手掌把额头用力向后推，使头部向后仰，另一只手的手指放在下颏处，向上抬颏，使牙关紧闭，下颏向上抬动，勿用力压迫下颌部软组织，否则有可能造成气道梗阻，避免用拇指抬下颌。

托颌法：把手放置在患者头部两侧，肘部支撑在患者所躺的平面上，握紧下颌角，用力向上托下颌，如患者紧闭双唇，可用拇指把口唇分开。如果需要进行口对口人工呼吸，则将下颌持续上托，用面颊贴紧患者的鼻孔。

（二）人工呼吸

1. 检查呼吸

检查呼吸的方法：开放气道后，先将耳朵贴近患者的口鼻附近，感觉有无气息，再观察胸部有无起伏动作，最后仔细听有无气流呼出的声音，将少许棉花放在口鼻处，可清楚地观察到有无气流。若无上述体征可确定无呼吸，判断及评价时间不得超过 10 s。

非医务人员不需要判断是否有呼吸，而医务人员如果不能在 10 s 内确认呼吸是否正常，也要先进行两次人工呼吸。不再过分强调检查呼吸的原因是：即使专业人员可能也无法对没有反应的受害者是否有适量或正常的呼吸作出确切的判断，因为气道没有开放或在 SCA 发生最初的几分钟，患者可有偶尔的喘息，可能会被误认为是呼吸，偶然的喘息并不是有效的呼吸。对有偶尔喘息的患者要像对呼吸停止的患者一样进行救治，进行人工呼吸。

2. 口对口呼吸

口对口呼吸是一种快捷有效的通气方法，呼出气体中的氧气（含 16%～17%）足以满足患者需求。人工呼吸时，要确保气道通畅，捏住患者的鼻孔，防止漏气，急救者用口唇把患者的口全部罩住，呈密封状，缓慢吹气，每次吹气应持续 1 s 以上，确保吹气时胸廓隆起。

3. 口对鼻呼吸

口对口呼吸难以实施时推荐采用口对鼻呼吸，尤其是患者牙关紧闭不能开口、口唇创伤时。救治溺水者最好应用口对鼻呼吸方法，因为救治者双手要托住溺水者的头和肩膀，只要患者头一露出水面即可行口对鼻呼吸。

4. 口对面罩呼吸

用透明有单向阀门的面罩，急救者可将呼出的气吹入患者肺内，可避免与患者口唇直接接触，有的面罩有氧气接口，以便口对面罩呼吸的同时供给氧气。用面罩通气时双手把面罩紧贴患者面部，加强其闭合性则通气效果更好。

5. 球囊-面罩装置

使用球囊-面罩可提供正压通气，一般球囊充气容量约为 1000 ml，足以使肺充分膨胀。但急救中挤压气囊难保不漏气，因此，单人复苏时易出现通气不足，双人复苏时效果较好。双人操作时，一人压紧面罩，一人挤压皮囊。

在 CPR 中人工呼吸的目的是维持有效的氧合，但是无法确切知道怎样才是恰当的潮气量、呼吸频率和吸入氧浓度。一般按照下面的推荐完成：第一，心脏骤停患者的最初几分钟内，人工呼吸可能没有胸外按压重要，因为在心脏骤停初始的几分钟血氧仍在较高的水平。心脏骤停的早期，心肌和脑供氧主要因为血流受限（心搏出量下降），而不是血液中的氧含量下降。CPR 的胸外按压可以提供血流，救助者必须保证按压有效并尽可能减少中断。第二，当血液中的氧气耗竭以后，人工呼吸与胸外按压对心脏骤停患者都十分重要。人工呼吸与胸外按压对呼吸骤停引起心脏骤停患者同等重要，例如儿童窒息、淹溺等。第三，在 CPR 中肺血流有很大幅度的减少，所以较正常低的潮气量和呼吸频率也能维持恰当的通气血流比值。过度通气是不必要的，而且是有害的，因为其能够增加胸内压力，减少静脉回流，减少心搏出量，降低生存率。最后，应避免潮气量过大过强，不必要的过度通气可能会引起胃膨胀和其他并发症。

在人工呼吸时，一旦人工气道建立，胸外按压不应停止，对麻醉后的成人（血流灌注正常）进行的研究表明，潮气量 8～10 ml/kg 可以维持正常的氧合和排出二氧化碳。在 CPR 中，心搏出量为正常状态的 25%～30%，所以来自肺的氧摄取和经肺的二氧化碳排出均减少。因此，在成人进行 CPR 时低通气（潮气量和呼吸频率低于正常）可以维持有效的氧合与通气。在成人 CPR 中，潮气量 500～600 ml（6～7 ml/kg）应该是足够的。如果使用球囊和面罩进行人工呼吸，成人球囊容量为 1～2 L，儿童球囊不适合成人的潮气量。

进行人工呼吸时，足够的潮气量可以使救治者看见胸廓起伏。一项观察性研究发现，对麻醉后气管插管成人患者，在潮气量大约 400 ml 时，经过训练的救助者能够对胸廓起伏作出判断。但是对没有人工气道的患者，产生胸廓起伏则需要较大的潮气量。我们建议潮气量 500～600 ml，同时强调在该潮气量下应该有胸廓起伏。

目前的人体模型在潮气量 700～1000 ml 时可以看到胸廓起伏。为提高培训课程的真实性，人体模型也应该设计为在潮气量 500～600 ml 时可以看见胸廓起伏。

在没有人工气道时进行人工呼吸经常会出现胃膨胀，从而引起胃内容物反流和误吸，同时使膈肌抬高，限制肺运动而降低肺顺应性。如果救助者在实施人工呼吸时食管压力超过了食管下段括约肌开放压力，气体就会进入胃内。胃膨胀的危险因素包括气道压力增高、食管下段括约肌开放压力降低。气道压力增高的因素包括吸气时间短,潮气量过大,高吸气峰压,气道开放不完全和肺顺应性降低。为了降低胃膨胀及其并发症,无论有无人工气道,每次呼吸都应超过 1 s,并且保证足够潮气量可见胸廓起伏。但是不要为了胸廓起伏而使用过大的潮气量或压力。

(三) 胸外按压

为使按压效果最佳,受害者应该仰卧位躺在硬质平面(如平板或地面),救助者跪在胸旁。其技术要领为:第一,固定恰当的按压位置,用手指触到靠近施救者一侧的患者胸廓下缘;手指向中线滑动,找到肋骨与胸骨连接处。第二,将另一手掌贴在紧靠手指的患者胸骨的下半部,原手掌重叠放在这只手背上,手掌根部长轴与患者胸骨长轴确保一致,保证手掌全力压在胸骨上,不要按压剑突;无论手指是伸直还是交叉在一起,都应离开胸壁,手指不应用力向下按压。第三,肘关节伸直,上肢呈直线,双肩正对双手,以保证每次按压的方向与胸骨垂直。如果按压时用力方向不垂直,部分按压力丧失,将影响按压效果。第四,对正常形体的患者,按压幅度为 4~5 cm,为达到有效的按压,可根据体形大小增加或减少按压幅度。每次按压后,双手放松使胸骨恢复到按压前的位置,放松时双手不要离开胸壁。最后,在一次按压周期内,按压与放松时间各为 50%。

救助者按压时应在胸部正中,胸骨的下半部,双乳头之间。应该把手掌放在胸部正中双乳头之间的胸骨上,另一只手平行重叠压在其手背上。按压后使胸廓恢复原来位置,胸廓完全恢复原来位置可以使血流返回心脏,对有效的 CPR 是必需的,这一点应该在培训中特别强调。在关于院外胸外按压和院内胸外按压的研究中,有 40% 按压幅度不够。救助者应该练习正确的按压,数分钟更换人员,以减少疲劳对胸外按压的幅度和频率的影响。

目前尚没有足够关于人的最佳按压频率的有利证据。动物和人类研究都支持在 CPR 中维持足够血流的胸外按压频率大于 80 次/分,目前相关指南推荐的频率为 100 次/分。两项人类观察性研究表明胸外按压的中断非常普遍。在这些研究中 CPR 复苏人员在整个心脏骤停期间没有进行胸外按压的时间达 24%～49%。

在动物模型中,胸外按压的中断和冠状动脉灌注压降低相关。伴随更加频繁和延长的中断,冠状动脉平均灌注压将进一步降低。动物研究表明,频繁和延长的胸外按压中断可降低自主循环恢复率和生存率,减弱复苏后心肌功能。一些动物研究表明,持续胸外按压时,尽量减少或没有按压中断比标准 CPR 可以带来更高的复苏成功率。指南推荐所有救助者于胸外按压过程中在检查脉搏、分析心律或进行其他操作时尽量减少按压中断。

非医务人员应该在自动体外除颤器到达、受害者开始自主活动或急救医疗系统人员接手之前持续进行 CPR。非医务人员在胸外按压时,不应该中断按压进行循环系统或患者反应的检查。医务人员在胸外按压中应努力减少中断,即使中断(如建立人工气道或者进行除颤)也尽量不超过 10 s。

每次按压后应让胸廓彻底恢复。在人和猪的 CPR 研究中,胸廓恢复不彻底很常见,其中部分是在救助者疲劳时发生的。胸廓不完全回复可导致胸内压升高,减少冠状动脉和脑灌注。CPR 培训中应该强调胸外按压中胸廓完全回复的重要性。

救助者的疲劳可能会导致按压的力度和幅度不够。在 CPR 开始后 1 分钟就可以观察到明显疲劳和按压减弱,但复苏者可能在开始后 5 分钟还否认疲劳。如果有两名或更多的救助者,应该每 2 分钟(或在 5 个比例为 30:2 的按压与人工呼吸周期后)更换按压者。每次更换尽量在 5 s 内完成。如果有两名救助者位于患者的两边,其中一名应作好准备每 2 分钟接替"按压操作者"。

过去胸外按压的力量用可触及的颈动脉或股动脉搏动作为

标准。但是在 CPR 中，在缺乏有效动脉血流时可能只会触及静脉搏动。目前充分证据表明使用推荐的胸外按压的力度和持续时间及按压频率为 100 次/分能维持适量的血流。

（四）按压-通气比值

目前指南推荐按压-通气比值为 30∶2。在婴幼儿和儿童及有两名救助者时所使用的比值为 15∶2。

30∶2 比值的确定来自专家共识，而并非确切的证据。其本意是增加按压次数，减少过度通气，减少因人工呼吸导致的按压中断，使技术传授与推广简化。有一项人类模型研究表明救助者可能发现按压-通气比值 30∶2 比 15∶2 更易疲劳。有关 CPR 中，胸外按压与人工呼吸协调的最佳方法仍然需要进一步研究。在有或没有人工气道情况下，按压-通气比值对生存率和神经系统转归的影响尚未明确。

如果已经有了人工气道，两名救助者不必再进行 CPR 周期。相反，按压者可以进行连续的频率为 100 次/分的按压，而不会因为人工呼吸而中断。另一人实施 8～10 次/分的人工呼吸。为了防止按压者疲劳和按压质量与频率下降，每 2 分钟二者更换。当有多人参与复苏时，应该每 2 分钟更换按压者。

按压频率是指按压的速度，而不是实际每分钟按压的次数。实际的每分钟按压次数由按压频率、开放气道、人工呼吸与自动体外除颤器分析引起中断的次数和时间共同影响。救助者必须竭尽全力减少胸外按压的中断。在一项院外研究中，救助实施的按压频率为 100～121 次/分，但是由于频繁中断实际每分钟按压次数仅为 60 次。

（五）仅胸外按压的 CPR

在成人心脏骤停的 CPR 中，仅有胸外按压而没有人工呼吸的转归也明显优于没有CPR。研究发现，医务人员和非医务人员一样不容易给陌生的心脏骤停患者进行口对口人工呼吸。

一些观察性研究发现，由非医务人员对心脏骤停患者胸外按压的转归优于没有CPR者,但转归最好的仍然是心脏按压结合人工呼吸。一些动物实验研究和临床证据的推断表明,在成人室颤所致心脏骤停患者中,进行CPR最初的5分钟,人工呼吸并非必需。如果气道开放,偶尔的喘息和胸廓被动活动也可能提供气体交换。此外,在CPR中一个低水平的分钟通气量可能对维持一个正常通气-灌注比是必要的。

尽管最佳的CPR是按压结合人工呼吸,但由于非专业人员也许不能或不愿意进行人工呼吸,那么应该鼓励其进行只有胸外按压的CPR。

在多数情况下,心脏骤停是由心源性因素引发的,心源性因素尤其多见于院外发生的成人患者,但是对于非心源性(或推测为非心源性)心脏骤停,例如淹溺、药物过量、儿童呼吸道异物等导致的心脏骤停,人工呼吸是暂时缓解缺氧窒息的重要手段。

美国心脏协会关于"单独胸部按压"的推荐旨对"单独胸部按压"的适用范围作出严格的限定,即推荐只适用于院外有目击的成人心脏骤停,而不适用于无目击的成人心脏骤停、儿童心脏骤停,以及推测可能由非心源性因素引起的各种心脏骤停。所谓"有目击的心脏骤停",其含义是"被他人看到或听到的心脏骤停",在院内也包括在心电监护下发生的心脏骤停。

就那些不愿或不能进行口对口人工呼吸的施救者而言,单独胸部按压终归比什么都不做更能令人接受。美国心脏协会《科学报告》就"单独胸部按压"作出如下推荐(推荐类别为Ⅱa):如果提供急救的旁观者未接受过CPR训练,那么这种救援人员只需进行胸部按压;如果旁观者先前曾经接受过CPR训练,而且确信个人有能力在尽量减少对按压干扰的情况下实施人工呼吸,那么旁观者既可进行常规CPR,也可只进行胸部按压的操作;如果旁观者先前虽然接受过CPR训练,但是此时对自己能否正确地实施常规CPR没有把握,那么旁观者应该只做胸部按压；坚持持续进行CPR（胸部按压或常规CPR），直至自动体外除颤仪到达现场，或者由医疗急救机构派出的人员接手。

（六）气道异物梗阻的清除

气道完全梗阻是一种急症，如不及时治疗，数分钟内就可导致死亡。无反应的患者可因内在因素（舌、会厌）或外在因素（异物）导致气道梗阻。舌向后坠会堵塞气道开口，会厌也可阻塞气道开口，均会造成气道梗阻，这是意识丧失和心跳呼吸停止时上呼吸道梗阻最常见的原因。头面部损伤的患者，特别是意识丧失患者，血液和呕吐物都可堵塞气道，发生气道梗阻。

1. 气道异物梗阻的原因

任何患者突然呼吸骤停都应考虑到气道异物梗阻，尤其是年轻患者，呼吸突然停止，出现发绀及无明显原因的意识丧失。成人通常在进食时发生气道异物梗阻，肉类是造成梗阻最常见的原因，还有很多食物都可使成人或儿童发生噎食，发生噎食主要由试图吞咽大块难以咀嚼的食物引起。有义齿和吞咽困难的老年患者，也易发生气道异物梗阻。

2. 识别气道异物梗阻

识别气道异物梗阻是抢救成功的关键。因此，与其他急症的鉴别非常重要，这些急症包括虚脱、卒中、心脏病发作、惊厥或抽搐、药物过量以及其他因素引起呼吸衰竭，其治疗原则不同。异物可造成呼吸道部分或完全梗阻。部分梗阻时，患者尚能有气体交换，如果气体交换良好，患者就能用力咳嗽，在咳嗽停止时，会出现喘息声。只要气体交换良好，就应鼓励患者继续咳嗽并自主呼吸。急救人员不宜干扰患者自行排除异物的努力，但应守护在患者身旁，并监护患者的情况，如果气道部分梗阻仍不能解除，就应启动急救医疗系统。

气道异物梗阻患者可能一开始就表现为气体交换不良，也可能刚开始气体交换良好，但逐渐发生恶化。气体交换不良的体征包括：乏力而无效的咳嗽，吸气时出现高调噪声，呼吸困难加重，还可出现发绀。要像对待完全气道梗阻一样来治疗部分气道梗阻而伴气体交换不良的患者，并且必须马上治疗。

气道完全梗阻的患者，不能讲话，不能呼吸或咳嗽，可能用双手抓住颈部。此时气体交换消失，故必须对此明确识别。如患者出现气道完全梗阻的征象，且不能说话，必须立即救治。气道完全梗阻时，由于气体不能进入肺内，患者的血氧饱和度很快下降，如不能很快解除梗阻，患者将丧失意识，甚至很快死亡。

3. 解除气道异物梗阻

腹部冲击法（Heimlich法）可使膈肌抬高，气道压力骤然升高，促使气体从肺内排出，这种压力足以产生人为咳嗽，把异物从气管内冲击出来。腹部冲击法用于立位或坐位有意识的患者时，急救者站在患者身后，双臂环绕着患者腰部，一手握拳，握拳的拇指侧紧抵患者腹部，位置处于剑突下脐上腹中线部位，用另一手抓紧拳头，用力快速向内、向上冲击腹部，并反复多次，直到把异物从气道内排出来。如患者出现意识丧失，也不应停下来，每次冲击要干脆、明确，争取将异物排出来。当患者意识失去，应立即启动急救医疗系统，非专业急救人员应开始CPR，专业救护人员要继续解除气道异物梗阻。

五、基础生命支持方案的培训

目前尚无公开的研究结果来评价基础生命支持技术重新培训的时间间隔问题，但多数认为技能会忘却得很快，在初级培训后的3个月内即出现忘记。建议对基础生命支持进行适当的重复培训，间隔为3~6个月，这样可以延缓遗忘，且可在培训后1年内不会出现技能的遗忘。对复训的频率和最适合的方法，还需进一步深入研究，并对技能衰退的速度进行独立研究。对基础生命支持进行书面测验可反映操作技能，但研究结果不尽一致。认为书面测试分数能反映基础生命支持技术能力的观点是不正确的。因此不能建议用书面考试或问卷作为 CPR 能力的唯一判断标准。

对医务人员开始培训 CPR 时，应鼓励大家探讨口对口人工通气时感染疾病的危险，更加关注实际的科学数据。应在所有的 CPR 培训课程中强调口对口人工通气时感染疾病的危险性。

一项随机试验比较了两种复苏方法，其一是简化法（将手放在胸部中央），另一是标准法（按解剖标志），二者并无显著差异。即使是标准法也有复苏损伤的可能，并且很少有证据说明按解剖标志会使按压手的放置位置更精确，且反而会拖延从人工呼吸后到胸外按压的时间，从而减少每分钟的按压次数，增加复苏期间无灌注的时间。

（王勇德　孙中华）

参考文献

1. AHA. 2005 American Heart Association Guidelines for Cardiopulmonary Resuscitation and Emergency Cardiovascular Care. Circulation，2005，112（24 Suppl）：Ⅳ1-203.
2. Abella BS, Alvarado JP, Myklebust H, et al. Quality of cardiopulmonary resuscitation during in-hospital cardiac arrest. Jama, 2005, 293 (3): 305-310.
3. Futterman LG, Lemberg L. Cardiopulmonary resuscitation review: critical role of chest compressions. Am J Crit Care, 2005, 14 (1): 81-84.
4. Hazinski MF, Nadkarni VM, Hickey RW, et al. Major changes in the 2005 AHA Guidelines for CPR and ECC: reaching the tipping point for change. Circulation, 2005, 112 (24 Suppl): Ⅳ206-211.
5. Abella BS, Aufderheide TP, Eigel B, et al. Reducing barriers for implementation of bystander-initiated cardiopulmonary resuscitation: a scientific statement from the American Heart Association for healthcare providers, policymakers, and community leaders regarding the effectiveness of

cardiopulmonary resuscitation. Circulation, 2008, 117 (5): 704-709.

6. Gilmore CM, Rea TD, Becker LJ, et al. Three-phase model of cardiac arrest: time-dependent benefit of bystander cardiopulmonary resuscitation. Am J Cardiol, 2006, 98 (4): 497-499.

7. Tang W, Snyder D, Wang J, et al. One-shock versus three-shock defibrillation protocol significantly improves outcome in a porcine model of prolonged ventricular fibrillation cardiac arrest. Circulation, 2006, 113 (23): 2683-2689.

8. SOS-KANTO study group. Cardiopulmonary resuscitation by standers with chest compression only (SOS-KANTO): an observational study. Lancet, 2007, 369 (9565): 920-926.

9. Ewy GA. Continuous-chest-compression cardiopulmonary resuscitation for cardiac arrest. Circulation, 2007, 116 (25): 2894-2896.

10. Ewy GA, Zuercher M, Hilwig RW, et al. Improved neurological outcome with continuous chest compressions compared with 30:2 compressions-to-ventilations cardiopulmonary resuscitation in a realistic swine model of out-of-hospital cardiac arrest. Circulation, 2007, 116 (22): 2525-2530.

11. Sayre MR, Berg RA, Cave DM, et al. Hands-only (compression-only) cardiopulmonary resuscitation: a call to action for bystander response to adults who experience out-of-hospital sudden cardiac arrest: a science advisory for the public from the American Heart Association Emergency Cardiovascular Care Committee. Circulation, 2008, 117 (16): 2162-2167.

12. 中华医学会急诊医学分会复苏组. 中国心肺复苏指南（初稿）. 岭南急诊医学杂志, 2002, 7 (2).

13. 沈洪. 扫描 2005 国际心肺复苏与心血管急救指南会议（2）——基本生命支持: 简单却最为重要的核心内容. 中国危重病急救医学, 2005, 5: 257-258.

14. 方向韶, 符岳, 黄子通. 解读《2005 国际心肺复苏与心血管急救指南》（3）——基础生命支持. 岭南急诊医学杂志, 2006, 3: 239-240.

15. 张蕾蕾. 2005 国际心肺复苏与心血管急救指南（三）——成人基本生命支持. 海南医学, 2007, 18 (3): 143-150.

第七章　电复律的应用实践

提要

- 电复律是终止恶性心律失常的首选方法，是基本生命支持的重要组成部分。
- 目前的除颤器多采用双向波除颤波形，该除颤波形具有除颤成功率高、除颤能量低、对心肌的损伤可能更小的特点。
- 心脏骤停发生后应争分夺秒地实施电复律，特别强调心肺复苏联合电复律的重要性，为减少除颤造成的心脏按压的中断，应采用 1 次电击方案。
- 电复律后应立即进行心肺复苏，经过 5 个周期的 CPR 后再进行心律分析。
- 电复律后可能出现并发症，应根据不同的情况采取相应的治疗。

心脏电复律（cardioversion）亦称电击除颤（electric defibrillation），全称经胸壁直流电电击复律术，是用电能治疗快速心律失常的方法。除颤器释放的强大的直流电脉冲使患者大部分心肌在瞬间同时除极，将患者心脏的所有电活动全部消除，导致心律失常的异常兴奋灶及折返环被完全"消灭"，除极之后，患者的整个心肌在瞬间处于心电静止状态，此时自律性最高的窦房结将首先发出电流冲动重新控制心脏整体搏动，从而达到治疗心律失常的目的，这就是电复律的原理。

医生们利用电流来治疗心律失常已有几十年的历史。1947 年 Beck 等人首次用交流电直接电击心脏，使一例开胸手术患者的室颤终止。1952年，Zoll医生首次用交流电进行体外复律取得成功。1962年，Edmavk及Lown对除颤器进行了系统深入的研究和改进，用直流电成功转复了患者的心律。20世纪80年代开始采用埋藏式自动除颤器（implantable cardiover-defibrillator, ICD）。20世纪80年代中后期，自动体外除颤器（automated external defibrillator, AED）开始出现。最近美国Lifeor公司研制的可以贴身穿着的背心式心脏除颤器问世，用于监测并治疗心脏猝死危险病人的异常心律，其安全性和有效性都大为提高。

电复律的问世使快速性心律失常的治疗有了里程碑式的飞跃。临床实践证明，电击除颤术的推广和使用是医学史上的重要进步，是提高心脏骤停患者急救存活率的关键，是救治心脏骤停患者最重要的决定因素。从整体上看，其疗效和安全性都大大优于抗心律失常药物。然而长期以来，电复律还一直被蒙以神秘的面纱，特别是在基层医疗单位。有的医疗急救单位没有装备除颤器，有的虽然有，但不少人对此不甚了解，甚至有畏惧心理，将其敬而远之，致使除颤器长期得不到使用。结果是既浪费了宝贵的医疗资源，又增加了患者的治疗风险，更严重的是由于未能及时使用除颤器导致患者失去了生命。

除颤器的普及势在必行，它是生存链的重要环节之一。在一些发达国家，AED已经成为一些公共场所必备的急救设施，为非专业急救人员和医务人员早期除颤提供了有利的条件，使复苏成功率提高了2~3倍。随着综合国力的提高，我国也开始准备大规模普及和装备除颤器，基层医疗单位和公共场所普及和装备除颤器是目前的发展趋势。因此，了解电复律原理，掌握电复律技术，是每一个医务人员必须掌握的重要技能之一。

电复律的优越性可以用8个字概括，即迅速、可靠、安全、唯一。"迅速"是指电击后出现疗效的时间快，多数情况下电击后患者的心律立即转复，而抗心律失常药物起效最快也得数分钟；"可靠"是指电击复律术的抗心律失常疗效肯定，在多数情况下其转复成功率大于90％，有时甚至接近100％，这是任何抗心律失常药物所不能比拟的；"安全"是指电击给患者带来的副作用和不良反应少，只要在适应证范围内，很少给患者带来危害，与抗心律失常药物相比，电击复律更为安全，使用者大可不必有畏惧心理；"唯一"这点最为重要，有的恶性心律失常是用药物纠正不了的，比如室颤。由于室颤后患者的血液循环停止，任何药物都无法迅速到达靶器官，因此电击是治疗室颤的唯一有效的手段。

心脏骤停一旦发生，为了给患者争取最大的生存机会，必须采取以下3个步骤：启动急救医疗系统；立即进行心肺复苏；早期除颤。当有两个或更多救助者在现场的情况下，启动急救医疗系统的和CPR必须同时进行。缺少其中任何一项都会减少心脏骤停患者的生存机会，除颤＋CPR的联合是抢救成功的关键。长期以来，不少医务人员对除颤的重要性缺乏足够的认识，以致在患者发生室颤型心脏骤停时首先想到的不是电击除颤，而是常规复苏的ABCD，是胸外心脏按压、应用利多卡因，甚至是气管插管，这种低级错误导致了不少患者死亡，令人痛惜！因此，电击除颤在现场复苏中的应有地位必须恢复，每个医务人员都必须认识到心肺复苏的DABC：在抢救以室颤为主要特征的恶性心律失常的各种措施中，电击除颤的地位永远是第一！

一、除颤波形及除颤能量

除颤器实质上是一种高压直流电放电器，它的工作程序大致有两步，首先对一个内置电容快速充电，在5 s时间内将12 V直流电压直接转换成4000 V以上的高电压，使电容能量达到360 J，第二是根据操作者的指令放电，通过除颤电极板的正极将适当的电流注入患者体内并通过电极板负极构成回路，从而完成放电过程。

除颤器大致可以分为三种，第一种是医疗单位装备和使用的普通除颤器,又叫人工除颤器;第二种称为自动体外除颤器,简称AED;第三种除颤器是植入患者体内的,称为植入式或埋藏式心律转复除颤器,简称ICD。自动体外除颤器是20世纪80年代后期出现的一种可以提供体外自动心脏除颤的设备,是智能化的可靠的装置,它能够通过声音和图像提示来指导非专业急救人员和医务人员对室颤型心脏骤停进行安全的除颤。自动体外除颤器包括自动心脏节律分析和电击咨询系统,首先它可以自动分析患者的心律,如果为室颤,其电击咨询系统就会提出除颤建议,急救者可以根据该建议按下"SHOCK"按钮即可放电复律。对有发生室颤危险的危重患者进行自动体外除颤器的监测有助于早期发现进而早除颤复律。

(一)除颤波形

除颤器是以"除颤波"的形式释放电流的,由于除颤器的种类不同,其除颤波形和能量水平亦不相同。根据其释放脉冲波形的不同,可以分为单相波、双相波及新近出现的三相波、四相波。研究表明,除颤所造成的心肌损伤主要取决于波形的峰值电流而不是使用能量的焦耳数,因此对除颤波形的研究已深入展开。

传统除颤器使用的是单相波除颤。单相波是以单方向释放电流,其能量呈递增方式,由一个或多个电容的自然放电曲线产生并持续至患者产生阻抗。根据波形回落至0伏点速度的不同,将单相波进一步分为两个类型:如果单相波逐渐降至0伏点时,称为单相正弦衰减波;如果单相波即刻回落,则称为单相指数截断波。

双相波除颤器释放的电流在一个特定的时限是正向的,而在剩余的数毫秒内其电流方向改变为负向。与单相波除颤器相比,多数双相波除颤器在相同能量设定条件下发放电流较小。虽然电流较少,在同样能量设定条件下双相波发放电击提供的疗效更高。双相波除颤的另一个优点是在整个除颤脉冲期间,进入患者体内的电流强度精确地保持着，受患者胸壁电阻抗的影响较小。1996年美国FDA批准了第1台双相波自动体外除颤器，其除颤能量固定在150J，经过研究比较，该除颤器与传统单相波形除颤器于200J和360J能量水平的除颤效果相同。首次电复律时150J的双相波能达到与200J的单向波相同的除颤成功率，而前者造成心电图ST段的改变则明显小于后者。

研究表明双相波在很多方面优于传统的单相波，例如除颤效率、心肌的损伤、心功能的恢复以及患者主观疼痛的感觉等。然而，何种波形对于即刻效果（除颤成功）、短期效果（自主循环恢复、存活至可以入院）更有效，并因此而获得更好的长期效果（存活至出院和存活1年），目前仍不明确。影响存活的其他因素，如从心脏骤停到CPR或除颤的时间间隔，很可能比特定的双相波或能量更为重要。其优势的获得到底是来自除颤能量的降低还是双相波本身，仍有存在许多争议，需要更深入和更多的研究。

（二）除颤能量

商品化的双相自动体外除颤器能提供多个能量级。目前尚未能够对首次和后续电击确定一个最佳的能量级别。因此，很难在首次和后续双相除颤能量选择上给一个确定的建议。

在特定的能量范围内，每种波形对于终止室颤都是有效的。目前仍没有确切的证据说明能量非递增型和能量递增型双相波形除颤哪一个的效果更好，可以选择两种波形中的任一种。现已明确，使用双相方形去极波形时应选择150~200J，使用直线双相波形除颤则应选择120J，而第二次以及以后的电击应选择相同或更高的能量。用直线双相波形装置时，所选择的能量和实际发出的能量是不同的，在通常的阻抗范围内，实际发出的能量要更高一些。

（三）除颤方案

无论在人类还是动物方面，均没有对室颤心脏骤停1次电击方案和3次连续电击方案进行比较的研究。然而，动物研究表明哪怕是短暂的心外胸部按压中断，仍然会降低生存率。因此，为减少电击引起的按压中断，建议1次电击＋即刻CPR是可行的。当出现室颤或无脉性室速时，急救者应该首先进行胸部按压，然后予1次电击并立即恢复CPR，5个循环的CPR（约2分钟）后利用自动体外除颤器分析心律，必要时进行另一次电击。当电击后心律存在时，胸部按压一般也不会诱发室颤。

二、电击复律的实施时机

（一）立即实施

当任何救助者目睹心脏骤停并且现场有AED可用，那么应该尽可能使用AED。对于在院内进行抢救的医务人员来讲，应该立即进行CPR和使用AED及其他设备，一旦AED或除颤仪准备就绪，则立即使用。目前指南支持早期CPR和早期除颤，特别是心脏骤停发生时AED就已经准备好，则更要立即使用。

早期电除颤是非常重要的，其原因在于：室颤是心脏骤停最初和最常见的心律失常，而电除颤是终止室颤的最佳或最有效的选择；随着时间的推移，电除颤成功的可能性愈发下降。早期电除颤乃指在目击发生心脏骤停之后5分钟内进行的电除颤。强调在早期进行电除颤是近20余年业界的共识。早在20世纪90年代，Larsen等人就在报告中指出，在没有进行CPR的情况下，电除颤每延迟1分钟，被抢救者的存活率就降低7%～10%。在多数情况下，于室颤发生后1分钟内除颤，患者完全可以恢复，2分钟除颤则可有60%的患者恢复，3分钟除颤恢复者仅为45%。对于院内抢救，室颤从发生到除颤的时间应限定在3分钟内。院前急救时只要有除颤设备，就应立即为患者实施电击，其他一切措施（如胸外心脏按压、气管插管、注射利多卡因等）都必须为此让路，绝不能因此而耽误除颤的时间，否则可以认为是不可原谅的严重过失。胸外心脏按压可以在一定的时间内使心脏向全身供血，但却很难将室颤转复为正常心律。只有在无除颤条件时才应该施行 ABC 复苏法，但同时应该尽快呼叫备有除颤器的专业急救人员增援或在持续复苏中就近送患者去有除颤设备的医院。

（二）延缓实施

当急救医疗系统工作人员没有目击院外心脏骤停，则在检查心电图并试图除颤前应该先进行约 5 个循环的 CPR。一个 CPR 循环包括 30 次胸部按压和 2 次人工呼吸。如果胸部按压是以 100 次/分的频率进行，那么 5 个循环的 CPR 大约需要 2 分钟。理由是患者此时的心电情况多为心室细颤、心室停顿或无脉性电活动，此时应该首先进行常规复苏，通过心脏按压及其他如应用肾上腺素等措施使患者心脏恢复电活动和机械活动的生理条件。在未具备上述条件时强行电击不但无效，而且还会加重患者心脏损害。

（三）心肺复苏加电除颤——"关键性联合"

指南提倡电除颤与 CPR 联合应用，并称之为"关键性联合"。孤立地进行电除颤是不可取的。现场急救人员需要尽快对心脏骤停患者进行 CPR，同时力争在发生心脏骤停之后 5 分钟内进行第 1 次电除颤。CPR 使电除颤成功的可能性加大，一方面 CPR 可以延长电除颤的"时间窗"，另一方面，即使第 1 次电除颤未能消除室颤，接下来的 CPR 也有助于维持最低的心肌灌注，这使第 2 次电除颤仍然具有成功的可能性。几年以前人们就发现，如果在目击心脏骤停到电除颤这段时间给予 CPR，患者的生存率大约增加 2 倍。

指南推荐采用"1 次放电＋5 组 CPR"方案。1 组 CPR 包括 30 次胸外按压（频率 100 次/分）和 2 次人工呼吸。根据"1 次放电＋5 组 CPR"方案，施救者在实施电除颤之后，不要立即检查心律和脉搏，检查应在继续进行 5 组 CPR 之后进行。这样做的好处是尽量减少对胸外心脏按压的干扰。

三、电击复律的适应证

正确掌握和选择电击复律的适应证至关重要，这是发挥除颤器优越治疗作用的基础和前提。下述两种情况应首选电击复律：第一，心室扑动、心室纤颤、无脉性室性心动过速（VT）或不稳定多形性（不规则）VT 选择非同步电复律。如果对不稳定病人出现单形还是多形 VT 有任何疑问时，则不要因为详细分析病人的心律而耽误电击，而应立即运用高能量非同步电复律。第二，对含有完整 QRS 波群和可灌注节律（有脉节律）的不稳定快速性心律失常选择同步电复律，包括兴奋折返、心房颤动和心房扑动引起的室上性心动过速。这些兴奋折返和传导异常导致的心律失常会允许除极波呈环形传导，同步电击通过阻断折返通路而终止心律失常。同样在处理单形性 VT 时也推荐使用心脏同步复律。以上心律失常出现下列情况之一选择紧急电复律：快速心律失常导致了严重的合并症如心力衰竭、急性冠状动脉综合征等；虽然无合并症，但心动过速十分严重，如不迅速纠正就有可能导致严重并发症；有严重的血流动力学障碍；有恶化倾向或出现恶化征兆，如预激综合征、心室率逐渐加快的心动过速等；病情严重且药物治疗无效。如果病情危重，患者的 R 波无法触发同步电复律放电时可以采用非同步复律。

如果适应证的选择不正确，非但不能治愈疾病，反而还能为患者带来严重危害，甚至使其丧失生命。特别是在医疗条件较差的情况下进行抗心律失常治疗就应更加谨慎，此时电击复律的非适应证的认定要比在大型医院更加严格和谨慎。电击复律的非适应证包括：缓慢心室率的心律失常；逸搏心律、心室细颤、心脏停搏和无脉性电活动，此时实施电击复律是复苏时经常出现的原则性错误；洋地黄中毒合并的心律失常；导致心律失常的诱因（严重缺氧、电解质紊乱等）尚未控制者。

四、电复律的实施及注意事项

（一）放电方式

电击复律有同步复律和非同步复律两种，二者的区别在于它们的放电时间不同。所谓的"同步"是指除颤器的放电时间与心脏搏动的某个固定时期（R波时段）同时进行，它的放电方式是由R波触发放电，也就是说，操作者按下放电按钮后除颤器并不立即放电，其放电控制权由患者心室除极时产生的R波掌握，只要R波达到一定的阈值时就可以促使除颤器放电。这种放电方式的好处在于：由于同步除颤的时间（R波波峰或R波的降支）是心脏电活动的绝对不应期，这个时间肯定不在心脏的易损期，即T波升支的后2/3和顶峰，这样正好可以避免易损期受刺激而发生室颤。同步电复律用于房颤、室上速和室速的转复。"非同步"电复律是指除颤器的放电时间是任意的，与患者心脏电活动的时间毫不相干。也就是说操作者在任何时间按下放电按钮，除颤器就会立即放电，非同步复律适用于室扑和室颤，由于室颤已经发生，避开易损期与否已无任何意义，此外由于室扑和室颤波型较小，达不到除颤阈值，故无法触发除颤器放电。注意：院前急救时对除颤器的放电方式一定要认真确认，切勿轻易用非同步除颤来转复室上性和室性心动过速，否则如果非同步的放电时间恰恰落在易损期，就有可能导致室颤的发生。但是有时心动过速的QRS波模糊不清时或室速的R波峰值较低或患者心率过快，无法触发同步放电时，可以采用非同步放电的方式。

（二）电击复律的操作步骤

1. 开启除颤监护仪，显示和走纸记录心律失常的原始波形

记录心律失常的原始波形是复律步骤中不可缺少的第一步，这是为院前急救行动提供法律和学术的证据，千万不可省略。如果未记录复律前的心律失常波形，将造成病案记录不完整，

临床资料的学术价值下降，如果一旦出现医疗法律诉讼，急救者则将因这段空白而处于十分被动的地位。现场急救时如果患者情况允许，最好首先进行12导联心电图检查。根据不同的疾病，心电监护的方法也不相同。

（1）常规监护：指对普通心动过速采用的电极片监护方法。将三个连接着导联线的电极片分别贴在患者左右腋前线内侧锁骨下窝处以及剑突左侧。贴电极片要避开除颤电极板的安放位置，一旦患者需要除颤可以立即进行。

（2）紧急监护：指对于室扑和室颤采用的除颤电极板监护方法。到达发病现场后，只要患者表现疑似心脏骤停或患者突然发生意识丧失，抢救者应立即将涂有耦合剂（导电糊）的手柄式除颤电极板分别置于患者左右胸壁上，使用除颤器的迅速查看（quick-look）功能首先显示并记录患者的室颤波形。不要采用常规监护和心电图检查的方法，那样太浪费时间。因此院前急救医生在现场为心脏骤停患者查体时，急救护士首先要做的事是为除颤电极板涂导电糊。

2. 建立纠正心律失常的基础支持条件

该项主要针对准备复律的室上性和室性心动过速患者，其内容有供氧，建立静脉通道，测量血压及其他生命体征，准备好应急药物及其他抢救措施（如有条件者起搏设施的准备等）。进行同步电击时为减少患者痛苦，可以给予安定 10～20 mg 缓慢静脉注射（1～3分钟），边注射边让患者数"1、2、3……"，直到患者入睡，睫毛反射消失，然后再行电击。但是对病情紧急的危重心动过速患者和室颤、室扑患者，可以不必注射安定，尽快实施电击。

3. 选择电击能量

复律时的电能输出用焦耳（J）或瓦秒表示。选择正确的电击能量十分重要。电击可以造成心肌损伤，其损伤程度与电击能量成正比关系，而且电击能量造成的损害是有叠加作用的。

有资料报道，电击累计能量达到 425 J 时就可造成心肌酶（CK-MB）中度升高，提示心肌已经损伤。因此从理论上讲在可以消除心律失常的前提下，采用电流能量越小对心肌的伤害越小。如果选择过大的能量将给患者带来不必要的损害。反之选择的除颤能量过小，势必造成除颤无效，只好再次电击，而反复进行无效电击不仅延误成功的除颤，而且可能比单独一次有效电击带来更多损伤的危险。此外除颤脉冲能量大小是胸部阻抗的函数，当胸部阻抗上升时，施放的能量将有部分损失。故复律时应充分考虑到这一点。对超力体型者（特别是体重大于 100 kg 者）及有严重胸腔积液的患者可适当增加电能。

院前急救时应根据患者体重选择电击能量并使除颤器充电。同步除颤首选 50～100 J，非同步除颤则首选 150～200 J，小儿除颤的能量是 2～4 J/kg。此外单相波与双相波除颤的能量是不同的。

4. 放电

选择除颤能量后立刻将涂有耦合剂的电极板分别置于患者胸部，正极的位置在胸骨右缘第 2～3 肋间，负极的位置在心尖部。两个电极相距约 10～15 cm 左右。然后开始放电，放电时急救者注意自己不要与患者有身体的直接接触，同时提醒其他抢救者避开患者。动物实验已经证明：正电极板上加一个接触压力，可使跨胸电阻抗减少 25% 之多。所以在电击时，每个电极板上应加相当于 10 kg 的压力。成人体形与除颤所需的能量之间无明确关系，而经胸壁的电阻抗的大小起重要作用。首次放电后应立即进行 5 个周期的 CPR，然后再判断是否有效，如果无效可选择相同或更大的能量。

5. 注意事项

急救时如无耦合剂，可以用生理盐水浸泡的纱布代替；为减少胸外心脏按压的中断，建议 1 次电击而不是 3 次电击，电击后立即进行 5 个循环的 CPR，然后利用 AED 分析心律，必要时进行另一次电击；除颤时电极板左右位置不要混淆颠倒；除颤电极板应该与患者胸壁紧密接触，否则放电将造成患者皮肤灼伤；放电时急救者和在场人员切勿接触患者皮肤，以免受到电击；正确选择除颤时机，如心电监护显示为心室细颤，则应立即CPR＋肾上腺素，待细颤转为粗颤时再行除颤；严格确认电击复律的适应证和非适应证，如无脉电活动（电-机械分离）和心电静止时电击除颤，无效有害，故不应进行，应该实行常规心肺脑复苏；洋地黄中毒和严重的低钾血症导致的室颤电击效果较差，且容易造成心脏电活动丧失，故不宜立即进行电击除颤等。

五、电击复律的并发症

随着我国的发展和除颤器的大力普及，在基层医疗单位、患者家中和公共场所院前急救时使用电击复律疗法也日渐广泛，电击复律带来的并发症也将越来越多见，抢救者能否迅速对这些并发症进行分析判断并采取正确的治疗措施，轻者关系到患者能否恢复正常心律，重者将直接关系到患者能否生还。

（一）复律无效

电击后5 s内心电监护仍然显示复律前的原始心律可以视为复律无效，同步复律无效常见原因及对策如下：第一，给予的电击能量不足，多见于超肥胖者或有胸腔积液者，患者胸壁阻抗相对过大，导致常规电击能量不足，此时应该增加电击能量；其次，原发病的治疗尚不到位，常见于继发于某些情况的心律失常，如全身严重缺氧、水与电解质平衡紊乱、局部心肌缺血（如急性冠状动脉综合征）等，此时应针对导致心律失常的原发病采取相应措施，如改善通气换气、纠正电解质紊乱（如补充钾、镁）及改善心肌供血等。

非同步复律无效的原因分析及对策：第一，给予的电击能量不足；第二，心脏骤停患者未得到及时复苏，其心脏停搏时间超过4分钟，大多在10分钟以上，这是在院外延迟复苏时经常遇到的情况。第三，继发于急性大面积心肌梗死、心肌破裂、心力衰竭、心源性休克等严重的心脏病、严重缺氧或其他疾病的室颤。后两种原因造成的室颤属于难以抢救的室颤，预后较差，应及时向患者家属说明情况，并采取充分心脏按压、加大肾上腺素剂量、试用茶碱类药物、改善通气等措施。第四，原发病或诱因未得到有效处理的室颤。即刻复苏时由于导致患者发生室颤的原因尚未得到确认和解决，如严重缺氧、低血容量、酸中毒及电解质紊乱（如低血钾、低血镁）等，均可造成除颤效果不佳。此时应先分析并且解除其诱因，如对于严重缺氧（如急性脑血管病、支气管哮喘、安眠药及吗啡类毒品中毒等疾病引起的呼吸骤停）导致的室颤应该先通过建立有效的呼吸而解决患者的低血氧状态，比如实施气管插管等，同时进行胸外心脏按压，待缺氧状态改善后再行电击除颤；低血容量者迅速扩容；酸中毒者应用过度通气及碳酸氢钠等。最后，电极板位置不当。由于患者心脏的个体差异（如横位心和垂位心、胸腔积液、腹水及心包积液的影响等），除颤电极板的位置有时也至关重要，在除颤效果不佳的时候应该考虑该项因素，此时可以调整阴极电极板的位置（如可以将其后移或下移）再行除颤，有时可以获得较好的效果。

（二）非同步除颤后出现心室停顿或无脉性电活动

这也是电击除颤后经常遇到的情况，其原因有：第一，循环衰竭导致的心脏停搏：多见于慢性疾病终末期患者出现的室颤，该类室颤不属于心脏骤停，而是患者临终前的表现，有人称其为"濒死性心律失常"。其次，心脏骤停后患者得到抢救的间隔时间过长，心脏骤停多在10分钟以上，甚至更长，此种情况下患者预后极差，在目前现有的抢救条件下死亡率几乎为百分之百。其临床特点是经过电击，患者的心电图由室颤波转为直线或无脉电活动，经过用药和胸外心脏按压后又出现室颤，但电击后再次变为直线或无脉性电活动,如此反复;上述情况应向患者家属交代病情并采取例行常规复苏(或称道义性复苏),复苏无效时应征得患者家属同意后放弃抢救。

(三) 非同步除颤有效但室颤反复发作

电击后虽然室颤波形消失,窦性或室上性心律出现,但不久后室颤又重新出现。导致此种情况的原因除了复苏延迟和病情严重(如急性大面积心肌梗死)外,较常见的原因主要是除颤后未用抗心律失常药物预防室颤复发或抗心律失常药的维持剂量不足,导致反复电击,反复电击势必给患者心脏造成损伤,为后续治疗带来不利。此时应该加用抗心律失常药物遏制室颤的发生或调整抗心律失常药物的维持剂量。

(四) 复律后出现缓慢心室率

除颤造成的副交感神经介质的释放是导致除颤后心率缓慢的重要原因,多见于高龄或窦房结功能较差患者,尤其在右冠状动脉阻塞的急性心肌梗死中较为常见。此种情况出现时除非心率极慢,一般不必急于处理,应该密切观察病情1~5分钟,因为除颤后很多情况下都是患者先出现较慢的心率,然后逐渐加快,如果不加观察盲目处理,会使后续治疗变得被动。除了心率外,病情观察的重点是血压变化,如果患者的血压正常或接近正常则不必对心动过缓进行处理,只有在心动过缓导致血压过低的情况下方可采取措施,预防阿-斯综合征的发生。具体措施可用阿托品类药物阻断心脏的M受体,从而解除迷走神经对心脏的抑制,加快心率,如果效果不明显,则可用拟肾上腺素类药物中的β受体激动剂如异丙肾上腺素,该药可以兴奋窦房结,加速传导,提高心率。注意:使用异丙肾上腺素时一定要先从小剂量开始,循序渐进,不要急于求成,否则将会给患者带来不良后果。安装临时起搏器是最安全有效的解决缓慢心室率的方法,因此除颤成功后应尽可能快地给患者安装临时起搏器。

(五) 复律后出现室性心律失常

非同步复律后的室性心律失常的形式有频发室性期前收缩和室性心动过速，其主要原因可能是电击前患者体内洋地黄浓度较高、电解质紊乱（如低血钾）以及复苏时所用大剂量肾上腺素等药物，此时可以补充钾盐及镁盐，还可以应用利多卡因、胺碘酮、苯妥英钠等药物。同步复律后可偶见室颤，此时应该立即进行非同步电击。

CPR是挽救生命垂危患者最有效的方法，在CPR时成功使用除颤器以及电除颤技术的推广使用，是医学史上重要的进步。早期除颤作为心室纤颤等恶性心律失常的标准治疗，成为一项基本生命支持的措施。研究发现，心脏电除颤带来的复苏成功率更胜于徒手CPR、药物等，电除颤技术已是最基本和最重要的急救手段，正是有了电击除颤的发展，许多濒临死亡患者的生命得到挽救。作为专业医务人员，应当加强电除颤的学习、培训，正确掌握电除颤的实施时机、适应证、操作步骤和并发症，并在临床实践中不断积累经验，促进该项技术的发展。

（王勇德　齐向前）

参考文献

1. ECC Committee, Subcommittees and Task Forces of the American Heart Association. 2005 American Heart Association Guidelines for Cardiopulmonary Resuscitation and Emergency Cardiovascular Care. Circulation, 2005, 112 (24 Suppl): Ⅳ1-203.
2. Berg RA, Hilwig RW, Ewy GA, et al. Precountershock cardiopulmonary resuscitation improves initial response to defibrillation from prolonged ventricular fibrillation: a randomized, controlled swine study. Critical care medicine, 2004, 32 (6): 1352-1357.
3. Callans DJ. Out-of-hospital cardiac arrest—the solution is shocking. N Engl J Med, 2004, 351 (7): 632-634.

4. Rea TD, Helbock M, Perry S, et al. Increasing use of cardiopulmonary resuscitation during out-of-hospital ventricular fibrillation arrest: survival implications of guideline changes. Circulation, 2006, 114: 2760-2765.
5. Finamore S, Turris SA. Biphasic external defibrillation for adults in ventricular fibrillation or pulseless ventricular tachycardia. J Cardiovasc Nurs, 2008, 23: 326-329.
6. 谷云飞,惠杰. 双相波除颤及复律研究进展. 实用医学杂志, 2008, 24: 4172-4174.
7. 符岳,方向韶,黄子通. 解读《2005 国际心肺复苏与心血管急救指南》——电除颤治疗. 岭南急诊医学杂志, 2006, 11 (5): F0003-F0003.
8. 冯庚. 危重症社区现场急救系列讲座—院前急救时电击复律的并发症及对策. 中国全科医学, 2005, 8 (8): 689.
9. 赵达明,曲延峰. 心血管急救中的电除颤解读《2005 美国心脏协会心肺复苏与心血管急救指南》. 临床军医杂志, 2007, 35 (2): 194-194.
10. 王国宏,郑富强. 心脏除颤器的概况与技术进展. 医疗设备信息, 2006, 21 (5): 37-38.
11. 冯庚. 危重症社区现场急救系列讲座——院前急救时的电击复律放电方式、操作步骤和注意事项. 中国全科医学, 2005, 8 (7): 601-602.

第八章　心肺复苏后进一步生命支持的临床实践

提要

- 心肺复苏后的进一步生命支持是挽救心脏性猝死以及心肺复苏的重要步骤，必须遵循气道、呼吸、循环、药物与除颤的程序。
- 呼吸功能的监测包括无创和有创两个方面，无创监测包括脉搏血氧饱和度及呼吸末二氧化碳分压监测，有创监测主要是血气分析。
- 选择合适的气道管理和呼吸支持的装置具有重要的意义，面罩及简易呼吸器临床常用，气管插管仍是人工气道的首选方法，掌握呼吸机呼吸支持及撤离的指征，选择合适的参数并适时应用兴奋呼吸药物。
- 心电图、心电监测及有创血流动力学监测对于循环功能的监测非常重要，以徒手胸外按压为基础的各种循环支持对于心肺复苏具有重要作用。
- 根据临床情况，及时、有效地建立液体通道，适时处理心律失常、电解质紊乱，必要时予以临时起搏，应用改善心功能及血流动力学的药物。

　　心肺复苏后进一步生命支持（advanced life support，ALS）是在基本生命支持（basic life support，BLS）基础上，应用辅助设备、特殊技术（高级气道管理支持、高级循环支持、心电监护装置、除颤仪和药物等）建立更有效的通气和更稳定的血液循环。BLS 维持了重要脏器如心脏、大脑的部分血供，而 ALS 则是在此基础上充分、高效、有序地应用上述特殊的技术和装置，以期提高患者的生存率，减少残疾，改善生活质量。在 ALS 中，参加急救人员必须熟练掌握整个抢救处理的基本原则——ABCD 程序：A（airway），建立人工气道，进行气道评估管理，高级侵入性气道支持技术如喉罩、气管插管、食管气管联合插管等；B（breathing），人工正压通气，进行呼吸评估及管理，呼吸功能参数监测（无创或有创），检查插管位置和工作状态；C（circulation），建立静脉通道，持续人工循环，明确心律失常的诊断，监测生命体征；D（drug、defibrillation），给予复苏药物、除颤，对导致心脏骤停的可能原因分析并进行鉴别诊断，寻找治疗的主要目标。这是心脏骤停抢救的主要原则。

一、呼吸功能支持

CPR 后患者由于缺血再灌注损伤及全身炎症反应常常发生急性肺损伤，出现不同程度的呼吸功能障碍，导致低氧血症。心脏骤停后无氧代谢会产生大量酸性代谢产物，这些物质会导致酸碱失衡，进一步影响呼吸功能，并可导致肺对各种治疗手段不敏感，同样会导致低氧血症。因此，需要进一步建立呼吸功能支持，包括呼吸功能的监测、人工气道的建立、机械通气和相关药物的应用。

（一）呼吸功能的监测

1. 无创监测技术

（1）脉搏血氧饱和度监测：脉搏血氧饱和度（pulse oxygen saturation，SpO_2）可以及时评价血氧饱和度，了解机体氧合功能，因此 SpO_2 作为一种无创、迅速、可靠的连续监测指标，在临床上得到了广泛的应用。SpO_2 仪是根据血红蛋白（hemoglobin，Hb）具有光吸收的特性设计而成的（见第四章）。SpO_2 在有些情况下会出现误差，如严重低氧状态当氧饱和度低于 70%

时,测定的数据可能不准;肢体活动发生探头接触不良时可以误读;出现异常血红蛋白时,如碳氧血红蛋白或正铁血红蛋白,均可以影响测定效果。

SpO_2 监测临床意义在于反映了体内血液氧合情况。SpO_2 逐步回升,说明血液氧合有效,外周器官及心、脑等重要脏器的氧供和灌注有所恢复;若 SpO_2 没有变化或呈下降趋势,则预示氧供和灌注未得到改善。

(2) 呼气末二氧化碳分压监测:呼吸末二氧化碳分压(end-tidal carbon dioxide pressure, $P_{ET}CO_2$)与组织代谢、循环、消化有内在联系。常用的二氧化碳分压监测仪是根据红外线吸收光谱物理原理设计的,具有无创、简便、迅速等特点。$P_{ET}CO_2$ 监测可用于确定气管插管位置,估计 $PaCO_2$,监测 CPR 效果并判断预后,帮助判断机械通气效果和患者镇静程度等。此方法属于无创监测,可以长时间应用。

$P_{ET}CO_2$ 监测的临床意义在于:第一,确定气管插管的位置。根据探测器的色泽变化及 $P_{ET}CO_2$ 的图形可以大致判断气管插管是否在气管内。但是,心脏骤停伴有回心血量减少或重度肺气肿患者肺内死腔增大时,可以使 $P_{ET}CO_2$ 减低,提高假阳性率。当给予面罩通气或输入碳酸氢钠时用本方法来判断气管插管的位置可能发生错误。第二,判断患者预后。$P_{ET}CO_2$ 可以估计血流动力学状态,血流动力学正常的患者 $P_{ET}CO_2$ 为 $2\sim5\,mmHg$。动物及人体试验均证实 $P_{ET}CO_2$ 与心排血量、冠状动脉灌注有关,因此可以预测复苏成功与否。休克、心脏骤停及肺梗死等原因导致的肺血流减少或停止,可以使 CO_2 浓度迅速下降至零,CO_2 波形消失;CPR 后循环开始恢复,即使只有少量 CO_2 到达肺部,也可以被探测到。CPR 后 $P_{ET}CO_2$ 超过心脏骤停前水平,预示患者可能恢复,如果下降则提示通气死腔变大,或者胸外心脏按压时心排血量不足,因此,$P_{ET}CO_2$ 可以成为判断患者预后的指标,但是结果受到潮气量变化、输入碳酸氢钠及使用肾上腺素的影响。第三，能及时发现呼吸机的机械故障。接头脱落、回路漏气、导管扭曲、气道阻塞、活瓣失灵以及其他机械故障等诸多因素均可以使探测到的 $P_{ET}CO_2$ 降低，需要综合分析。第四，维持正常通气，调节呼吸机参数。患者由于呼吸功能不全使用呼吸机时，可以根据 $P_{ET}CO_2$ 来调节通气量，避免发生通气不足或通气过度，造成高/低碳酸血症。最后，$P_{ET}CO_2$ 与冠状动脉灌注压、脑灌注压相关，可以用来监测 CPR 时按压的力度、频率，最大气流，实施 CPR 者有无疲劳等。没有监测到 CO_2，除提示插管错误外，还提示可能胸外心脏按压手法不正确或者有大块肺梗死灶存在。

2. 有创监测

抽取动脉血进行血气分析监测仍然是目前临床上常用和可靠的有创监测手段，有助于全面了解肺功能的状况。血气分析监测能够客观地反映呼吸衰竭的性质和程度，对于指导氧疗、调节机械通气的各项参数、纠正酸碱平衡失调和电解质紊乱有重要价值。

（1）动脉血氧分压（PaO_2）：是指物理溶解于血液中氧分子所产生的压力。根据氧分压与血氧饱和度的关系，PaO_2 小于 60 mmHg 作为呼吸衰竭的诊断标准。

（2）动脉血氧饱和度（SaO_2）：是指单位血红蛋白（Hb）的含氧百分数，正常值为 97%。在重症呼吸衰竭抢救以及 CPR 时，一般应用 SpO_2 测定仪帮助评价缺氧的程度，调整吸 O_2 浓度使患者 SaO_2 达 90% 以上，从而减少动脉血气分析等有创监测。

（3）动脉血氧含量（CaO_2）：是指 100 ml 血液的含氧毫升数。其中包括 Hb 结合氧和血浆中物理溶解氧的总和。健康者 CaO_2 的参照值为 20 ml/dl。

（4）动脉血二氧化碳分压（$PaCO_2$）：是指血液中物理溶解的 CO_2 分子所产生的压力。正常参考值为：35～45 mmHg，大于 45 mmHg 为通气不足，小于 35 mmHg 可能为通气过度。

$PaCO_2 > 50$ mmHg，作为慢性呼吸衰竭的指标。

（5）pH 值：为血液中氢离子浓度的负对数值。正常参考值：7.35～7.45，平均为 7.40。低于 7.35 为失代偿性酸中毒，高于 7.45 为失代偿性碱中毒，但不能说明酸碱中毒的性质。

（6）剩余碱（bases excess，BE）：在 38℃、$PaCO_2$ 40 mmHg、血氧饱和度 100% 条件下，将血液滴定到 pH 7.4 所需要的酸碱量。它是人体代谢性酸碱失衡的定量指标，加酸 BE 为正值，为代谢性碱中毒；加碱 BE 为负值，为代谢性酸中毒；正常参考值范围：0 ± 2.3 mmol/L。可作为纠正代谢性酸碱失衡应用抗酸或抗碱药物时剂量的参考。

（7）缓冲碱（buffer bases，BB）：是指血液中各种缓冲碱的总含量，其中包括重碳酸盐、磷酸盐、血浆蛋白盐、血红蛋白盐等。反映人体对抗酸碱干扰的缓冲能力及机体对酸碱失衡代偿的具体情况。正常参考值：45 mmol/L。

（8）实际碳酸氢盐（actual bicarbonate，AB）：是指在实际 CO_2 分压及血氧饱和度下人体血浆中所含的碳酸氢盐的含量，受呼吸和代谢的双重影响。正常参考值：22～27 mmol/L，平均值为 24mmol/L。

（9）标准碳酸氢盐（standard bicarbonate，SB）：是指隔绝空气的全血标本，在 38℃、$PaCO_2$ 40 mmHg、血氧饱和度 100% 条件下，测得的血浆中碳酸氢盐含量。正常参考值：22～27 mmol/L，平均值为 24 mmol/L。SB 不受呼吸影响，其值变化反映体内 HCO_3^- 含量的多少，说明代谢因素的趋势和程度。SB 下降，反映代谢性酸中毒；SB 升高，反映代谢性碱中毒。AB>SB，表明有 CO_2 潴留。

（10）二氧化碳结合力（CO_2CP）：正常参考值：22～29 mmol/L。CO_2CP 下降，反映代谢性酸中毒或呼吸性碱中毒；CO_2CP 升高，反映代谢性碱中毒或呼吸性酸中毒。混合型酸碱平衡紊乱时，CO_2CP 有其局限性，需要结合临床和电解质作全面考虑、分析。

（二）通气与氧供

CPR 时由于通气、换气功能异常，肺内通气-血流比例失调，电解质紊乱对酸碱平衡的影响，心脏骤停后心排血量下降，以及组织无氧酵解酸中毒等均可造成缺氧。CPR 期间及以后的通气与供氧的目的在于保持患者能够有足够的氧合，充分排出二氧化碳。

推荐吸入 100% 的纯氧。值得注意的是，纯氧可以导致副作用（新生儿期除外），短时间内吸入纯氧治疗对患者有益，只有长时间、高浓度地吸入氧气才会产生氧中毒。注意尽可能使用湿化瓶湿化的氧气，以防止黏膜干燥和肺分泌物黏稠。根据《2005 年美国心肺复苏和心血管急救指南》建议，维持通气频率 8～10 次/分，可以维持必需的潮气量并避免过度通气，并且不需要呼吸与胸外按压同步，而且也不要因为人工呼吸通气而停止胸外按压。关于氧气流量，指南推荐成人 CPR 时潮气量 500～600 ml（6～7 ml/kg）足可以维持氧合。推荐急性冠状动脉综合征的患者在初始的 2～3 h 内，以 4 L/min 给予鼻导管吸氧。这种浓度对于心肌缺血、心肌梗死、心力衰竭和心律失常也是合适的。

（三）气道管理与呼吸支持的装置和机械通气技术

1. 气道管理与呼吸支持的装置

（1）面罩：面罩可以严格封闭面部，同时罩住口鼻，而且有一个供氧探头和一个 15～22 cm 大小的连接管，抢救人员可以通过口含连接管向患者气道吹气，也可以连接球囊通气。面罩有 15～22 cm 不同型号接口可选，适合成人和儿童使用，同时具有单向阀装置，避免患者呼出的气体进入抢救人员口腔，也避免了口对口接触性传染性疾病，这种阀易于控制通气量，可以预防通气量过大引起的胃膨胀、胃内容物反流和误吸等并发症。对于存在自主呼吸的患者，面罩可以提供高浓度氧气，透明面罩更便于观察反流物及口腔情况，有利于及时采取有效措施。

需要注意的是，面罩应根据患者的情况选择合适的型号，过大或过小均可以使气道封闭困难，引起不适。长期面罩通气所致胃胀气可以限制有效通气，已经发生者，可以进行鼻或口胃管减压，如果计划行气管插管，应该在插管完成后下胃管，减少呕吐和喉痉挛的危险。

对训练有素的急救人员来说，一个适合的面罩可有效、简便地进行人工通气。面罩通气是最能接受的急诊通气方式，而且没有污染。

(2) 简易呼吸器（球囊-面罩）：球囊-面罩可以在没有高级气道时产生正压通气，因此也可引起胃扩张和相应并发症。用球囊-面罩通气时，每次应吹气1s以上，并应有足够潮气量产生明显的胸廓抬起。球囊-面罩给氧简单易行，又省略了气管内插管的多个步骤，为CPR患者赢得了宝贵的时间，同时可避免气管插管给患者带来的创伤，患者易耐受，不失为CPR时人工呼吸最简捷有效的方法。一般认为在CPR 3 h内球囊-面罩通气与气管插管通气临床疗效基本相同。气管插管后，使用呼吸机和简易呼吸器（插管后接人工球囊）对早期恢复自主循环同样有效，但单纯面罩不易保障呼吸道分泌物的有效引流和维持稳定的通气状态，也增加了面罩腔、口腔和咽喉腔，延长了呼吸管道的长度，因此使无效腔增加，无效通气增加，影响气体供给。

要较熟练地使用球囊-面罩通气，需经过临床实际训练，单人使用球囊-面罩通气时应同时抬下颌开放气道，面罩与患者面部完全吻合并压紧不致漏气；每次吹气时，使用者应注意观察胸廓上抬情况。2位训练有素的施救者使用球囊-面罩通气是最有效的通气方式，一人开放气道并压紧使之不漏气，另一人挤压气囊，2人都应该注意胸廓上抬情况。

(3) 气管插管：CPR的成功受多种因素的影响，能否及时、果断、准确地行气管插管、机械通气对CPR的成功和挽救患者的生命具有十分重要的意义。早期气道开放、畅通呼吸道和改善机体缺氧状态是 CPR 成功的关键。因为脑组织对缺氧的耐受性最差,心跳停止后 10 s 脑内可利用氧就已耗竭,约 5 min 脑细胞 ATP 耗竭,虽然循环复苏-畅通气道-人工呼吸是可取的心肺脑复苏抢救步骤,但如果单纯心脏按压在 5 min 内尚未获得成功,也应及时考虑建立人工气道。5 min 可能是进行有效人工通气的极限。

临床研究表明,急诊抢救过程中,及时准确的气管插管可以明显提高患者的存活率。尽早气管插管,保持呼吸道通畅可以明显降低患者的病死率,提高复苏成功率。早期气管插管可迅速纠正缺氧及酸中毒,促进心、肺、脑功能的早期恢复。《2005 国际心肺复苏和心血管急救指南》指出:球囊-面罩在没有人工气道的情况下进行通气可能会导致胃膨胀及其并发症,引起胃内容反流和误吸,同时使膈肌抬高,限制肺运动,降低肺顺应性,影响气体交换。因此,CPR 时气管插管仍为首选的建立人工气道的方法。

气管插管的优点是:保证通气,便于吸痰,保证吸入高浓度氧;提供准确的潮气量和另外一种给药途径,保证胃内容物、血液及口腔黏液不误吸入肺。为保证 5 min 内及时气管插管、畅通呼吸道和建立有效人工呼吸,提高复苏成功率,急诊急救人员中普及气管插管、机械通气技术十分必要。

气管插管的指征:复苏人员用非侵入性措施无法保证昏迷患者有足够的通气和(或)患者缺少保护性反射(如昏迷、心脏骤停等)。气管插管的禁忌证:X 线检查或临床症状、体征提示颈椎骨折、滑脱等不稳定情况为绝对禁忌;怀疑颈椎退行性变或强直性病变、风湿性关节炎、昏迷程度较浅及患者烦躁咬住导管或牙关紧闭为相对禁忌。应当注意,为了减少不易察觉的气管导管位置移动,气管插管后如果移动患者或进行车辆转运后,均应立即确认气管导管的正确位置,简单实用的方法是记住固定导管上的刻度。

(4) 喉罩：喉罩气道（laryngeal mask airway，LMA）是应用一种远端可充气的三角形硅胶罩建立的通气方式，是一种更为安全、可靠的通气方式。当昏迷患者气道反射消失时，使用 LMA 可以保持其气道通畅，并且适合缺乏气管插管经验的人员使用，也可以作为气管内插管不成功时开放气道的辅助手段。多项研究表明，尽管多数人从没有使用过喉罩，但是大多可以在紧急情况下对患者实施喉罩气道通气。

LMA 优点：第一，操作简单、迅速，无需喉镜配合以及肌松药协助；其次，发生反流、误吸的几率很小。与气管插管比较，喉罩具有相同的通气效果，成功率较高，而且可以应用于不能气管插管的颈部损伤患者以及气管插管不能到位的患者。在 CPR 中，难以行气管插管通气时，应用喉罩气道是快速、有效、安全的方法。

(5) 食管气管联合插管：食管气管联合插管（esophageal-tracheal combitube，ETC）带两个充气囊，可以盲插入声门，发挥普通气管插管和食管阻塞式通气导管的双重功能。食管腔在下咽部有通气侧孔，远端封闭；气管腔在远端开口，末端类似气管插管。

ETC 可以在开放气道困难时盲插，操作便利，通气可靠，口咽部球囊可减少误吸的危险，置入成功率高。但是当导管远端在气管还是食管中辨别不清时，会有致命的并发症，此时需要连接呼吸末 CO_2 仪或食管探测装置进行鉴别，操作不当时，会引起食管损伤。

(6) 咽气管导管：咽气管导管（pharyngeal tracheal lumen，PTL）是一种双腔管，类似于 ETC，可以盲插入咽部进入气管或食管，确定位置后进行通气。疗效与气管插管相似，在 CPR 中可以提供安全有效的通气。

2. 机械通气

机械通气（mechanical ventilation）是目前临床上使用确切

而有效的呼吸支持手段，目的在于：纠正低氧血症，缓解组织缺氧；纠正呼吸性酸中毒；降低颅内压，改善脑循环；保障镇静剂安全使用，减少全身及心肌氧耗。但是，机械通气毕竟为非生理性呼吸方式，而且可能增加感染等并发症，有相应组织、器官损伤，因此应严格掌握其适应证。机械通气的适应证包括：任何通气、换气功能障碍，除外张力性气胸；中枢神经系统疾病，神经功能衰竭，神经肌肉病变，药物中毒；严重肺部疾病；以及严重脑缺氧或脑水肿引起的自主呼吸功能不能完全恢复。

（1）通气模式：呼吸机按照所设置的通气参数进行有规律、强制性通气，与患者的自主呼吸无关称为控制通气（control ventilation，CV），分为容量控制通气和压力控制通气。CV 的应用：无自主呼吸或自主呼吸极其微弱；重度呼吸衰竭；严重心功能衰竭；应用镇静剂、肌松药患者；需要监测呼吸力学指标。CV 的缺点：通气参数如果设置不当，容易造成通气不足或通气过度；容易产生人机对抗；长时间应用容易导致呼吸机依赖。依靠患者自主呼吸产生吸气负压，触发呼吸机按照预设的参数工作为辅助通气（assist ventilation，AV），分为容量辅助和压力辅助 2 种类型。

控制/辅助通气（A-CV）是临床上最常用的通气模式，结合了 AV 和 CV 的优点，对呼吸频率和触发敏感度均恰当设定。当患者自主呼吸频率足够时，按照患者自主频率送气（AV）；当患者无自主呼吸或自主呼吸弱不能触发以及自主呼吸频率低于备用频率时，按照备用频率通气。A-CV 既可以保证机械通气与自主呼吸基本同步，又能够保证每分钟通气量，保证通气安全，因此有广泛的适应证。

同步间歇性指令通气（synchronized intermittent mandatory ventilation，SIMV）是感知间歇指令通气发生前后一段时间内有无自主呼吸，并随自主呼吸出现而适当提前或滞后，从而与自主呼吸同步，避免对抗，有利于呼吸肌锻炼，避免呼吸机依赖，可以用于长期通气，也可以用于撤机过程中作为过渡方式。

压力支持通气（pressure support ventilation，PSV）模式指在患者吸气时，呼吸机提供恒定的预设气道正压，帮助克服气道阻力，使肺扩张，减少呼吸肌作功；当吸气流速降低到最高吸气流速的25%时，支持压力停止，吸气转为呼气。辅助通气更接近患者的呼吸生理，可以根据患者的呼吸能力调节压力支持水平，不易引起呼吸肌疲劳，同时利于撤机。其缺点为：必须依靠自主呼吸触发才能提供压力支持，中枢驱动受抑制或不稳定者不宜应用；肺部力学特性不稳定者，不宜设定压力支持水平。

气道双水平正压通气（Bi-level positive airway pressure，BiPAP）是压力控制通气的一种变化形式，BiPAP在提供指令性通气的同时，也允许患者自主呼吸，患者自主呼吸既可以在呼气相，也可以出现于指令通气期间。

CPR后患者中枢严重受抑制、呼吸停止或严重衰竭，应该给予完全通气支持，应用CV或A-CV模式。当病情缓解，具有部分自主呼吸能力时，应该及时改为部分通气模式，如SIMV、PSV或SIMV+PSV、BiPAP模式。

（2）通气参数的选择及调节：应该根据患者的体重、肺部基本状态、病情及病程选择合适的通气参数，并根据血气分析、心肺功能及病情进展，调整通气参数。

潮气量：成人一般8～12 ml/kg，尽量维持最大吸气压力<40～50 cmH$_2$O，防止气压伤。

呼吸频率：设定时需要考虑通气模式、潮气量、生理无效腔、代谢率、PaCO$_2$以及自主呼吸频率等，一般低于自主频率2～4次/分。

吸气流速（IFR）：一般成人为40～100 L/min，平均60 L/min。

吸气时间及吸呼比（Ti及I/E）：一般预设Ti为0.8～1.2 s，I/E为1：(1.5～2)。

吸氧浓度（fraction of oxygen，FiO_2）：CRP初期给予高FiO_2，氧合好转后，可以逐渐降低FiO_2至40%~60%，并维持$SaO_2>90\%$，$PaO_2>60\ mmHg$。

触发敏感度（trigger sensitivity）：一般触发压力应低于呼气末气道内压$0.5~2\ cmH_2O$。

呼气末正压通气（positive end expiratory pressure，PEEP）：是指呼气末肺泡压力高于大气压，恰当PEEP的应用可以增加肺泡功能残气量，防止肺泡塌陷，改善气体交换和氧合，可以抵消内源性PEEP，降低由此引起的呼吸功增加。临床常用的方法一般从$5\ cmH_2O$开始，逐渐增加，每次增加$2.5~5\ cmH_2O$，直到达到最佳PEEP值。病情稳定后，逐步减少以至撤掉PEEP，每1~6h递减$2~5\ cmH_2O$，一般可在PEEP<$5\ cmH_2O$的情况下脱机。

（3）机械通气并发症及处理：与气管切开、气管插管相关的并发症包括出血、气胸、纵隔气肿、皮下气肿、感染、气道梗阻及气管食管瘘等，需要密切监测，及时处理。分泌物过多可引起管腔阻塞，导致窒息，要注意湿化气道，掌握无菌吸痰技术，保证气道通畅。插管时间太长或气囊压力过高，可以导致局部溃疡、出血、气管食管瘘和气管软化等，应注意防止呼吸机依赖，应用高容低压气囊，定时测量气囊内压。

呼吸机相关性肺炎（ventilation associated pneumonia，VAP）是特指应用呼吸机患者出现的院内获得性肺炎，分为早发性和晚发性。气管插管后24~48h发生的VAP称为早发性VAP，在此之后出现的VAP为晚发性VAP。VAP的治疗主要是生命支持治疗和抗生素治疗，早期应用广谱抗生素，之后根据细菌培养结果调整，选择敏感抗生素。预防措施包括：严格洗手、穿隔离衣、戴手套；注意变动体位，加强痰液引流；以及保持管道清洁。

呼吸机相关肺损伤（ventilation-induced lung injury，VILI）

有气压伤和容积伤。常见气胸、纵隔气肿、肺间质气肿、皮下气肿和心包周围积气，要注意选择合适的通气模式、潮气量和吸气压力。

（4）机械通气的撤离：当患者病情逐步好转，仔细观察，认真判断后认为具有撤机指征时，应尽早撤机。撤机指征为：临床上原发病得到有效的控制，各脏器功能改善，内环境稳定，营养状态及肌力良好，患者理解并配合撤机；根据肺功能指标判定。撤机的方法有直接撤机、经T型管逐步撤机、SIMV过渡撤机、PSV过渡撤机和BiPAP过渡撤机。

（5）恢复机械通气的指征：撤机时患者出现呼吸窘迫或呼吸机疲劳的临床表现，并出现下列指征之一时，应立即恢复机械通气：呼吸频率＞30次/分；脉搏＞120次/分；血压增高或减低20 mmHg；胸腹矛盾运动；pH＞7.3，PaO_2＜60 mmHg，$PaCO_2$＞55 mmHg；潮气量＜250～300 ml；严重心律失常；烦躁，衰竭。

（四）药物治疗

CPR成功20～30 min后，脑组织逐渐脱离缺氧状态，1 h后脑细胞有氧代谢恢复。因此，在复苏早期，应用呼吸兴奋剂并非必要。而且由于复苏早期脑组织的氧合血液灌注建立并不完全，脑细胞仍然处于缺氧状态，如果应用呼吸兴奋剂，刺激脑细胞的新陈代谢，反而加重细胞损害，甚至导致细胞死亡，从而导致呼吸困难，有害而无益。

呼吸兴奋剂主要在复苏1 h以上，恢复自主呼吸迹象，或虽已存在自主呼吸，但是呼吸过慢、过浅、不规则、不稳定时应用。

1. 尼可刹米（可拉明） 直接兴奋延髓呼吸中枢，也可刺激颈动脉体化学感受器反射性兴奋呼吸中枢，提高呼吸中枢对CO_2的敏感性，使呼吸加深加快。用法：每次0.375 g，静脉注射，一次注射维持5～10 min，必要时可以1～2 h重复。极量为一次1.25g。可于一次静脉注射后给予1.875g以5%葡萄糖500ml稀释后持续静脉滴注。不良反应:过量可致血压上升、心动过速、肌震颤及强直、咳嗽、呕吐、出汗。

2. 洛贝林(山梗菜碱) 通过刺激颈动脉体和主动脉体的化学感受器,反射性兴奋延髓呼吸中枢。用法:每次3mg,静脉注射,作用时间短暂,仅数分钟,必要时每30min重复1次。极量为每次6mg,每日20mg。可于一次静脉注射后给予15mg,以5%葡萄糖500ml稀释后持续静脉滴注。尼可刹米(可拉明)与洛贝林静脉点滴时可以溶于同一溶液内。不良反应:大剂量时可致心动过速、传导阻滞、呼吸抑制甚至惊厥。

3. 二甲氟林(回苏灵) 有较强的兴奋呼吸中枢作用。静脉注射后能够迅速增大通气量,提高肺换气量及动脉氧分压,降低CO_2分压。用法:8~16mg以5%葡萄糖稀释后缓慢注射。重症患者,可以16~32mg以5%葡萄糖或生理盐水稀释后静脉滴注。不良反应:恶心、呕吐、皮肤烧灼感,较大剂量时容易引起肌肉抽搐或惊厥。

4. 贝美格(美解眠) 主要兴奋脑干,对呼吸中枢兴奋性强而迅速,维持时间短,静脉注射后仅能够维持10~20min。用法:25~50mg,用5%葡萄糖稀释后缓慢注射,或50mg以5%葡萄糖稀释后静脉滴注。不良反应:恶心、呕吐、腱反射亢进、低血压、肌肉抽搐甚至惊厥。

5. 纳洛酮 是阿片受体的特异性拮抗剂,能够阻断和逆转内源性阿片肽的毒性作用。心脏骤停时,β-内啡肽大量释放,而纳洛酮可以逆转β-内啡肽介导的心、肺、脑功能抑制。使内脏神经放电加强,儿茶酚胺释放增加,增强复苏时使用的外源性肾上腺素效应,增加缺血区脑血流量,减轻脑水肿,促进自主呼吸恢复,降低自由基损伤,抗氧化,减轻再灌注的损伤程度,促进复苏成功。用法:2mg以生理盐水20ml稀释后静脉注射,间隔30min可以重复使用。不良反应轻微,个别患者有恶心、呕吐、血压升高、肺水肿。

6. **碳酸氢钠** CPR 最初 15 min 内主要发生呼吸性酸中毒，而不是代谢性酸中毒。充分的通气及恢复组织灌流，是控制心脏停搏时酸碱平衡的主要方面。碱性药物近年趋于不用或晚用。应用指征：原有代谢性酸中毒，高钾血症，三环类抗抑郁药或苯巴比妥过量，长时间的心脏停搏或长时间复苏努力者（除颤、心脏按压、插管、通气及 1 次以上的肾上腺素注射后）。应用原则：宜小不宜大，宜晚不宜早，宜慢不宜快。

二、循环功能支持

（一）心脏功能的监测

1. 多导联心电图

12 导联心电图已经广泛应用于院前急救和院内急诊，具有准确性高、操作简单、价格低廉、携带方便、易现场使用等优点，其重要性日益受到重视，且随着社会发展、疾病谱演变，心律失常及急性冠状动脉综合征（ACS）患者猝死占据绝大多数，其评估疾病状态以及预后的作用越来越重要。因此，《2005 年美国心脏学会心肺复苏及心血管急救指南》推荐所有急诊室都应该装备 12 导联心电图机。

2. 心电监护

在 CPR 中，心脏功能恢复是自主循环恢复及复苏成功的关键因素。因此，在 CPR 中应该实时监测心脏功能。心电监护能够实时反映患者心率、心律、血压、呼吸等生命体征的变化，帮助医生判断患者状态，是目前临床急救工作中不可或缺的设备。但是，临床中获得的数据必须与患者的全身情况结合考虑、判断，不能以其参数代替医生观察，使用的医务人员要了解仪器的工作原理和局限性。

3. 血流动力学监测

（1）动脉压监测：成功穿刺外周动脉（首选桡动脉），插入导管，连接换能器，即可把机械的压力波形转变为电子信号，经过放大由显示器直接显示实时动脉压力波形和数字标出的收缩压、舒张压、平均压数值，能够连续记录、存储。

（2）中心静脉压测定：中心静脉压是指位于胸腔内的上、下腔静脉或右心房内的压力，是衡量右心排血功能的指标。一般穿刺颈内静脉或锁骨下静脉，然后插管，由于有局部感染和下肢深静脉血栓形成或者肺血栓栓塞的风险，股静脉插管临床上已经很少应用。中心静脉压正常值为 $4\sim12\,cmH_2O$。主要受静脉回心血量和右心排血量的影响，可以根据中心静脉压评估、判断液体负荷的安全性。如果中心静脉压不高，说明液体负荷相对而言尚未超出右心排血功能范围。

（3）肺毛细血管楔压（PCWP）的监测：主要反映左心房压及左室舒张末期压，反映左心排血功能，特别是左心室的前负荷。在正常人，由于左心房与肺循环之间没有瓣膜，带有球囊的导管前端测得的压力是从左房逆流经过肺静脉和肺毛细血管所传递的压力。PCWP 仅比左房压高 $1\sim2\,mmHg$，PCWP 平均压正常参考值为 $4\sim12\,mmHg$。超过 $12\,mmHg$ 提示左心衰竭、肺静脉回流受阻、二尖瓣病变、左心室舒张期充盈受阻等。

（二）辅助循环支持技术

进一步的生命支持中可以有多种辅助的循环支持方法，但是没有任何一种可以替代标准的 CPR。由经过良好训练的专业人员实施这些技术，可能改善心脏骤停患者的血流动力学指标和提高短期存活率。

1. 插入性腹部加压 CPR（interposed abdominal compression CPR，IAC-CPR）　指在胸部按压的放松阶段由另外一名急救人员按压患者腹部，也称为间歇性腹部按压 CPR。按压部位位于腹部中线，剑突与脐部连线中点。工作原理是腹部按压导致腹主动脉内血液大量反流入胸；同时胸外按压提高主动脉压和右心灌注压，改善心室充盈，从而提高心脏每搏输出量、体循环血流量及全身灌注压，类似于主动脉内球囊反搏的工作原理。研究显示，IAC-CPR 改善血流动力学指标疗效确切，相对于标准 CPR，能够增加院内心脏骤停患者自主循环的恢复率和短期存活率，但是对于院外心脏骤停患者的存活率没有任何影响。

2. 主动加压-减压 CPR（the active compression-decompression device CPR，ACD-CPR） 一种装配有负压吸引装置的设备，能在减压阶段主动吸抬前胸以增加静脉血回流入心脏。该装置由弧形手柄连接到硅胶吸盘，手柄上有监测按压力和计量提举力的监测器，吸盘直径 10 余厘米，与胸壁中间有负压，因此可以紧密连接，其橡胶垫可以防止按压时损伤皮肤。

ACD-CPR 的主动减压使胸腔在按压松弛期扩张更明显，增加胸腔内容积，降低胸内压，增加静脉回流，从而使下次按压前心室舒张期充盈更充分，使再次心脏按压时可以产生更大的胸内压和更多的前向血流。但是 ACD-CPR 在临床操作中要求救治者体力充沛，难以长时间操作，可以考虑应用于院内急救，并且需要由训练有素的人员进行。而且目前的临床研究结果表明，对于 ACD-CPR 是否优于传统 CPR，尚无明确的结论，不同的研究得到的结果不尽一致，临床疗效有待于进一步研究证实。

3. 交替胸腹加压-减压 CPR（phased thoracic-abdominal compression-decompression CPR，PTACD-CPR） 使用手持设备，交替进行胸部加压-腹部减压和胸部减压-腹部加压的一种 CPR。结合了 IAC-CPR 和 ACD-CPR 的原理，理论上可以增加心脏骤停 CPR 时的血流量，动物试验亦证实可以增加心脏的血流灌注，但目前的临床试验表明其对患者的存活率并没有影响。

（1）高频 CPR（high frequency CPR）：一种快速心脏按摩术、胸骨快速冲压术，其按压频率可以高达 120～150 次/分。试验结果表明，相对于传统 CPR，高频按压可以增加心输出量，提高主动脉压和心肌灌注压，增加冠状动脉血流，改善 24 小时存活率和复苏成功率。

(2) 充气背心CPR (VEST): 环绕于胸部的类似于大血压带的背心,其由气压驱动或电驱动的压缩带和靠背板组成,通过周期性的充气-放气来均匀协调降低胸廓内径,增加胸腔内压进行CPR。其原理基于血流的胸泵动力原理。动物实验及人体研究显示,可以提高主动脉压和冠状动脉压的峰值,对血流动力学具有明显的改善作用。无论是院内或院外急救,均可以提高患者6 h存活率,但是尚无资料证实其在远期生存率和神经康复方面的作用,并且仪器体积较大,笨重,使其应用受到限制。

(3) 阻阈设备 (impedance threshold device, ITD): 一种轻便、体积小巧的一次性活瓣,胸外按压期间胸部回缩时可以限制气流入肺,与气管插管、面罩及主动加压-减压设备结合使用,减低胸内压,增加静脉血回流。临床研究表明,可以改善患者短期血流动力学指标,减少自主循环恢复时间,提高24 h存活率。

(4) 机械泵设备: 通过安装在机械上的气动活塞来按压胸骨以达到胸外按压的目的。优点在于始终保持固定的按压频率和按压幅度,消除了人员疲劳和其他因素引起的操作误差。缺点是体积大、笨重、价格昂贵及易发生活塞脱位、胸骨骨折等,而且一旦仪器放置或操作不当,会造成通气和(或)按压不充分。

(5) 同步通气-按压CPR (simultaneous ventilation-compression CPR, SVC-CPR): 兼具心泵和胸泵的工作机制,利用来自胸腔内外血管床的压力梯度作为血流产生的动力。动物实验表明,可以改善平均主动脉压、冠状动脉灌注压、肺部灌注压、呼吸末CO_2指标,提高12 h生存率,而不增加并发症。

(6) LUCAS (Lund University cardiopulmonary assist system) 装置: 一种以气动机制产生自动性主动加压-减压CPR的装置,由一个模拟心泵功能的活塞装置连接两个固定于背部金属板的充气圆柱组成,可以产生100次/分的按压频率,相当于自动实施ACD-CPR。动物试验显示，相对于徒手CPR，可以显著提高平均动脉压、舒张压和冠状动脉灌注压。

（7）BSR-CPR（bellows on sternum resuscitation-CPR）装置：连接一个圆柱状的塑料人力装置，气管插管后，在胸部按压上升阶段，充气装置开始充气，胸部加压时可以给患者通气供氧。优点是减少急救人员的人数，提高了工作效率；缺点是降低了按压频率。

（8）胸内心脏挤压术-侵入性CPR：为直接心脏按摩术（direct cardiac massage），是在左胸第4或第5肋间做切口为入路，然后用撑开器撑开胸廓，先在心包外进行单手或双手心脏按压，心脏未见充盈复跳者，迅速切开心包进行心脏按摩。证据表明，开胸心脏挤压对血流动力学可以产生有利的影响，但是如果心脏骤停25 min后，不再改善临床效果。由于具有创伤性，需要有经验的抢救队伍，目前面对的医患关系环境，不建议作为常规技术。有下列指征时可以考虑：胸部穿透伤所致心脏骤停；体温过低、肺栓塞、心脏压塞；胸廓畸形，体外CPR无效；穿透性腹部损伤，病情恶化发生心脏骤停。

以上各种方法、器械、装置可以发挥持续、均一、耐久的特点，避免按压人员疲劳、按压质量不稳定及频繁更换急救人员而造成的按压中断；具有良好的血流动力学效果，改善短期生存率，但对远期生存率的作用尚待进一步的试验证实。

（三）心律失常的治疗

心律失常是心脏性猝死的常见原因，直接影响CPR的成功率和患者的远期存活率。对于心脏骤停抢救期间危及生命的心律失常应加强监护，迅速准确判断，立即采取有效的治疗措施。

1. 识别与治疗处理的原则

根据患者的总体病情，对患者心电监护示波所发现的心律失常及时进行心电图检测，并进行评价。治疗处理原则如下：出现症状性心动过缓（急性意识改变、进行性严重缺血性胸痛、充血性心力衰竭、低血压及其他休克症状），尽管给予充分的通气和氧供，但症状仍然持续存在，应立即给予阿托品或考虑临时起搏。出现症状性高度房室传导阻滞，应立即经皮临时心脏起搏；心动过速伴血流动力学稳定的心律失常，应根据 QRS 波群宽窄进行鉴别诊断，采取相应处理；心动过速伴血流动力学不稳定或危及生命的恶性心律失常，明确诊断并立即进行电复律或者除颤；及时请心电专家会诊以确定复杂心律失常的诊断、用药及处理策略。

2. 心动过缓

当有灌注不良的症状及体征时，要确定是否由心动过缓引致。出现下列与心动过缓有关的症状体征时，需要迅速处理：低血压、急性意识改变、胸痛、充血性心力衰竭、抽搐、晕厥、其他休克体征、阿-斯综合征发作。治疗用药如下：

（1）阿托品：能逆转胆碱能性心动过缓、血管阻力降低、血压下降，还可抑制腺体分泌，缓解支气管痉挛，利于保持呼吸道通畅和肺通气。用于症状性窦性心动过缓、心室静止、房室结水平的房室传导阻滞。不用于 His 束、蒲肯野纤维水平的传导阻滞，即第二度 II 型房室传导阻滞及第三度房室传导阻滞。作为急性症状性心动过缓的一线用药。高度房室传导阻滞准备经皮临时起搏期间可以考虑给予阿托品。用法：心脏静止和无脉搏的缓慢电活动时，每次 0.5 mg 静脉注射，3～5 min 可重复。心动过缓时：每次 0.5～1.0 mg 静脉注射，3～5 min 重复，可至总剂量 0.04 mg/kg 但不超过 3 mg。阿托品剂量小于 0.5 mg 时，可有拟副交感神经作用，加重心动过缓，降低心率，临床使用中需注意。

（2）临时心脏起搏：是有症状心动过缓治疗的 I 类适应证。血流动力学不稳定的心动过缓，尤其是高度房室传导阻滞的患者，立即给予临时心脏起搏；患者对于阿托品无反应、疗效不佳、症状严重，均需要临时心脏起搏。

(3) 其他可以选择的药物：这些药物虽不是症状性心动过缓的一线用药，当患者对阿托品无反应等待临时心脏起搏时可以考虑使用。肾上腺素用于症状性心动过缓、使用阿托品后低血压、起搏失败的患者。开始剂量 $2\sim10~\mu g/kg$，滴定到药物起效。多巴胺可以激活 α 和 β 肾上腺素能受体。用法：$2\sim10~\mu g/(kg\cdot min)$ 静脉滴注，逐渐调整剂量直至起效，可以与肾上腺素合用，也可以单独使用。

(4) 异丙肾上腺素：在心动过缓患者，阿托品和多巴胺无效又无法行临时起搏时使用，但非首选，在尖端扭转型室速等待临时起搏时也建议使用。用法：$2\sim10~\mu g/min$ 静脉滴注。《2005 年美国心脏学会心肺复苏和心脏急救指南》认为没有证据支持异丙肾上腺素的有效性，不建议使用。

3. 心动过速

可根据 QRS 波形及血流动力学稳定性进行分类。

(1) 窄 QRS 波心动过速（QRS<0.12 s）：主要为窦性心动过速、房性心动过速、心房扑动、心房颤动、交界区性心动过速、房室结折返性心动过速、附加旁道介导的心动过速等。

(2) 宽 QRS 波心动过速（QRS>0.12 s）：主要为室性心动过速、室上性心动过速伴差异性传导、预激综合征（旁路前传的心动过速）等。

(3) 血流动力学稳定的室上性心动过速：根据病史、12 导联心电图、食管心电图明确诊断，然后进行相应的药物治疗。

(4) 血流动力学稳定的宽 QRS 波心动过速：首先需要根据病史、12 导联心电图、食管心电图明确诊断；若肯定为室速或室上速伴差异性传导可按相应的原则处理，在无法明确诊断时可经验性使用胺碘酮，有心功能损害时，胺碘酮为首选药物；当一种抗心律失常药经过适宜剂量不能终止心律失常时，应考虑电转复。

(5) 血流动力学稳定的单形性室速：可应用的药物为静脉

普鲁卡因胺、索他洛尔、胺碘酮或β受体阻断剂，利多卡因终止室速疗效有限。有心功能损害的患者首先考虑应用胺碘酮，也可以使用电转复。

(6) 血流动力学稳定的多形性室速：首先鉴别有无QT间期延长。QT间期延长所致尖端扭转型室速应停止使用可致QT延长的药物、纠正电解质紊乱，亦可采用静脉注射镁剂、临时起搏、异丙肾上腺素（除外缺血综合征后可作为临时起搏应用前的临时措施）、β受体阻断剂（在应用临时起搏后可作为辅助措施）、利多卡因；不伴QT延长的多形性室速先行病因治疗，如伴缺血者使用β受体阻断剂、利多卡因；其他情况的多形性室速治疗可应用静脉胺碘酮、利多卡因、普鲁卡因胺、索他洛尔或β受体阻断剂。

(7) 血流动力学不稳定的室上性心动过速：多为不稳定的折返性室上性心动过速、心房颤动、心房扑动，其发作多由折返机制所致，电击可以通过阻断折返环路而终止心动过速的发作，建议应用同步电复律。房颤初始能量为单向波100～200J，双向波75～150J，根据实际情况逐渐增加电击能量。房扑和其他室上性心动过速可以使用较低能量，初始能量为50～100J单向波，根据情况逐渐增加，已经证实双向波较单向波使用能量更低。

(8) 血流动力学不稳定的单形性室速：采取同步电复律，初始可以给予100J的单向波复律，如果没有反应，能量递增（100J→200J→300J→360J）；双向波的能量使用低于单向波50～75J。

(9) 血流动力学不稳定的多形性室速：可蜕变为室颤，按室颤处理，给予高能量非同步电复律，选择单向波360J或双向波150～200J。

(10) 血流动力学不稳定的室颤/无脉搏的室速：首先进行3次除颤；不能转复或无法维持稳定灌注节律者，通过应用呼吸辅助设施如气管插管等改善通气，应用药物肾上腺素、加压素等措施后，再行1次除颤；仍未成功，可用抗心律失常药改善电除颤效果，首选胺碘酮，利多卡因和镁剂也可使用。

4.控制心率/心律的药物

（1）胺碘酮：可以作用于钠、钾、钙通道，为多通道阻滞剂，还可以阻滞α、β受体，对室性及房性心律失常均有效，具有血管扩张作用及负性肌力作用，静脉应用血流动力学的耐受性好于普鲁卡因胺，致心律失常作用小。临床适用于除颤后的室颤或室速、血流动力学稳定的室速、多形性室速、未明确诊断的宽QRS波群心动过速；控制快速房颤、房扑、房速的室率；特别适用于伴有心功能受损的患者，当患者有心功能不全、射血分数<40%、充血性心力衰竭时，胺碘酮应作为首选用药。

用法：负荷量150 mg，10 min内注入，需要时可以重复；室颤抢救时可给300 mg静脉注射，3～5 min后可以再静脉注射150 mg，维持量1 mg/min持续静脉滴注，6 h后减至0.5 mg/min，每日总量可达2 g。静脉注射或静脉滴注前应使用5%葡萄糖稀释，给药速度不可太快，应该缓慢静脉注射。主要副作用是低血压和心动过缓，心功能不全时更易出现，有临床表现时可以给予补液、应用加压素、正性肌力药或者临时心脏起搏。

（2）利多卡因：为抗室性心律失常药物，可用于治疗室性早搏、室速和室颤，特别适用于心肌梗死患者。可用于室颤或无脉搏室速除颤及应用肾上腺素后，控制有血流动力学影响的室早、血流动力学稳定的室速。不推荐用于无室早的急性心肌梗死的预防。近年来利多卡因的疗效越来越受到置疑，虽然能够使原发性室颤的发生率降低1/3，严重心律失常的发生率减低一半，但是总的病死率并未下降，因此目前在室性心律失常治疗中，利多卡因是在胺碘酮、普鲁卡因胺、索他洛尔之后的次选药。临床和动物实验已经证实，利多卡因可以增加室颤和起搏阈值。

用法：剂量 1.0～1.5 mg/kg，5～10 min 内静脉注射，无效 3～5 min 可重复，总量<3 mg/kg。静脉滴注用于心律失常转复后的维持。负荷量后可用 1～4 mg/min 静脉滴注，再次出现心律失常时可以 0.5 mg/kg 静脉注射的小剂量冲击性给药，并加快静脉滴注速度。24 h 后应减量，减少或防止蓄积毒副作用。心功能损害、70 岁以上老年人、肝功能异常者应减量。中毒反应或副作用：语言不清、意识改变、肌肉抽动、眩晕、心动过缓。

(3) β受体阻断剂：可以减弱循环中儿茶酚胺的作用，降低心率、血压，主要用于急性冠状动脉综合征，可降低非致死性再梗死及复发性缺血的发生率，降低未溶栓患者的死亡率；β受体阻断剂还是有效的抗心律失常药物，可降低室颤的发生率。艾司洛尔为短半衰期（2～9 min）选择性 $β_1$ 受体阻断剂，可用于室上速，房颤和房扑的心室率控制，异位性房性心动过速，不适当窦性心动过速和尖端扭转型室速（心脏起搏的辅助治疗）。肝肾功能受损时不需调整剂量。

常用药物及用法：美托洛尔：5 mg 静脉注射（5 min 内），可间隔 5 min 连续给 3 次，共 15 mg，然后口服。艾司洛尔：0.5 mg/kg 静脉注射（1 min），继以 50 μg/min 静脉滴注维持，4 min 后无效可重复负荷量，然后维持量加至 100 μg/min，以此类推，最大维持量 300 μg/min，可连续用药 48 h。

绝对禁忌证为：第二度或第三度房室传导阻滞、低血压、严重充血性心力衰竭（慢性心力衰竭急性加重期和急性心力衰竭）、与支气管痉挛有关的肺部疾病。预激综合征合并房颤、房扑时应慎用。不良反应有心动过缓、房室传导延迟、低血压。心力衰竭及心源性休克是常见并发症。

(4) 钙通道阻滞剂：可以阻滞钙通道，减慢房室结传导并延长其不应期，降低心肌收缩力，用于终止室上速和控制快速房颤的心室率，包括地尔硫䓬和维拉帕米。地尔硫䓬心肌抑制作用比维拉帕米要轻,维拉帕米可用于某些特殊类型的室速(维拉帕米敏感性室速),不能用于心功能受损的患者。

用法:维拉帕米:2.5～5.0 mg,稀释后 2 min 内静脉注射,15～30 min 后可重复 5～10 mg,直至最大量 20 mg。地尔硫䓬:0.25 mg/kg,静脉注射,15～30 min 后可重复 0.35 mg/kg。亦可以 5～15 mg/h 维持静脉滴注,用于控制房颤或房扑时的心室率。

禁用于左心功能受损、心力衰竭、预激综合征伴房颤。不良反应包括血压暂时下降、隐匿性心功能受损患者心功能恶化。

(5) 伊布利特(ibutilide):为短效的抗心律失常药物,可以延长动作电位时程和心肌组织的不应期,用于紧急终止房颤、房扑(持续时间≤48 h),是持续时间短的房颤和房扑复律最为有效的药物,也可用于改善电转复的效果。

用法:1 mg 静脉注射 10 min,间隔 10 min 可再重复 1 mg(体重>60 kg);或 0.01 mg/kg(体重<60 kg)。用药过程中需持续心电监测 4～6 h,注意观察有无尖端扭转型室速出现,心功能受损时易出现致心律失常作用。

不良反应:对血压和心率作用很小,但有较高的致室性心律失常作用(多形性室速,包括尖端扭转型室速)。给药前应纠正高钾血症或低镁血症。

(6) 普罗帕酮:静脉用于终止室上性心律失常。有比较明显的负性肌力作用和负性传导作用,应避免用于心功能不全和疑有冠心病等器质性心脏病的患者。

用法:静脉普罗帕酮 1～2 mg/kg,稀释后以 10 mg/min 速度静脉注射,极量 210 mg。

(7) 索他洛尔:不是一线抗心律失常药物,作用与胺碘酮类似,延长动作电位,增加心肌组织的不应期,有非选择的 β 受体阻断作用。静脉可用于室性和室上性心律失常的治疗,控制预激综合征伴房扑、房颤患者的心室率,治疗多形性室速。

用法:用量为 1～1.5 mg/kg,以 10 mg/min 缓慢静脉注射。

不良反应与副作用：心动过缓，低血压，促心律失常作用，特别是尖端扭转型室速。心功能损害时慎用。

（8）普鲁卡因胺：用于转复各种室上性心律失常（改变旁道传导），控制快速房颤的心室率和未明确诊断的宽QRS波心动过速。禁用于QT间期延长及尖端扭转型室速。不过，此药国内已经长时间无药物来源。

用法：20 mg/min静脉点滴至心律失常消失、低血压或QRS波增宽50%，或总量达17 mg/kg。紧急情况下可用至50 mg/kg的最大剂量。维持输注速度为1～4 mg/min。

不良反应：负荷量易出现严重低血压，大剂量同样具有致心律失常作用，应密切监测血压和心电图，特别是用药超过24 h者。

（9）镁剂：缺镁可以导致心律失常、心功能不全、心脏性猝死，低镁血症时可以发生顽固性室颤；镁剂用于治疗低镁血症、尖端扭转型室速。急性心肌梗死时预防性应用镁剂已不再作为常规用药。

用法：负荷量1～2 g，用50～100 ml液体稀释后，5～60 min内输入，维持量为0.5～1.0 g/h。

（四）心脏临时起搏

当患者出现心脏停搏和继发于缓慢或快速性心律失常的急性血流动力学恶化时，应该采取紧急临时心脏起搏措施，对于高危患者应采取预防性临时心脏起搏治疗。广义的临时心脏起搏措施包括4项：心脏按压，最常采取的是胸部按压；药物起搏，经静脉或给予心内注射；机械起搏，徒手捶击；电能量起搏，临时心脏起搏术。

在心脏停搏前早期心脏起搏治疗是复苏的关键，对于心脏已经停搏的患者，最大化的胸部按压是最有效的急救措施，而不推荐狭义的临时心脏起搏治疗而延误胸部按压；对于有症状，尤其有急性血流动力学恶化的患者，则应该积极应用临时心脏起搏，通过电极刺激血流动力学不稳定的心脏，尤其是对于紧急情况下发生缓慢或快速性心律失常的危重症患者尤为重要。起搏电极导线植入一般不超过1~2周，最多不超过1个月，病情稳定即可撤出，若需要长期起搏，应该植入永久起搏器。

1. 临时心脏起搏器的适应证和禁忌证

有下列情况之一者可考虑临时起搏：症状性心动过缓；对阿托品治疗无反应的心动过缓；心动过缓逐渐加重，可能导致心脏停搏者；症状严重，伴随希氏束及以下阻滞者（第二度Ⅱ型或第三度房室传导阻滞）；药物治疗无效的症状性逸搏；药物过量、酸中毒、电解质紊乱造成的无脉性电活动；经电转复及药物治疗无效的顽固性心动过速，需要超速起搏抑制时。

预防性临时起搏治疗：急性心肌梗死患者易出现可逆性心脏传导障碍，积极血运重建可以逆转缓慢性心律失常；右冠状动脉病变常常由迷走神经介导，阿托品可以获得满意的效果，但进行急诊心脏介入治疗时往往需要预置临时心脏起搏保护；而左冠状动脉系统病变，尤其是前降支病变，容易导致高度房室传导阻滞，伴有宽QRS波群逸搏心律，需要紧急进行临时心脏起搏（表8-1）。

表8-1　急性心肌梗死临时心脏起搏治疗适应证

不伴束支阻滞的房室传导阻滞
　　第三度房室传导阻滞
　　第二度Ⅱ型房室传导阻滞
　　　● 急性前壁或伴有宽QRS波的下壁心肌梗死
　　　● 急性伴有宽QRS波的下壁心肌梗死，经阿托品治疗无效
　　第二度Ⅰ型房室传导阻滞，伴有严重心动过缓
　　房室传导阻滞伴严重心动过缓、低血压、心输出量减低、心力衰竭、休克、心室兴奋性增加
房室传导阻滞伴束支阻滞
　　第二度以上房室传导阻滞
有高度风险的高度房室传导阻滞的预防性起搏

临时起搏治疗没有绝对的禁忌证，严重的低体温、心脏停搏时间过长是经皮临时心脏起搏的禁忌证；三尖瓣修补术后是经静脉右心室起搏的相对禁忌证。急性心肌梗死时出现一些不影响血流动力学稳定性的心律失常不推荐使用临时起搏（表8-2）。

表8-2　急性心肌梗死不推荐使用临时心脏起搏治疗的情况

第一度房室传导阻滞
血流动力学稳定的第二度Ⅰ型房室传导阻滞（文氏型）
加速性室性逸搏心律
急性心肌梗死前存在的束支或分支传导阻滞

2. 临时心脏起搏的方法

包括经皮心脏起搏（transcutaneous pacing，TCP）、经静脉起搏（transvenous pacing，TVP）、经食管心脏起搏（transesophageal pacing，TEP）、经胸起搏（transthoracic pacing，TTP）、经心外膜起搏（epicardial pacing），有效操作均可以稳定血流动力学，提高心率，纠正低心排所致临床症状，挽救患者的生命。在临床实践中，TVP因更稳定、可靠，不适感更少，易于被患者接受，应用广泛。

（1）经静脉起搏：TVP是将起搏电极导线经皮穿刺经静脉植入心脏，一般为右心房、右心室心内膜或者冠状窦，达到起搏的目的。临床实践中，95%以上的患者采用TVP。对于心脏停搏前的心律失常，TVP非常有效；但是，对于心脏停搏的患者，急诊TVP的疗效令人失望。

方法是选择锁骨下静脉、颈内静脉、股静脉、肘正中静脉或肘静脉为入路血管，以锁骨下静脉为首选，患者比较舒适，电极导线易于固定，不易感染，但穿刺经验不足者有发生气胸、误穿锁骨下动脉的风险。因此，对于术者经验缺乏、患者有凝血功能障碍、可能植入永久起搏器的患者，应该选择颈内静脉或股静脉。按照Seldinger法成功穿刺后，依次植入导丝、鞘管，然后经鞘管送入起搏电极导管，对于传统的临时起搏电极导管，由于材质较硬，操作尽可能轻柔，尽量在X线透视、心电监测下推送到位，否则可能造成心肌穿孔；对于漂浮电极导管，柔韧性好，可以在床旁心电图监测或X线透视指引下送至起搏部位，需要注意的是，一旦到达右心室即应将球囊放气，防止电极导线继续漂浮进入肺动脉，然后调整电极到位，合适、稳定的部位是右室心尖部，导线头端向下。随后测定起搏阈值和感知阈值，调整起搏电极部位，直到参数满意为止。设置临时起搏器参数，输出设置为起搏阈值的2~3倍，感知灵敏度设置为感知阈值的1/2，起搏频率设置为比自身心率高出10~20次/分。最后退出鞘管，用非吸收缝线将起搏电极导线固定于皮肤，在电极导管插入皮肤的部位、相对远端的部位分别固定，无菌敷料覆盖穿刺处及近端导线，防止感染发生，记录正位、侧位胸片，心电图，确定电极位置正确、没有心脏压塞等并发症。

并发症：气胸、胸腔积液、气栓、严重出血、室间隔穿孔、心房和心室损伤、心肌穿孔、心脏压塞、膈神经损伤、胸导管损伤、电极导线断裂、心律失常、深静脉血栓-肺栓塞，其发生率与术者经验、水平以及患者心脏及全身疾病状态有关。术后应该每日常规进行心电图检查，测定起搏阈值等参数，尽早发现并发症及时处理；一旦怀疑心肌穿孔、心脏压塞，应进行紧急超声心动图等检查。

（2）经皮心脏起搏：经皮心脏起搏（transcutaneous pacing，TCP）是通过安置在胸壁的电极片使特定电流刺激心肌，恢复心电活动，产生去极化，使心肌收缩，维持心排出量。

方法是将正极放置在背部肩胛骨与第4胸椎之间，负极放置在体表心电图V_3位置。起搏器的发放频率高于患者自主心率20~30次/分；脉宽设置在20~40 ms；最初输出能量50 mA，若不能夺获，逐渐增加输出能量至200 mA或夺获心肌。夺获心肌后,逐渐降低输出能量,直至失夺获,此时输出能量即为刺激阈值,随后将输出能量设置在高于刺激阈值的20%以上。

优点:唯一的无创性临时心脏起搏方式,不需要静脉穿刺入路,操作便捷,医务人员不需经特殊操作培训,并发症少。

缺点:不能保证稳定、有效、可靠的心脏起搏,不能长时间应用,而且由于起搏对传入神经和骨骼肌的刺激,操作过程中患者会出现肌痛等不适感,所以接受TCP的患者应适当服用镇静剂。

注意事项:严密观察是否存在其他潜在性心律失常;定时检查电极附近皮肤是否有皮肤烧伤或组织损伤,要将电极片紧贴皮肤,及时检查、复位;避免使用颈动脉搏动判断是否夺获,应使用股动脉搏动来判断是否夺获;长时间心脏停搏或循环衰竭的终末期,经常导致起搏失败,此时心肌缺血、缺氧、电解质紊乱使有效起搏困难。

(3) 经食管心脏起搏:经食管心脏起搏(transesophageal pacing, TEP) 的电极位于食管下段靠近左心房,对心房感知和刺激十分有效,对于心室起搏疗效较差。临床实践中,常用于终止成人、儿童的室上性折返性心动过速。不推荐长期应用。

优点:可在床旁迅速实施,无需透视检查,不需要严格的无菌技术。缺点:有中上腹不适、消化不良、咳嗽等不适,可以通过降低输出能量来减轻。

(4) 经胸起搏:经胸起搏(transthoracic pacing, TTP) 是直接经胸骨旁或剑突下插入1根纤细的钩状电极,穿过心室壁,并与心内膜接触。临床上主要用于病情危急,对药物、TCP无反应,而因医务人员技术等限制无法短时间内成功实施经静脉起搏的患者。

缺点:放置过程中需要穿刺心室壁,容易导致心肌、大血管、冠状动脉撕裂,心脏压塞、血气胸的风险极大,而且起搏成功率很低,即使电活动恢复,亦少有血流动力学好转,没有研究表明可以增加患者的存活率，临床上基本作为对家属的安慰措施使用。不可以应用于清醒和病情稳定的患者。

（5）经心外膜起搏：经心外膜起搏（epicardial pacing）是在直视下将起搏电极导线放置于心外膜，可以同时起搏心房、心室。临床实践中，主要用于心脏外科手术后预防和（或）治疗手术相关的慢性心律失常或超速抑制快速心律失常。

优点：电极植入简捷、直观，疗效确实。缺点：心外膜电极导线比较脆弱，容易折断；电极头端易有血块形成，阻抗增高，在植入5～10天可能会发生失夺获及起搏功能不良；起搏电极外露，容易引起感染；临床应用局限。并发症：电极移位及其造成的心律失常，出血，冠状动脉及桥血管损伤，心房、心室穿孔，心包炎。

（五）改善心功能及血流动力学的药物

1. 肾上腺素　应用指征为在心脏停搏行CPR时，对初级CPR、插管、通气及初期除颤不起反应患者。也是二线升压药（非心脏停搏患者的升压药），对于症状性心动过缓，在阿托品、经皮起搏失败时可考虑用。用法：CPR时，每次1mg，静脉注射，3～5min可重复，可考虑继之以1～4μg/min经中心静脉滴注。升压时：最初剂量1μg/min，根据血流动力学调节，剂量范围1～10μg/min。可静脉内、气管内给药，心内给药只用于开胸按压时或无其他给药途径时。

2. 加压素　系非儿茶酚胺类血管收缩剂，对于电击无效的室颤可作为代替肾上腺素的药物，对心脏停搏和无脉性电活动亦同样有效。与肾上腺素合用临床疗效增加，但在肾上腺素无效者效果尚不明确。用法：40U，静脉注射。

3. 去甲肾上腺素　去甲肾上腺素虽主要兴奋α受体，但引起周围血管强烈收缩，增加了外周血管阻力和心脏后负荷，增加心肌耗氧量。只适用于严重低血压及周围血管阻力低的患者。用法：剂量0.5～1.0μg/min，顽固性休克可用8～30μg/min。

4. 多巴胺 复苏时一般用于症状性心动过缓引起的低血压或自然循环恢复之后的低血压。用法：剂量范围 5～20 μg/（kg·min），10 μg/（kg·min）以上剂量可以使体循环及腹腔脏器血管收缩。如需 20 μg/（kg·min）以上剂量才能维持血压，应该与肾上腺素合用。

5. 多巴酚丁胺 是一较强的增强心肌收缩力的药物，无明显血管收缩作用，适用于有严重收缩功能不全患者的治疗。用法：剂量范围 5～20 μg/（kg·min），静脉泵入。当心率增加超过 10% 时，可引起或加重心肌缺血，部分患者应用大剂量后有室性心律失常，目前也因其心率增快的副作用使得临床使用受到限制。

6. 氨力农和米力农 可增强心功能并引起血管扩张。用于收缩功能不全，有减低前负荷的作用，适用于儿茶酚胺类药物无效并有心动过速者。用量：氨力农：先予 0.75 mg/kg 静脉注射，以后以 5～15 μg/（kg·min）静脉滴注；米力农：负荷量 50 μg/kg，维持量 375～750 ng/（kg·min）。此类药物易引起室性心律失常，临床使用逐渐减少。

7. 硝酸甘油 用于急性冠状动脉综合征、高血压急症以及与心肌梗死有关的心力衰竭。硝酸甘油可引起低血压、心动过速、低氧血症、头痛等并发症。用法：10～20 μg/min 开始静脉滴注，逐渐加量，每 5～10 min 可增加 5～10 μg/min 直至症状控制满意。小剂量 30～40 μg/min，主要是引起静脉扩张，降低心肌氧耗，大剂量（150～500 μg/min）引起小动脉扩张。持续应用超过 24 h 易产生耐药性。

8. 硝普钠 用于心力衰竭、高血压危象。急性心肌梗死或充血性心力衰竭合并高血压，单用硝酸甘油控制不满意时，可加用硝普钠。用法：以 12.5 μg/min 起始，根据反应提高剂量，剂量范围 0.1～5 μg/（kg·min），最大剂量可用至 10 μg/（kg·min）。有肝肾功能不全或用量需 3 μg/（kg·min）以上，持续时间较长的，可能有氰化物及硫氰酸蓄积现象。硝普钠可致严重低血压，必须床旁严密监测血压变化。

9.洋地黄　在心脏急救时，洋地黄类药的正性肌力作用是有限的。主要用于控制某些房颤或房扑患者的心室率。对于慢性持续性房颤控制心室率效果较好，对阵发性房扑、房颤及有高儿茶酚胺状态时效果不好。

三、神经系统功能支持

复苏后神经系统功能的恢复极其关键。CPR的最佳结果是恢复患者脑皮质功能的高级活动，使其能够正常生活、工作，但是心跳停止CPR后患者的脑功能很少获得完全恢复，80%以上的成功复苏的患者昏迷时间超过1 h，大部分患者住院期间死亡或成为持续性植物状态。因此，在恢复自主循环和初期的稳定后，患者的病死率仍然较高，初期复苏成功72 h后的预后仍很难判断。

心脏骤停导致脑损伤的机制目前尚未完全阐明，可能的主要因素有：循环中断导致脑内三磷酸腺苷（ATP）在5 min内耗尽，神经细胞膜的钠-钾-ATP酶泵功能丧失，使钾离子逸至细胞外，钠离子和钙离子进入细胞内并带入大量的水分子导致细胞源性脑水肿。其次，葡萄糖的无氧代谢导致乳酸产生过多，复苏期间肝肾缺血对乳酸清除能力下降，造成细胞内乳酸蓄积从而导致细胞内酸中毒；随着缺血时间的延长，特别是脑血管内皮细胞的损伤使血脑屏障受损，脑毛细血管通透性增加可引起血管源性脑水肿。第三，细胞内钙超载导致蛋白磷酸化和去磷酸化过程异常，继之基因表达、酶和受体功能障碍，神经细胞代谢受阻直至死亡。第四，脑组织缺血缺氧导致兴奋性氨基酸释放增加并在细胞外液中积聚，直接作用于神经元使之发生肿胀、空泡形成，直至死亡。最后，自由基损害，自由基具有强烈的引起脂质过氧化作用，强破坏性氧自由基引起过氧化反应,使细胞蛋白质变性,脱氧核糖核酸被破坏,细胞膜被破坏,血管内皮细胞损伤,促进和加重脑水肿,最终导致神经细胞结构异常和功能丧失。如何降低因脑损伤引起的迟发性的病死率非常重要,目前认为最有前途的是亚低温治疗。

(一)亚低温脑保护

复苏后,体温升高超过正常可导致氧供与氧需之间明显不平衡,从而影响脑功能的恢复。发热可能是脑损害的一种症状,如体温中枢调节障碍,应用常规的退热药常常难以控制,有时需要应用冬眠药物治疗。许多动物脑损伤模型的研究显示,在心跳停止复苏后或复苏期间如体表温度或脑部温度升高提示脑损伤加重,临床研究也显示,心跳停止或缺血性脑损害患者复苏后48h内体温超过正常提示神经系统预后相对不良。

亚低温(33~36℃)可以显著降低颅内压(平均下降10.5 mmHg),升高脑灌注压(平均上升12.8 mmHg);降低脑细胞的代谢,降低脑组织耗氧量,减少脑组织乳酸堆积,减轻细胞内酸中毒;稳定生物膜,抑制磷酸酶活化,稳定细胞内离子浓度和离子泵;抑制免疫和炎症反应;抑制氧自由基和脂质过氧化反应,减轻缺血-再灌注损伤和自由基反应;减少多种内源性毒性介质释放;降低血管渗透性,保护血脑屏障,减轻脑水肿;抑制兴奋性神经递质释放和级联反应,抑制乙酰胆碱、儿茶酚胺以及兴奋性氨基酸等内源性毒性作用;减少钙离子内流,阻断钙对神经元的毒性作用;减少脑细胞结构蛋白破坏,促进脑细胞结构和功能修复;在早期阶段阻止细胞凋亡,减轻线粒体功能紊乱,从而改善患者的预后。研究表明,对于院外发生室颤或无灌注性室性心动过速经过最初复苏后仍昏迷的成年患者,轻度低温(在自主循环恢复后数分钟至数小时内降至目标温度)可以改善预后。有研究显示,在充分镇静镇痛的情况下,应用外部的冷却装置在4h内将体温控在33~36℃,维持24h,6个月后患者神经系统功能改善的比例要明显高于早期体温正常组,而病死率低于早期体温正常组。研究表明轻度低温(33~36℃)较相对中度低温(28~33℃),可能更为安全有效,不易引起过低的温度所导致的一系列并发症,如凝血障碍、恶性心律失常和感染,且在自主循环恢复后应尽可能早降温,维持时间至少12h以上。

降温方法:常借助于静脉应用冬眠合剂以及外部降温技术(如冰帽、冰毯和频繁更换冰袋),但单纯应用时可能需要数小时甚至十几小时才能达到目标温度,故提倡综合处理。近来有研究建议使用内部降温技术(如冰盐水、血管内冷却导管)。停止低温治疗后,由33~34℃左右复温至36℃的时间应不少于8h。体温高于35℃时,可以停用镇静镇痛剂及肌松药物,复温后仍应努力使患者体温不高于37.5℃。有充分的证据表明,快速复温会产生许多有害的结果。对于亚低温治疗患者,需要严密监测体温,临床上可测定皮温、口咽部温度、直肠温度、血液温度,甚至颅内温度,其中皮温、口咽部温度受到的影响因素较多。核心温度可以通过膀胱探头或肺动脉导管监测。

(二) 药物治疗

心搏停止后,脑组织缺氧性损伤的严重程度与心搏停止时间密切相关:中断循环10s,导致脑氧供下降,意识丧失;2~4 min,脑储存的糖和糖原耗尽;4~5 min,三磷酸腺苷耗尽。缩短循环中断时间,减少自由基生成,保护细胞膜功能,防止钙离子内流是脑保护的关键环节。在低氧和高碳酸血症情况下,脑血流自主调节功能丧失,脑血流依赖于脑灌注压。因此,脑保护既要加强有效循环功能,维持平均动脉压,也要降低颅内压,以维持足够的脑灌压(80~100 mmHg)。

1. 维持足够的脑灌注压

脑灌注压等于平均动脉压减去颅内压,保证脑组织的有效灌注必须增加灌注压和降低颅压。低血压时脑灌注压下降,对自主循环恢复后低血压者应迅速查明病因,采取对症或病因治疗。血容量不足造成低血压者应结合患者情况补充晶体和胶体液；低血压由心脏功能和（或）血管张力引起者应给予增加心肌收缩力和血管活性药，如多巴胺、多巴酚丁胺等。局灶性无血流是导致脑组织不可逆损伤的直接因素，适当升高血压所形成的高血压性灌流可以克服多灶性无灌流并能改善实验动物的神经预后。因此，复苏早期患者自主循环恢复后，可尽快采取扩容同时应用血管活性药物使血压恢复正常或高于正常，甚至在短时间内诱发高血压，使平均动脉压达 90～100 mmHg。但要避免血压骤然升高，若血压过高可用血管扩张药，如硝普钠或酚妥拉明。

2. 给氧

血液携氧对于保护脑细胞功能及促进缺血后代偿是必要的。应用呼吸机时，尽量小心使用呼气末正压通气（PEEP）。亦可用高压氧舱治疗。

3. 镇静剂

昏迷患者大脑对外界刺激仍有反应，各种刺激可以增加大脑代谢，给予镇静麻醉药物和肌肉松弛剂以减轻脑部对外界刺激的反应，防止氧供需失衡造成神经功能恢复困难。

4. 糖皮质激素

对于颅内肿瘤导致的脑水肿有效，但是对于缺血性脑疾患没有有效的证据，甚至可以增加并发症的发生率，不建议常规使用。

5. 钙通道阻滞剂

临床研究未发现尼莫地平等有益的证据。

6. 巴比妥盐

理论上可以降低脑代谢、减轻脑细胞水肿、降低颅内压、减少癫痫的发生率及降低局灶性缺血损害，但是临床试验未发现其可改善生存率及使神经功能恢复。目前，不建议在心脏骤停后常规使用高剂量的硫喷妥钠。

(三) 血糖控制

研究提示，CPR后持续高血糖与不良的神经系统预后之间存在相关性，但不能证明控制血糖可以改善预后。Van den Berghe等进行的前瞻性研究表明，1548例外科ICU需机械通气患者，随机进行强化胰岛素治疗（控制血糖水平在4.4～6.1 mmol/L）或者常规治疗（当血糖超过11.9 mmol/L时用胰岛素，血糖控制在10.0～11.1 mmol/L），持续12个月，结果显示应用胰岛素严格控制血糖组患者ICU病死率和住院病死率均降低，不过需要指出的是所研究的患者平均APACHE Ⅱ评分仅为9分。

对于复苏后患者血糖具体应控制在怎样的范围目前尚无多中心的随机对照研究。目前相对明确的是对于重症感染患者，血糖控制的推荐意见为在严密监测的情况下将血糖控制在8.3 mmol/L以下。因此，对于复苏后患者应该积极控制高血糖，但必须避免低血糖的发生，以免加重脑损伤。开始胰岛素治疗的血糖浓度、血糖浓度的目标范围以及心脏骤停复苏后严格控制血糖对改善预后的意义等需要进一步研究。

(四) 预后的评估

复苏后阶段对于医护人员和家属来说，非常关心的问题是患者最终的预后。临床评估、实验室检查或生化指标有可能可靠地预测心脏骤停患者的即刻预后，但对于远期预后难以估计。有研究分析显示，对于缺血缺氧性脑损伤后至少昏迷72 h的体温正常的患者，正中神经体感诱发电位双侧缺失的皮层反应提示神经系统预后不良。近期一项多因素分析（11个研究，1914个患者）得出5个临床指标可用来强有力地预测患者死亡或不良的神经系统预后，且5个中的4个在复苏后24 h可检测：24 h角膜反射消失；24 h瞳孔反射消失；24 h对疼痛的退缩反应消失；24 h无运动反应；72 h无运动反应。另外复苏后24～48 h脑电图检查能够提供有效的预测信息，同样床边经颅多普勒超声、脑干听觉诱发电位和皮层视觉诱发电位也能够帮助判断预后。临床实践中，判断时需综合考虑。

四、电解质紊乱的治疗

电解质紊乱可引起心源性猝死，也可以是心脏骤停后以及抢救过程中的病理生理变化，并且使复苏效果不理想，甚至成为复苏成功与否的决定性因素。因此，应警惕电解质紊乱产生。对威胁生命的电解质紊乱应在实验室结果回报前就采取积极措施予以纠正。

（一）钾离子异常

跨细胞膜的钾浓度梯度决定了神经和肌肉细胞（包括心肌细胞）的兴奋性。血清钾浓度的轻微变化就能对心脏节律和功能产生明显的影响。所有电解质中，只有钾浓度快速变化可引起迅速危及生命的后果。判断血清钾改变时必须注意血清pH值的影响，酸中毒时（pH降低）钾离子转移至细胞外，故而血清钾升高。相反，碱中毒时（pH值升高），使钾离子转移至细胞内，血清钾浓度下降。一般情况，pH值每高于正常0.1U，则血清钾大约下降0.3 mmol/L。在治疗和判断高钾血症或低钾血症时一定要注意pH值变化对血清钾的影响。纠正碱中毒时即使未额外补钾，血清钾亦可以升高。如果在酸中毒时血清钾"正常"，那么在酸中毒纠正时血清钾可能下降，要注意作好补钾准备。

1. 高钾血症

血钾浓度高于其正常高限值（5.0 mmol/L）称为高钾血症，中度（6~7 mmol/L）和重度（>7 mmol/L）高钾血症常常危及生命，需要立即治疗。

（1）原因：高钾血症常由于细胞释放钾增多或肾脏排泌钾障碍所致，终末期肾衰竭是最常见的原因。医源性因素也是造成高钾血症的重要原因，特别在肾功能障碍的情况下，通常为防止低钾血症进行补钾治疗者会导致高血钾；使用保钾利尿剂会造成高钾血症；使用 ACEI 及 ARB 类药物也可造成血清钾升高，特别在同时口服补钾时；服用非甾体抗炎药可通过对肾的直接效应而形成高钾血症。识别引起高血钾的潜在原因有助于快速判断和治疗高钾血症。

（2）临床表现：高钾血症引起的症状包括乏力、上行性瘫痪和呼吸衰竭。高血钾的心电图改变包括 T 波高尖（帐篷样）；P 波低平；PR 间期延长（第一度房室传导阻滞）；QRS 波增宽；S 波加深，S 波与 T 波融合；室性异位节律；形成正弦波；室颤或心源性猝死。T 波高尖呈帐篷样改变是最明显的早期心电图改变，如不加以治疗，高钾血症进展可致心功能不全，出现正弦波，直至心脏停搏。

（3）高钾血症的治疗：高钾血症应根据升高的严重程度和患者的临床情况进行治疗。停止摄入外源性钾及引起血清钾升高的药物。

轻度高钾血症（5～6 mmol/L）：排除体内的钾离子。利尿剂：呋塞米（速尿）1 mg/kg，缓慢静脉注射；树脂（聚磺苯乙烯）15～30 g 加入 20% 山梨醇 50～100 ml 口服或保留灌肠。

中度高钾血症（6～7mmol/L）：在排除体内钾离子措施基础上，促进钾离子向细胞内转移。碳酸氢钠：50 mmol 缓慢静脉注射 5 min 以上；葡萄糖＋胰岛素：50 g 葡萄糖加 10 U 普通胰岛素静脉滴注 15～30 min 以上；雾化吸入沙丁胺醇（舒喘灵）10～20 mg 15 min 以上。

严重高钾血症（＞7 mmol/L 并有相应的心电图改变）：采取综合性治疗，10% 氯化钙：5～10 ml 静脉注射 2～5 min，拮抗高血钾对心肌细胞膜的毒性效应（降低发生室颤的危险性）；碳酸氢钠：50 mmol 静脉注射 5 min 以上（对终末期肾病患者可能效果差）；葡萄糖＋胰岛素：50 g 葡萄糖和 10 U 普通胰岛素静脉滴注 15～30 min 以上；雾化吸入沙丁胺醇（舒喘灵）10～20 mg 15 min 以上；利尿剂：呋塞米（速尿）40～80 mg，缓慢静脉注射;聚磺苯乙烯灌肠;透析。

2. 低钾血症

血清钾水平<3.5 mmol/L 称为低钾血症。与高钾血症相同,低钾血症时神经和肌肉最常受累。

(1) 引起低钾血症的最常见原因:钾摄入减少、胃肠道丢失(腹泻、使用泻药)、肾脏丢失(高醛固酮血症、排钾利尿药、羧苄西林、青霉素钠、两性霉素B)、钾的细胞内转移(碱中毒或pH值升高)、营养不良等。

(2) 低钾血症的临床表现:症状有疲乏无力、瘫痪、呼吸困难、横纹肌溶解、便秘、肠麻痹和下肢跛行。

(3) 低钾血症的心电图表现:出现U波;T波低平;ST段改变;心律失常,特别是当患者同时服用地高辛时;无脉性电活动或心脏停搏。

(4) 低钾血症的治疗:包括减少钾离子的进一步丧失并给予补钾。当发生心律失常或严重低钾血症(<2.5 mmol/L)时应静脉补钾。在急诊情况下可以根据经验紧急补充钾,有指征时,最大静脉补钾量可达10~20 mmol/h,同时予以连续的心电图监测。可由中心或周围静脉补钾,若使用中心静脉补钾,溶液中钾离子浓度可以较高,但应注意输液导管的尖端不能插入右房,如因低钾血症发生了恶性室性心律失常等,应该迅速补钾,首先输注2 mmol/min,随后10 mmol/L静脉滴注5~10 min以上;如果有必要,可以重复一次。快速静脉补钾可使危及生命的低钾血症得以改善,一旦患者病情稳定,逐渐减少静脉补钾的速度和剂量。如果不是情况紧急,应缓慢补钾,这是因为快速补钾不如缓慢纠正效果好。

(二)钠离子异常

钠是细胞外液中主要的可交换阳离子,是影响血浆渗透压的主要因素。血清钠急剧升高会导致血浆渗透压增加,相反,血清钠急剧下降会造成血浆渗透压的减低,正常情况下血管膜两侧的钠离子浓度和渗透压处于平衡状态。血清钠的急剧变化会造成水在血管腔的移动改变，直至血浆渗透压在这些部位再次达到平衡。血清钠急骤下降，液体迅速转移至间质部位可以形成脑水肿；血清钠急骤升高会使水从间质转移到血管腔。对低钠血症纠正过快可以引起脑桥髓鞘破坏和脑出血。因此，对高钠血症或低钠血症患者以及纠正过程中应严密监测其神经功能状态。一般情况下，纠正血清钠应缓慢，应注意在 48 h 内逐步控制血清钠绝对值的变化，避免发生矫枉过正。

1. 高钠血症

高钠血症是指血清钠浓度高于 145～150 mmol/L。

（1）原因：高钠血症的常见原因是失水明显多于失钠，如糖尿病酮症或高渗性脱水时。高钠血症时水从间质移至血管腔，并使细胞内水移至细胞外，造成细胞内失水。

（2）高钠血症临床表现：患者通常主诉烦渴，症状的严重性与发生高钠血症的速度及程度有关，如果血清钠水平快速升高或升高明显，则患者的症状和体征就会较严重。脑细胞失水可引起神经症状，如精神状态改变、疲乏、易激动、淡漠甚至昏迷或抽搐。

（3）高钠血症的治疗：防止水分进一步丢失（治疗原发病）及补充水分。在低血容量患者必须补充生理盐水来恢复其细胞外液容积，避免单独输入 5% 葡萄糖溶液，以免血钠快速下降。纠正高钠血症的补液量可由以下公式计算：

失水量（L）＝（血清 Na^+ 浓度－140）/140 × 正常体液总量

正常体液总量在男性约占体重的 50%，在女性约占 40%。例如，一个 70 kg 的男性血清 Na^+ 水平为 160 mmol/L，那么估计其缺水量为：(160－140)/140 × (0.5×70) ＝ 5 L。计算出缺水量之后，即以 0.5～1.0 mmol/h 的速度补液来降低血清钠，在前 24 h 血钠下降勿超过 12 mmol/L。应在 48～72 h 之间使血钠水平恢复正常。补充水的方法应根据患者的临床状况而定，对病情稳定、无症状的患者，通过口服或鼻胃管补液较为安全有效。如果这样做困难或患者有临床状况需要，可予5%葡萄糖加0.45%氯化钠溶液静脉注射。应随时注意患者的血钠水平和神经功能以防止纠正过快。

2. 低钠血症

低钠血症是指血清钠浓度<135 mmol/L。通常是体内水负荷相对钠水平增加。大多数此类患者有肾排泄功能减低，同时又不断摄入水分。

（1）原因：应用噻嗪类利尿剂；肾衰竭；细胞外液丢失（如呕吐并不断摄入水）；抗利尿激素分泌异常所致的症状；水肿状态（充血性心力衰竭、肝硬化腹水等）；甲状腺功能减退；肾上腺功能不全。大多数低钠血症病例同时存在血浆渗透压减低，亦称为低渗性低钠血症，常见的一个例外是在未控制的糖尿病患者，因血糖升高而出现高渗状态，同时血清钠却低于正常值（高渗性低钠血症）。

（2）低钠血症的临床表现：通常无症状，除非是急性发生或较为严重（<120 mmol/L）。血清钠的急剧下降可致水从血管移至间质间隙中造成脑水肿，此时患者可出现恶心、呕吐、头痛、易激、嗜睡、抽搐、昏迷甚至死亡。抗利尿激素分泌异常（过多）可引起危及生命的低钠血症，从而使接受高级生命支持的患者的临床情况更加复杂。

（3）低钠血症的治疗：补充钠和减少血管内的水分。如果存在导致抗利尿激素（ADH）分泌过多的情况，则应严格控制入水量。无症状的低钠血症应逐渐纠正，通常以每小时增加0.5 mmol/L钠离子的速度进行补充，在第一个24 h内最多增加10～15 mmol/L。过快纠正低钠血症可能会引起脑桥髓鞘破坏，这是水分快速转移至脑而造成的病理变化。如果患者出现神经症状，则应立即给予3%的氯化钠溶液静脉滴注，使血钠每小时上升

1 mmol/L直至神经症状得以控制,随后以每小时0.5 mmol/L的速度继续升高血清钠浓度。可根据下列公式计算血清钠丢失量来进行治疗:

Na^+需要量=(Na^+目标值-实测血Na^+值)×0.6*×体重(kg)*男性为0.6,女性为0.5

计算出钠需要量后,即可计算所需3%氯化钠(513 mmol/L)的量,以需要量除以513 mmol/L,并进行补充。Na^+以每小时1 mmol/L的速度上升,至少4 h以上,随时密切监测血钠水平和患者的神经状态。

(三)镁离子异常

镁是人体内第四多的电解质,其异常也是最常出现临床症状的因素之一,细胞外的镁有1/3与血浆白蛋白结合。因此,血清镁水平并不是评价总体镁含量的可靠指标。镁是很多重要的酶和激素作用所必需的物质之一,钠、钾、钙离子进出细胞的活动必须有镁参加。事实上,如果存在低镁血症,就不可能纠正细胞内低钾,镁还有助于稳定细胞膜的兴奋性,对房性和室性心律失常有益。

1. 高镁血症

高镁血症是指血清镁浓度高于1.25 mmol/L,维持镁平衡的调节系统与钙离子基本相同。另外,有影响血清钾的疾病和因素也会影响镁的平衡。因此,镁平衡与钙和钾平衡有密切的联系。

(1)高镁血症的常见原因:最常见原因是肾衰竭,也可由医源性因素所致(过多地给予镁剂),或出现内脏穿孔仍继续饮食以及应用含有镁的缓泻药或抗酸药(老年人发生高镁血症的重要原因)。

(2)高镁血症的临床表现:神经症状包括肌肉无力、瘫痪、共济失调、嗜睡和意识混乱。胃肠道症状包括恶心和呕吐。轻度高镁血症可引起血管扩张,严重高镁血症可致低血压。特别严重的血清镁升高可引起意识迟钝、心动过缓、通气减少及呼吸心跳停止。

（3）高镁血症的心电图表现：PR 和 QT 间期延长；QRS 波时限延长；P 波振幅减低；T 波波峰减低；完全性房室传导阻滞；心脏停搏。

（4）高镁血症的治疗：高镁血症应用钙剂拮抗治疗，并停止镁的摄入，在血镁浓度下降前需要进行心肺功能支持。给予 10% 氯化钙（5～10 ml 静脉注射）通常能够防治致死性的心律失常，如需要，可重复使用。透析是治疗高镁血症的方法之一，透析前如果肾功能正常，心血管功能状态良好，静脉注射氯化钠和利尿剂［生理盐水和呋塞米（1 mg/kg）］可以加速镁从体内排出。然而，这种利尿剂同时亦加速钙的排出，如果发生低钙血症则可使高镁血症的症状和体征更加恶化。

2. 低镁血症

是指血清镁浓度低于 0.75 mmol/L，在临床上，低镁血症较高镁血症更常见。

（1）低镁血症的原因：低镁是由于镁吸收减少或排出过多所致，可以通过肾或肠道（腹泻）排出。甲状旁腺激素的变化和一些药物（如利尿剂、酒精）亦可导致低镁血症。哺乳期妇女是发生低镁血症的高危人群。

（2）低镁血症的临床表现：症状有肌肉震颤、自发性收缩、眼球震颤、手足抽搐、精神活动异常。其他的症状包括：共济失调、眩晕、癫痫发作和吞咽困难。低镁血症可以干扰甲状旁腺激素的效应，导致低钙血症。同时亦可引起低钾血症。

（3）低镁血症的心电图改变：QT 和 PR 间期延长；ST 段压低；T 波倒置；胸前导联 P 波低平或倒置；QRS 波增宽；尖端扭转型室速；难治性心律失常。

（4）低镁血症的治疗：根据低镁血症的程度和患者的临床情况而定。对于严重及有症状的低镁血症，给予 1～2 g（4.1～

8.15 mmol Mg^{2+}）硫酸镁（$MgSO_4$）静脉注射 15 min 以上。如果存在尖端扭转型室速，给予 2 g $MgSO_4$ 静脉注射 12 min 以上。如果存在癫痫发作，给予 2 g $MgSO_4$ 静脉注射 10 min 以上。补充 1 g 葡萄糖酸钙对低镁血症是适宜的，因为大多数低镁血症患者同时存在低钙血症。

（四）钙离子异常

钙是体内含量最多的矿物质，是维持骨骼和神经肌肉功能、影响心肌收缩功能的重要元素之一。细胞外液中 1/2 的钙离子与白蛋白结合，另一半则是具有生物学活性的离子形式。血清钙离子水平与血清 pH 值和血清白蛋白水平关系密切，钙离子水平随 pH 值改变而改变，碱中毒时钙与白蛋白结合增多因而离子钙水平下降，而酸中毒时离子钙水平升高。血清白蛋白与血清总钙水平呈正相关，但离子钙却与血清白蛋白的变化方向不一致。在低白蛋白血症时，血清总钙水平亦下降，但离子钙水平可以正常。在细胞膜上，钙有拮抗钾和镁的效应，因此，钙剂是治疗高钾血症和高镁血症的有效药物。钙浓度受甲状旁腺素和维生素 D 的严密调控，如果该调节系统出现障碍则会出现一系列的临床问题。

1. 高钙血症

高钙血症是指血清钙浓度高于 2.75 mmol/L。90% 以上的高钙血症是由原发性甲状旁腺功能亢进和其他恶性疾病所致。

（1）高钙血症的临床表现：一般血清钙浓度达到或超过 3.75 mmol/L 时可出现高钙症状。血钙升高较低时出现的神经症状包括：抑郁、疲软、乏力和意识模糊。血钙继续升高时可出现幻觉、定向力障碍、低渗和昏迷。高钙血症可以影响到肾对尿的浓缩功能，导致脱水的发生。高钙血症时消化道症状包括：吞咽困难、便秘、消化性溃疡和胰腺炎。对肾的影响是尿浓缩功能下降而致多尿，钠、钾、镁、磷酸盐等丧失。而钙重吸收的恶性循环更加重了高钙血症。血钙升高时心血管症状变化很大，在 Ca^{2+} 低于 3.75 mmol/L 时心肌收缩力增加，超过此水平则心肌收缩功能受到抑制，自律性降低，心室收缩期缩短，由于不应期缩短而发生心律失常。另外，很多高钙血症患者同时发生低钾血症，这时更易发生心律失常。

（2）高钙血症的心电图改变：QT 间期缩短（通常 Ca^{2+} > 3.2 mmol/L 时）；PR 间期和 QRS 波时限延长；QRS 波电压增高；T 波低平、增宽；QRS 波出现切迹；房室传导阻滞：当血清 Ca^{2+} 在 3.75～5.0 mmol/L 时逐渐发生完全性传导阻滞，直至心脏骤停。

（3）高钙血症的治疗：如果高钙血症是由恶性疾病所引起的，应判断患者的预后与当时状况。如果患者已处于濒死期，高钙血症无需治疗。而在其他情况下，应马上给予干预治疗。一般对有症状的高钙血症患者进行治疗（通常血钙浓度在 3.0 mmol/L 左右），如果血钙高于 3.75 mmol/L，无论有无症状均应治疗。应立即采取措施使尿中排出钙增多，在心血管功能和肾功能基本正常的患者以 300～500 ml/h 的速度静脉滴注生理盐水直至脱水状态纠正，产生多尿（排尿量>200～300 ml/h）。液体补充足够后，生理盐水输液速度减至 100～200 ml/h。多尿过程会进一步降低血钾和血镁浓度，增加高钙血症诱发心律失常的危险性，因此应严密监测并维持血钾和血镁水平。在心力衰竭和肾功能不全患者，血液透析是快速降低血钙的有效方法之一。在严重情况下还可以使用螯合剂〔如 50 mmol 磷酸盐，滴注 8～12 h 以上或乙二胺四乙酸（EDTA）10～15 mg/kg 滴注 4 h 以上〕。

2. 低钙血症

低钙血症是指血清钙浓度低于 2.25 mmol/L（9 mg/dl）或离子钙浓度<1.0 mmol/L（4.2 mg/dl）。

（1）低钙血症的病因：低钙血症可见于中毒休克综合征、血清镁异常、肿瘤溶解综合征。钙交换有赖于钾和镁的浓度，因此治疗过程中应同时密切监测这三种电解质的变化。

(2) 低钙血症的临床表现：通常当钙离子水平低于 0.6 mmol/L (2.5 mg/dl) 时出现症状，包括：四肢和面部感觉异常；随后出现肌肉痉挛、腕足痉挛抽搐、喘鸣、手足抽搐和癫痫发作。低钙血症患者通常反射亢进。心脏症状表现为收缩力下降和心力衰竭，低钙血症可以加重洋地黄的毒性。

(3) 低钙血症的心电图改变表现：QT 间期延长；T 波末端倒置；心脏传导阻滞；室颤。

(4) 低钙血症的治疗：对急性的、症状性的低钙血症应给予 10% 葡萄糖酸钙 10～20 ml（含钙 93～186 mg），静脉注射 10 min 以上。随后将 10% 葡萄糖酸钙 58～77 ml（含钙 540～720 mg）溶于 500～1000 ml 5% 葡萄糖液中静脉滴注，速度为每小时 10～15 mg/kg，每 4～6 h 复查血钙，使血清总钙维持于 1.75～2.25 mmol/L。同时必须纠正镁、钾和 pH 异常，否则低钙血症的治疗效果差。

五、药物应用时的给药途径

给药途径，特别是血管通道对于 CPR 时药物和液体的使用非常关键，但是对于个别患者来说建立通道可能比较困难。在 CPR 过程中，原则是优先选择最大、最通畅的外周静脉建立静脉给药通道，不致中断抢救；其次，可以选择气管内给药和骨内通道等途径。《2005 年国际心肺复苏与心血管急救指南》强调 CPR 时应尽快建立给药通道。

(一) 外周静脉通道

心脏停搏前如果没有静脉通道，CPR 时应立即设法建立给药通道。首选建立周围静脉（肘前或颈外静脉）通道。与中心静脉给药相比，尽管成人外周给药后药物峰值降低，循环时间延长（外周静脉给药到达中央循环时间需 1～2 min），但是建立周围静脉通道不需要中断 CPR，穿刺操作容易，并发症少。周围静脉通道如果能够快速建立，也可满足临床应用药物。周围静脉穿刺可选择在手臂、手、腿或足上进行，小儿可选择头皮静脉。

在复苏时，若能快速建立周围静脉通道且在 10～20 s 内快速静脉注射 20 ml 液体，可使末梢血管快速充盈。CPR 过程中，每次周围静脉给药都应该采用"弹丸式"给药，给药后再快速"弹丸式"推入等张晶体液 20 ml，并抬高肢体末端 10～20 s 以利于药物进入中心循环。

（二）骨内通道

《2005年国际心肺复苏与心血管急救指南》认为：血管或骨内通路优于气管内给药，因为这样能获得更好的药理学效应。对于需要紧急建立通道的心脏骤停，甚至严重休克、心脏骤停前患者，年龄大于 6 岁，不能在 90 s 内迅速建立有效的静脉通道，此时可考虑建立骨内通道。骨内静脉丛是不塌陷的静脉丛，骨髓腔注射药物后经过静脉丛吸收与中心静脉给药相似，各种液体、肾上腺素、腺苷和血液制品等复苏药物均可通过骨内通道安全地给药，作用很强的儿茶酚胺也可以通过骨内通道注射。其药物浓度和剂量与中心静脉给药非常相似。为了克服小静脉的阻力，复苏的液体、黏性药物和溶液需要输液泵或手动加压输入，尽管理论上加压输血有造成溶血和增加肺脂肪栓塞的可能性，但尚无动物试验和临床实践报道。

建立骨内血管通道需要 30～60 s，为了避免穿刺针被骨皮质阻塞，用带针芯的穿刺针更好。对严重脱水患儿进行液体复苏时也可以考虑使用 18 号蝶形针头，但不建议常规使用。通常穿刺部位选择胫骨前，也可以选择股骨远端、踝部正中或髂前上棘，年龄较大的儿童还可以选择桡骨和尺骨远端。据报道，骨内注射并发症的发生率<1%。并发症包括：胫骨骨折、远端肢体骨筋膜室综合征、严重药物溢出、骨髓炎等，严格的操作可避免其中一些并发症。骨内注射对于骨髓和骨生长的局部干扰作用很小。

(三) 气管内给药

如果静脉通道、骨内通道均未建立,可以考虑气管内给予复苏药物。经气道给药方法简便易行,不影响胸外心脏按压。研究表明,利多卡因、肾上腺素、阿托品和血管加压素均可经气管较好吸收。但是相同剂量药物,气管内给药比静脉给药的血药浓度低。药物在肺和其他部位细胞膜的吸收机制相似。在吸收面上溶于水或溶于脂肪的物质较易吸收,因小分子的水溶性物质可自由通过生物膜的膜孔而扩散,脂溶性物质则可溶于生物膜的类脂质中而扩散。不溶于脂肪的药物的吸收取决于其分子量的大小,分子量愈大,吸收愈少。通过气道途径可以给予脂溶性复苏药物(如肾上腺素、利多卡因、阿托品、地西泮等),而钙盐、去甲肾上腺素及碱性药物(如碳酸氢钠)不能从气管给药。大多数药物气管内给药的最佳剂量尚不清楚,可以给予静脉给药量的 2.0~2.5 倍。

在经气道给药时对药物进行稀释是非常重要的,应将推荐剂量药物以 5~10 ml 蒸馏水或生理盐水稀释,并直接注入气管导管内。目前普遍应用生理盐水作为稀释剂。操作时应快速准确,所用生理盐水不宜过多或过少,如果少于 5 ml,液体到达肺泡的量少,使药物的吸收减少,大于 10 ml 则可损害肺泡表面活性物质,导致肺不张。

儿童和婴儿给药途径的优先性选择不同。肾上腺素可以气管内使用,不同患儿对气管内使用肾上腺素的反应不同,而且患儿之间的差异较静脉给药的差异更大,不推荐气管内大剂量使用肾上腺素。对气管内使用肾上腺素没有反应的新生儿,应考虑建立静脉通道给药。

(四) 中心静脉通道

大多数复苏不需要建立中心静脉通道。如果除颤、外周静脉或骨内通路给药后自主循环未恢复,应考虑建立中心静脉置管(有禁忌证者除外)。优点:通过中心静脉给药时所需时间较短,是非常安全的通道,使用药物(如血管加压素、高张碳酸氢钠、钙剂等)的时候可以减少对周围组织的损伤。缺点:往往会打断胸外按压,可能出现并发症,因此要权衡利弊,根据抢救者经验而定。有明显的出血和血肿征象是绝对禁忌证。方法:如果心脏骤停刚发生时就已存在中心静脉导管,复苏时就使用这条通道。如果在电除颤、周围静脉给药后,均未能恢复自主循环,而急救人员有足够经验,并除外中心静脉穿刺禁忌证,可以考虑放置中心静脉导管。可以使用股静脉、颈内静脉、颈外静脉或锁骨下静脉(较大的儿童)建立中心静脉通道。股静脉是最安全、最易穿刺成功的通道。CPR 时(特别是需要快速液体复苏时)应该选用单腔、大孔径、相对较短的静脉导管,这样阻力较低。婴儿可选用 5 cm 长的导管,年龄较小的儿童可选用 8 cm 长的导管,较大的儿童和成人则选用 12 cm 导管比较合适。

(五)脐静脉通道

是新生儿较好的给药途径,因为新生儿脐静脉是最容易建立通道的静脉,而且患儿的骨头比较脆,外周静脉比较小。可以通过脐静脉使用肾上腺素、扩容液体和碳酸氢钠。在脐静脉内插入 3.5~5.0 F 的不透射线导管,使其尖端刚好位于皮下,注射器回抽时可见到回血。置管过深有使高张药物和缩血管药物进入肝脏的危险,注意避免气栓进入脐静脉。

不推荐从脐动脉给药,因为建立脐动脉通道比较困难,而且如果通过脐动脉通道使用缩血管药物或高张药物(肾上腺素或碳酸氢钠)可能引起并发症。

(六)心内注射给药途径

因心内注射可增加发生冠状动脉损伤、心脏压塞和气胸的危险,也会延误胸外按压和肺通气的时间,目前已经少用,仅在开胸或其他方法失败、困难时才考虑直接心内注射。

在 CPR 后,进一步的生命支持对于挽救生命、改善预后、提高生活质量具有重要的意义。目前的概念已经由 CPR 转变为心脑复苏，着重强调了脑复苏、脑保护的重要性。在此阶段，不仅要注意生命体征监测，而且必须采取相应、适合、有效的治疗措施对患者进行救治。电解质紊乱在许多情况下具有举足轻重的地位，直接关系到患者的临床预后，如果治疗不当将使诸多的努力前功尽弃。由于心脏性猝死病情危重，变化迅速，给药途径的通畅具有重要的作用。

（杨玉恒　钟明惠）

参考文献

1. Hillman K, Chen J, Cretikos M, et al. MERIT Study Investigators. Introduction of the medical emergency team（MET）system: a cluster-randomized controlled trial. Lancet, 2005, 365: 2091 – 2097.
2. Stiell IG, Wells GA, Field B, et al. Advanced cardiac life support in out-of-hospital cardiac arrest. N Engl J Med, 2004, 351: 647 – 656.
3. Bellomo R, Goldsmith D, Uchino S, et al. A prospective before-and-after trial of a medical emergency team. Med J Aust, 2003, 179: 283 – 287.
4. Buist MD, Moore GE, Bernard SA, et al. Effects of a medical emergency team on reduction of incidence of mortality from unexpected cardiac arrests in hospital: preliminary study. BMJ, 2002, 324: 387 – 390.
5. International Liaison Committee on Resuscitation. 2005 International Consensus on Cardio-pulmonary Resuscitation and Emergency Cardiovascular Care Science With Treatment Recommendations. Circulation, 2005, 112: III-1 – III-136.
6. Schade K, Borzotta A, Michaels A. Intracranial malposition of nasopharyngeal airway. J Trauma, 2000, 49: 967 – 968.
7. Muzzi DA, Losasso TJ, Cucchiara RF. Complication from a nasopharyngeal airway in a patient with a basilar skull fracture. Anesthesiology, 1991, 74: 366 – 368.

8. Gausche M, Lewis RJ, Stratton SJ, et al. Effect of out of-hospital pediatric endotracheal in-tubation on survival and neurological outcome: a controlled clinical trial. JAMA, 2000, 283: 783-790.
9. Guly UM, Mitchell RG, Cook R, et al. Paramedics and technicians are equally successful at managing cardiac arrest outside hospital. BMJ, 1995, 310: 1091-1094.
10. Stiell IG, Wells GA, Field B, et al. Advanced cardiac life support in out-of-hospital cardiac arrest. N Engl J Med, 2004, 351: 647-656.
11. Katz SH, Falk JL. Misplaced endotracheal tubes by paramedics in an urban emergency medical services system. Ann Emerg Med, 2001, 37: 32-37.
12. Atherton GL, Johnson JC. Ability of paramedics to use the Combitube in prehospital cardiac arrest. Ann Emerg Med, 1993, 22: 1263-1268.
13. Frass M, Frenzer R, Rauscha F, et al. Ventilation with the esophageal-tracheal combitube in cardiopulmonary resuscitation: promptness and effectiveness. Chest, 1988, 93: 781-784.
14. Rabitsch W, Schellongowski P, Staudinger T, et al. Comparison of a conventional-trachealairway with the Combitube in an urban emergency medical services system run by physicians. Resuscitation, 2003, 57: 27-32.
15. Rumball C, Macdonald D, Barber P, et al. Endotracheal intubation and esophageal tracheal Combitube insertion by regular ambulance attendants: a comparative trial. Prehosp Emerg Care, 2004, 8: 15-22.
16. Staudinger T, Brugger S, Roggla M, et al. Comparison of the Combitube with the endotrachealtube in cardiopulmonary resuscitation in the prehospital phase. Wien Klin Wochenschr, 1994, 106: 412-415.
17. Oczenski W, Krenn H, Dahaba AA, et al. Complications following the use of the Combitube, tracheal tube and laryngeal mask airway. Anaesthesia, 1999, 54: 1161-1165.
18. Hartmann T, Krenn CG, Zoeggeler A, et al. The oesophageal-tracheal Combitube Small Adult. Anaesthesia, 2000, 55: 670-675.
19. Frass M, Rodler S, Frenzer R, et al. Esophageal-tracheal combitube, endotracheal airway, and mask: comparison of ventilatory pressure curves. J Trauma, 1989, 29: 1476-1479.

20. Staudinger T, Brugger S, Watschinger B, et al. Emergency intubation with the Combitube: comparison with the endotrachealairway. Ann Emerg Med, 1993, 22: 1573-1575.
21. Tanigawa K, Shigematsu A. Choice of airway devices for 12,020 cases of nontraumatic cardiac arrest in Japan. Prehosp Emerg Care, 1998, 2: 96-100.
22. Lefrancois DP, Dufour DG. Use of the esophageal-tracheal combitube by basic emergency medical technicians. Resuscitation, 2002, 52: 77-83.
23. Ochs M, Vilke GM, Chan TC, et al. Successful prehospital airway management by EMT-Ds using the combitube. Prehosp Emerg Care, 2000, 4: 333-337.
24. Vezina D, Lessard MR, Bussieres J, et al. Complications associated with the use of the Esophageal-TrachealCombitube. Can J Anaesth, 1998, 45: 76-80.
25. Rumball CJ, MacDonald D. The PTL, Combitube, laryngeal mask, and oral airway: a randomized prehospital comparative study of ventilatory device effectiveness and cost effectiveness in 470 cases of cardiorespiratory arrest. Prehosp Emerg Care, 1997, 1: 1-10.
26. Davies PR, Tighe SQ, Greenslade GL, et al. Laryngeal mask airway and tracheal tube insertion by unskilled personnel. Lancet, 1990, 336: 977-979.
27. Flaishon R, Sotman A, Ben-Abraham R, et al. Antichemical protective gear prolongs time to successful airway management: a randomized, crossover study in humans. Anesthesiology, 2004, 100: 260-266.
28. Ho BY, Skinner HJ, Mahajan RP. Gastro-oesophageal reflux during day case gynaecological laparoscopy under positive pressure ventilation: laryngeal mask vs. tracheal intubation. Anaesthesia, 1998, 53: 921-924.
29. Takeda T, Tanigawa K, Tanaka H, et al. The assessment of three methods to verify tracheal tube placement in the emergency setting. Resuscitation, 2003, 56: 153-157.
30. Tanigawa K, Takeda T, Goto E, et al. The efficacy of esophageal detector devices in verifying tracheal tube placement: a randomized cross-

over study of out-of-hospital cardiac arrest patients. Anesth Analg, 2001, 92: 375-378.
31. Lapinsky SE, Leung RS. Auto-PEEP and electromechanical dissociation. N Engl J Med, 1996, 335: 674.
32. Letellier N, Coulomb F, Lebec C, et al. Recovery after discontinued cardiopulmonary resuscitation. Lancet, 1982, 1: 1019.
33. Linko K, Honkavaara P, Salmenpera M. Recovery after discontinued cardiopulmonary resuscitation. Lancet, 1982, 1: 106-107.
34. MacGillivray RG. Spontaneous recovery after discontinuation of cardiopulmonary resuscitation. Anesthesiology, 1999, 91: 585-586.
35. Maeda H, Fujita MQ, Zhu BL, et al. Death following spontaneous recovery from cardiopulmonary arrest in a hospital mortuary: Lazarus phenomenon in a case of alleged medicalnegligence. Forensic Sci Int, 2002, 127: 82-87.
36. Jacobs I, Nadkarni V, Bahr J, et al. ILCOR Task Force on Cardiac Arrest and Cardiopulmonary Resuscitation Outcomes. Cardiac arrest and cardiopulmonary resuscitation outcome reports: update and simplification of the Utstein templates for resuscitation registries: a statement for healthcare professionals from a task force of the International Liaison Committee on Resuscitation (American Heart Association, European Resuscitation Council, Australian Resuscitation Council, New Zealand Resuscitation Council, Heart and Stroke Foundation of Canada, Inter-American Heart Foundation, Resuscitation Councils of Southern Africa). Circulation, 2004, 110: 3385-3397.
37. Cummins RO, Chamberlain D, Hazinski MF, et al. Recommended guidelines for reviewing, reporting, and conducting research on in-hospital resuscitation: the in-hospital "Utstein style". Circulation, 1997, 95: 2213-2239.
38. Wik L, Myklebust H, Auestad BH, et al. Retention of basic life support skills 6 months after training with an automated voice advisory manikin system without instructor involvement. Resuscitation, 2002, 52: 273-279.

39. Elding C, Baskett P, Hughes A. The study of the effectiveness of chest compressions using the CPR-plus. Resuscitation, 1998, 36: 169-173.
40. Thomas SH, Stone CK, Austin PE, et al. Utilization of a pressure-sensing monitor to improve inflight chest compressions. Am J Emerg Med, 1995, 13: 155-157.
41. Handley AJ, Handley SA. Improving CPR performance using an audible feedback system suitable for incorporation into an automated external defibrillator. Resuscitation, 2003, 57: 57-62.
42. Sack JB, Kesselbrenner MB, Bregman D. Survival from inhospital cardiac arrest with interposed abdominal counter pulsation during cardiopulmonary resuscitation. JAMA, 1992, 267: 379-385.
43. Sack JB, Kesselbrenner MB. Hemodynamics, survival benefits, and complications of interposed abdominal compression during cardiopulmonary resuscitation. Acad Emerg Med, 1994, 1: 490-497.
44. Berdowski J, Beekhuis F, Zwinderman AH, et al. Importance of the first link: description and recognition of an out-of-hospital cardiac arrest in an emergency call. Circulation, 2009, 119: 2096-2102.
45. Lindner KH, PrengelA W, Brinkmann A, et al. Vasopressin administration in refractory cardiac arrest. Ann Intern Med, 1996, 124: 1061-1064.
46. Mann K, Berg RA, Nadkarni V. Beneficial effects of vasopressin in prolonged pediatric cardiac arrest: a case series. Resuscitation, 2002, 52: 149-156.
47. Morris DC, Dereczyk BE, Grzybowski M, et al. Vasopressin can increase coronary perfusion pressure during human cardiopulmonary resuscitation. Acad Emerg Med, 1997, 4: 878-883.
48. Stiell IG, Hebert PC, Wells GA, et al. Vasopressin versus epinephrine for in-hospital cardiac arrest: a randomized controlled trial. Lancet, 2001, 358: 105-109.
49. WenzelV, Krismer AC, Arntz HR, et al. A comparison of vasopressin and epinephrine for out-of-hospital cardiopulmonary resuscitation. N Engl J Med, 2004, 350: 105-113.

50. Aung K, Htay T. Vasopressin for cardiac arrest: a systematic review and meta-analysis. Arch Intern Med, 2005, 165: 17-24.
51. Theochari E, Xanthos T, Papadimitriou D, et al. Selective beta blockade improves the outcome of cardiopulmonary resuscitation in a swine model of cardiac arrest. Ann Ital Chir, 2008, 79: 409-414.
52. Somberg JC, Bailin SJ, Haffajee CI, et al. Intravenous lidocaine versus intravenous amiodarone (in a new aqueous formulation) for incessant ventricular tachycardia. Am J Cardiol, 2002, 90: 853-859.
53. Somberg JC, Timar S, Bailin SJ, et al. Lack of a hypotensive effect with rapid administration of a new aqueous formulation of intravenous amiodarone. Am J Cardiol, 2004, 93: 576-581.
54. Viskin S, Belhassen B, Roth A, et al. Aminophylline for bradyasystolic cardiac arrest refractory to atropine and epinephrine. Ann Intern Med, 1993, 118: 279-281.
55. Angelos MG, DeBehnke DJ, Leasure JE. Arterial blood gases during cardiac arrest: markers of blood flow in a canine model. Resuscitation, 1992, 23: 101-111.
56. Nordmark J, Enblad P, Rubertsson S. Cerebral energy failure following experimental cardiac arrest Hypothermia treatment reduces secondary lactate/pyruvate-ratio increase. Resuscitation, 2009, 80: 573-579.
57. Brown CG, Griffith RF, Neely D, et al. The effect of intravenous magnesium administration on aortic, right atria land coronary perfusion pressures during CPR in swine. Resuscitation, 1993, 26: 3-12.
58. Seaberg DC, Menegazzi JJ, Check B, et al. Use of a cardiocerebral-protective drug cocktail prior to counter shock in a porcine model of prolonged ventricular fibrillation. Resuscitation, 2001, 51: 301-308.
59. Capparelli EV, Chow MS, Kluger J, et al. Differences in systemic and myocardial blood acid-base status during cardiopulmonary resuscitation. Crit Care Med, 1989, 17: 442-446.
60. Von Planta M, Weil MH, Gazmuri RJ, et al. Myocardial acidosis associated with CO_2 production during cardiac arrest and resuscitation. Circulation, 1989, 80: 684-692.

61. Grundler W, Weil MH, Rackow EC. Arteriovenous carbon dioxide and pH gradients during cardiac arrest. Circulation, 1986, 74: 1071-1074.
62. Bertolet BD, McMurtrie EB, Hill JA, et al. Theophylline for the treatment of atrioventricular block after myocardial infarction. Ann Intern Med, 1995, 123: 509-511.
63. Atarashi H, Endoh Y, Saitoh H, et al. Chronotropic effects of cilostazol, a new antithrombotic agent, in patients with bradyarrhythmias. J Cardiovasc Pharmacol, 1998, 31: 534-539.
64. Gauss A, Hubner C, Meierhenrich R, et al. Perioperative transcutaneous pacemaker in patients with chronic bifascicular block or left bundle branch block and additional first-degree atrioventricular block. Acta Anaesthesiol Scand, 1999, 43: 731-736.
65. Love JN, Sachdeva DK, Bessman ES, et al. A potential role for glucagon in the treatment of drug-induced symptomatic bradycardia. Chest, 1998, 114: 323-326.
66. Bertolet BD, Eagle DA, Conti JB, et al. Bradycardia after heart transplantation: reversal with theophylline. J Am Coll Cardiol, 1996, 28: 396-399.
67. Chamberlain DA, Turner P, Sneddon JM. Effects of atropine on heartrate in healthy man. Lancet, 1967, 2: 12-15.
68. Bernheim A, Fatio R, Kiowski W, et al. Atropine often results in complete atrioventricular block or sinus arrest after cardiac transplantation: an unpredictable and dose-independent phenomenon. Transplantation, 2004, 77: 1181-1185.
69. Klumbies A, Paliege R, Volkmann H. Mechanical emergency stimulation in asystole and extreme bradycardia. Z Gesamte Inn Med, 1988, 43: 348-352.
70. Nordmark J, Rubertsson S, Mörtberg E, et al. Intracerebral monitoring in comatose patients treated with hypothermia after a cardiac arrest. Acta Anaesthesiol Scand, 2009, 53: 289-298.
71. Schneir AB, Vadeboncoeur TF, Offerman SR, et al. Massive OxyContin ingestion refractory to naloxone therapy. Ann Emerg Med, 2002,

40: 425-428.
72. Buunk G, van der Hoeven JG, Meinders AE. Cerebrovascular reactivity in comatose patients resuscitated from a cardiac arrest. Stroke, 1997, 28: 1569-1573.
73. Buunk G, van der Hoeven JG, Meinders AE. A comparison of near-infrared spectroscopy and jugular bulb oximetry in comatose patients resuscitated from a cardiac arrest. Anaesthesia, 1998, 53: 13-19.
74. Roine RO, Launes J, Nikkinen P, et al. Regional cerebral blood flow after human cardiac arrest. A hexamethylpropyleneamine oxime single photon emission computed tomographic study. Arch Neurol, 1991, 48: 625-629.
75. Safar P, Xiao F, Radovsky A, et al. Improved cerebral resuscitation from cardiac arrest in dogs with mild hypothermia plus blood flow promotion. Stroke, 1996, 27: 105-113.
76. Nwaigwe CI, Roche MA, Grinberg O, et al. Effect of hyperventilation on brain tissue oxygenation and cerebrovenous PO_2 in rats. Brain Res, 2000, 868: 150-156.
77. 《中国心脏起搏与心电生理杂志》编辑部. 中国生物医学工程学会心脏起搏与心电生理分会. 心脏猝死的防治建议. 中国心脏起搏与心电生理杂志, 2002, 16 (6): 401-416.
78. 《中国心脏起搏与心电生理杂志》编辑部. 中国生物医学工程学会心脏起搏与心电生理分会. 心脏猝死的防治建议（续）. 中国心脏起搏与心电生理杂志, 2003, 17 (1): 1-14.
79. 周玉杰, 李小鹰, 马长生, 等. 现代心肺复苏. 北京: 人民卫生出版社, 2006: 119-138.
80. 何庆. 心肺复苏时的给药途径. 中华急诊医学杂志, 2007, 16 (2): 223-224.
81. 杨从山, 邱海波. 心肺复苏后的高级生命支持. 麻醉与监护论坛, 2008, 15 (1): 28-30.

第九章 急性冠状动脉综合征并发心脏性猝死的防治实践

提要

- 典型急性冠状动脉综合征（急性冠脉综合征）是由于冠状动脉斑块不稳定或纤维帽破裂引起的一组临床表现，包括ST段抬高型和非ST段抬高型，是心脏性猝死的最主要原因。
- 急性冠脉综合征的救治越早越好，尤其是高危患者，因此院前的早期识别和诊断并及时采取相应治疗措施显得尤为重要。
- 心电图对于院前急救、危险分层和治疗策略选择具有重要作用；心肌生物损伤标志物的升高是诊断急性心肌梗死的最主要标准。
- 再灌注治疗是救治急性冠脉综合征高危患者的重要措施，包括溶栓治疗、急诊PCI和急诊CABG。
- 药物治疗仍是各类急性冠脉综合征患者的基础治疗。

急性冠脉综合征（acute coronary syndromes，ACS）是成人心源性猝死最主要的原因，不仅在心脏性猝死中的比例较大，而且绝对数量巨大，约30%～50%的急性心肌梗死（acute myocardial infarction，AMI）患者在到达医院前死亡，其中许多人是由于室性心动过速（ventricular tachycardia，VT）或室颤（ventricular fibrillation，VF），这也是ACS患者猝死最常见的直接原因。

按照传统的定义，ACS包括不稳定型心绞痛（unstable angina，UA)、非 Q 波型心肌梗死（non-Q-wave myocardial infarction，NQMI）和 Q 波型心肌梗死（Q-wave myocardial infarction，QMI），传统的分类不利于对 ACS 患者及时分类、确定救治的策略。2000 年 ACC/ESC 指南提出 ACS 新的分类方法以后，在临床实践中很好地指导了 ACS 患者的救治，为临床提供了更加及时、有效的诊断和治疗以及病情评估、预后判断的指导意见。新的分类将 ACS 患者分为 ST 段抬高型 ACS（ST-segment elevation acute coronary syndromes，STEACS）和非 ST 段抬高型 ACS（non-ST-segment elevation acute coronary syndromes，NSTEACS），NSTEACS 包括了原来的 NQMI 和 UA；相应地心肌梗死分为 ST 段抬高型心肌梗死（ST-segment elevation myocardial infarction，STEMI）和非 ST 段抬高型心肌梗死（non-ST-segment elevation myocardial infarction，NSTEMI）。如果心肌损伤标志物显著升高伴 ST 段抬高的心电图（electrocardiogram，ECG）改变，这种情况可诊断为 STEMI；如果心肌损伤标志物显著升高伴 ST 段压低等非特异性 ST-T 的 ECG 改变，无 ECG 的 ST 段抬高，这种情况可诊断为 NSTEMI。心源性猝死在以上几种情况下均可发生，也可以是 ACS 的一种类型和初始表现。

典型的 ACS 是由于斑块纤维帽破裂所引起的。大多数斑块破裂前处于稳定状态，由于炎性成分侵入血管内膜下，削弱斑块的稳固性，使之容易发生破裂。血流速率变化、涡流以及血管结构的改变，是引起斑块破裂的重要原因。血管闭塞的程度和持续时间，以及是否有侧支循环决定 ACS 发生的类型。斑块糜溃和破裂后，血小板聚积在破溃斑块的表面（血小板黏附），黏附的血小板填充斑块破裂处并形成聚积，与纤维蛋白原相互结合产生的纤维蛋白进一步激活凝血系统，部分血管堵塞可产生缺血的临床症状，这种表现可在活动时发生，也可在静息时发生。在这个阶段中，血栓主要是富含血小板成分的白血栓，治疗上应使用抗血小板聚集、抗凝药物，如阿司匹林、氯吡格雷、血小板Ⅱb/Ⅲa受体拮抗剂和低分子肝素等，多数病例治疗后有效。此时溶栓（溶解纤维蛋白）治疗往往无效，并有可能因血栓的点状释放、血小板进一步聚积而使血管阻塞加重。间歇性血栓闭塞可引起"罪犯"动脉支配区域内远端心肌的坏死，表现为NSTEMI。当血凝块不断扩大时，来自于"罪犯病变"血栓的微血栓可以堵塞并嵌在冠状动脉微血管处，引起心肌肌钙蛋白（Troponins, cTn-T/I）轻度升高。当损伤严重，则在血小板血栓的基础上形成以纤维蛋白和红细胞为主的闭塞性血栓——红色血栓，完全闭塞冠状动脉，多表现为STEMI，则必须进行溶栓或直接冠状动脉内介入治疗（percutaneous coronary intervention, PCI）或冠状动脉旁路移植术（coronary artery bypass graft, CABG），保持持续、有效的血管通畅，可能避免或预防猝死及心功能损害。

因此，对于ACS特别是STEMI，干预时间是关系预后的决定性因素，院前急救和急诊室治疗对于ACS的预后有重要影响。近年来公布的所有指南以及临床实践表明，ACS患者应该尽早治疗，目的是：减少坏死心肌数量，维持左室功能，防止心力衰竭；防止主要心血管事件，包括致死性/非致死性MI、急性血运重建治疗；防止急性、危及生命的并发症，包括VT/VF、症状性心动过缓、血流动力学不稳定的心动过速；最终降低心脏性猝死的发生。正确评估、稳定ACS患者的病情，降低ACS患者心脏性猝死已经成为包括院前急救、急诊、心血管病房医生的重要日常工作。迅速识别、正确评估、采用有效合适的治疗策略诊断、治疗ACS患者，是减少ACS患者心脏性猝死的主要措施。

一、ACS的院外急救

"时间就是心肌，时间就是生命"，这已经是深入院前急救、急诊室及心血管医生临床意识的最基本概念,也充分形象地说明干预时间是关系 ACS 特别是 STEMI 治疗效果的决定性因素。在处理 ACS 时,如果能在第一时间得出准确的危险分层,尽快稳定病情并使患者处于严密的心脏监护状态将极大影响其预后。而在这一时间段内,又以发病第一小时内的诊断和治疗策略最为重要,尤其是对于 STEMI 患者。

这一阶段,主要参与人员是患者、患者亲属及同事、院前急救和急诊室医务人员。目前,造成患者诊断、治疗延迟的主要环节包括:起病至正确识别;院外转运过程;院内评估过程。而急救人员对于患者的症状不能正确判断往往成为治疗延迟的最主要原因,因此,仍要对院前急救人员大力进行 ACS 相关知识的继续医学教育培训力度,使之能够迅速识别出 ACS 患者。

二、ACS 患者的早期识别与诊断

ACS 的典型症状是胸部不适感,其中有 70%~80% 表现为胸痛、胸部压迫感或紧缩感、胸部憋闷不适、咽部紧缩感,以闷胀不适多见,刺痛或局部压痛多不是 ACS 相关症状;范围多为一块,而非一点;一般没有压痛;可以向颈部、下颌、肩部、背部或者上腹部放射。但是,症状有时不典型,可以表现为消化不良或烧灼感、气短、出汗、恶心、头晕。在老年人、女性或糖尿病患者,无症状和不典型症状者常见,在临床上对这些患者尤其需要特殊注意。AMI 的症状通常比心绞痛症状更为严重,持续时间长,多长于 15min。在美国,每年约有 400 万人被疑诊为 ACS,但最终有 200 万人被证实胸痛症状与心脏无关,而被确诊的 AMI 患者约有 25% 症状不典型。

科普宣传可以增强人群对心脏病事件的警惕性,增强对心脏病事件的认识,但是大多数情况下只有短期效果。对于 ACS 高危人群,医生需向患者及家属详细说明硝酸甘油及阿司匹林的正确使用方法,如何获得及时的急诊救护(如拨打 120 等急救电话），以及如何找到最近的提供 24 h 急诊心脏救治的医疗机构。根据最新的 ACC/AHA 治疗指南，患者在服用硝酸甘油片或使用硝酸甘油喷雾剂 5 min 后症状不能改善或继续加重，应即刻向急救医疗服务系统求救，根据当地情况，可以拨打"120"等急救电话，而不要咨询当地诊所医生或者自行驾车前往医院。

院外 12（18）导联 ECG 已经成为区分 ACS 患者以及决定治疗策略的重要手段，较症状、体征和心肌生化损伤标志物更为重要。院外 12（18）导联 ECG 可以密切观察 ACS 患者的病情变化，有利于早期诊断、缩短再灌注的时间窗。研究表明，记录一份 12 导联 ECG 大概需 4 min。入院前行 ECG 检查可以使入院到再灌注治疗的时间间隔缩短 10～60 min。而且，院前 ECG 更有利于决定是否进行溶栓治疗、早期 PCI 或 CABG 等再灌注措施。同时院外 ECG 检查可能与死亡率的降低密切相关，有研究显示，入院前做过 ECG 的患者，院内死亡率为 8%，而未做过 ECG 的患者死亡率为 12%。只要训练有素，技术人员和护士可以与急诊医生、心血管专业医师一样，用 12 或 18 导联 ECG 准确地辨别典型的 STEMI（以相邻的 2 个或多个导联 ST 段抬高>1 mm 为标准）。医师要加强患者教育力度，采用多种方式不断地普及相关知识；能够迅速、准确地辨析胸部相关症状，检出 ACS 患者，最重要的是以最短的时间完成 12（最好 18）导联 ECG，是防治 ACS 患者心脏性猝死的重要方面。

（一）急诊救护

在到达医院前，约有一半的 AMI 患者发生 VT/VF、严重心动过缓等恶性心律失常而猝死，大多数的死亡原因为无脉性 VT 或 VF，而在 AMI 发病后前 4 h 最主要危险是 VF。发生在 AMI 急性期的 VF 被称为"原发性 VF"。AMI 患者 VF 发生率为 4%，随着时间推移，VF 的发生出现下降的趋势。进入再灌注时代后，发病前 3 h 内实施溶栓治疗可以减少早期 VF 的发生率，但是 VF 的发生对于再灌注的预测意义并不大。早期 VF 可以增加院内死亡率，但并不是说，VF存活者长期死亡率增加。因此，院前急救人员应该能够识别威胁生命的征象和心律失常，并随时准备进行必要的心肺复苏和除颤。

所有急诊医疗服务体系和救援机构人员都要接受CPR和电除颤的培训，尤其是自动体外除颤器的使用，并使急救人员具备心脏急救的能力；每辆救护车都应装备除颤设备，并能熟练运用。理论上，一个急诊医疗服务系统应有受过足够训练的人员作为第一目击者，在接到求救后5 min内即可到达任何地方的患者身旁。由于AMI患者发病第1 h内存在心脏性猝死的高风险，因此院前急诊医疗服务系统能够提供立即电除颤是至关重要的。如果此时发生VF，立即电除颤非常有效，可以使大多数患者获救。在急诊室和冠心病监护病房（CCU），AMI和其他类型ACS患者仍然有发生恶性心律失常、心脏性猝死的危险，而早期再灌注治疗、β受体阻滞剂的应用以及其他辅助治疗可以使这种危险性明显下降。在这一期间，死亡原因主要包括：VT/VF、充血性心力衰竭、心源性休克和左室泵衰竭、出现血管再闭塞以至于出现梗死面积扩展、心脏破裂或心脏结构破坏等机械性并发症，专业急救人员应努力限制梗死面积扩大，治疗心律失常，保护左心室功能，从而防止心脏性猝死。

绿色通道的建立，可以加快诊断速度，缩短溶栓及急诊PCI的时间窗等，与死亡率的降低密切相关。如果患者没有服用阿司匹林，而且既往没有阿司匹林过敏史和近期消化道出血病史，要给予患者嚼服非肠溶阿司匹林300 mg。

（二）院外溶栓治疗的问题

如果急诊医疗服务系统人员根据ECG证实患者发生了STEMI，且患者无溶栓禁忌，则可以开始执行完整的溶栓治疗。临床试验表明，STEMI患者或新出现的左束支传导阻滞（left bundle branch block，LBBB）患者在缺血性胸痛发作后立即进行溶栓可以获得最大的益处，特别是当溶栓治疗早于院内溶栓60～

90 min 时，其预后改善作用更为明显，因为时间越早，可以挽救更多存活心肌。有研究表明，院前实施溶栓治疗比医院中要提前 130 min，死亡率降低 50%，5 年随访时，院前溶栓治疗者仍比院内溶栓治疗者死亡率低 25%～36%。溶栓治疗每延误 30 min 可以使平均寿命减少 1 年，延误 1 小时将使死亡率增加 20%，即在 5 年内每 1000 例患者中增加死亡 43 例。

因此，在转运时间过长的情况下，院前溶栓治疗可以减少死亡率。当到达医院时间 > 30 min 或者医院内用药至溶栓（door-to-needle）时间预计 > 60 min 时，可进行院前溶栓治疗。对无溶栓禁忌证的 STEMI 患者进行院外溶栓治疗是安全、可行的。笔者认为，在院外溶栓一定要强调同时做好急救治疗措施，因为闭塞的冠状动脉再通后容易出现一过性低血压和心律失常，特别是如果发生 VF 可能致命。

（三）ACS 患者的检出与转运策略

由于人员、技术、设备限制，无冠状动脉介入治疗条件的医院，对有休克征象的患者（肺淤血、心率 > 100 次/分和收缩压 < 100 mmHg）要考虑转运。美国第二次国家 AMI 注册登记发现行心脏介入治疗的 AMI 伴休克患者死亡率明显低于行溶栓治疗者，PCI 应作为首选治疗策略。在 SHOCK 试验中，共纳入 302 名伴心源性休克的 AMI 患者，152 例进行早期血运重建术（ERV），150 例患者行药物治疗（包括溶栓），其中 25% 进行延迟性血运重建。尽管两组 30 天死亡率没有明显差异，但血运重建组 6 个月死亡率明显低于药物治疗组（分别为 50.3% 和 63.1%）；对年龄 < 75 岁的亚组分析表明，早期血运重建可使 30 天死亡率下降 15.4%，并改善 1 年存活率。如果 ERV 能够在休克发生后 18 h 内完成，可以将年龄 < 75 岁，或者合并有心源性休克或缺血症状且年龄 > 75 岁、持续时间 < 36 h 的患者转运至有经验的 ERV 中心进行血运重建术治疗。

最近公布的 TRANSFER-AMI 试验结果表明，对于 STEMI

并且接受溶栓治疗的高危患者，在溶栓后6h早期常规进行PCI治疗组较标准治疗组（包括必要时实施挽救性PCI或择期PCI）缺血性并发症显著减少。该试验纳入了加拿大的1059例STEMI高危患者，均在不能实施PCI的医院接受溶栓治疗，然后随机分为两组，一组接受标准治疗（包括必要时实施挽救性PCI或择期PCI），另一组患者迅速转运至能够实施PCI治疗的医院，并在溶栓治疗后6h内接受PCI治疗，观察的主要终点事件包括：30天内的死亡、再次MI、复发性缺血、新出现的心力衰竭或充血性心力衰竭加重和心源性休克等。结果显示，标准治疗组中，88.7%的患者在溶栓治疗后32.5h（中位数）接受了PCI，而常规早期PCI组在溶栓后2.8h（中位数）接受PCI，在30天时，标准治疗组的主要终点事件的发生率为17.2%，而常规早期PCI组为11.0%。两组之间的严重出血发生率没有显著差异，早期PCI出血的并发症并未增加。

目前对于症状发作<3h的患者，应尽快给予溶栓或者PCI，关键在于就近治疗，不必强求转运至能PCI的中心。对于溶栓成功、病情稳定的低危患者，不需要常规转运进行早期PCI。对于溶栓治疗的高危患者，应迅速转运至有能力开展急诊PCI的医院，早期进行PCI治疗。而发病3~12h的STEMI患者，转运到技术熟练的PCI中心（介入医师年手术量>75台），能够改善30天的死亡、再梗死或卒中的联合发生率。

三、ACS患者的危险分层

急诊科医务人员应在患者到达急诊科10min内迅速地对可疑ACS患者进行病情评价，在连接监护仪和12（18）导联ECG检查（如果入院前未做）的同时，有目的地获取相关病史。根据胸部不适、相关体征和症状、既往心脏病史以及ACS危险因素进行病情评估，并且对溶栓以及其他治疗的禁忌证进行评估。再灌注的要求：溶栓必须在患者到达30min内完成（入院至开始用药的时间间隔为 30 min）或者 PCI 在患者到达 90 min 内完成（从入院至球囊扩张时间间隔为 90 min，door-to-balloon，D-to-B）。

（一）心电图

ACS 的治疗目标是快速、正确地诊断，以便尽快开始溶栓或者 PCI 再灌注治疗。ECG 具有简便、快捷的特点，能够帮助判断患者的病情并决定相应的治疗策略，所以当患者存在 ACS 的征象时，临床医师应根据 ECG 结果对患者进行分类。通过 ECG 可以将 ACS 患者分为以下三类：

1. STEMI　相邻 2 个或多个胸前导联，或者 2 个或多个肢体导联 ST 段上抬＞1 mm（0.1 mV）或可能为新出现的 LBBB。

2. 高危 UA/NSTEMI　缺血性 ST 段压低≥0.5 mm（0.5 mV）或 T 波倒置伴胸痛或胸部不适；非持续性或短暂 ST 段抬高≥0.5 mm（＜20 min）也属于这一类。

3. 正常或非心源性 ST 段或 T 波改变　不能完全排除 ACS 的可能，需要进一步进行危险分层。其中包括 ECG 正常患者和 ST 段偏离基线＜0.5 mm（0.5 mV）或 T 波倒置≤0.2 mV 的患者。笔者经验，少数 ACS 或 AMI 患者（经冠状动脉造影和酶学证实）12（18）导联 ECG 可能没有任何变化或动态变化。

（二）心脏生物学损伤标志物

心脏生物学损伤标志物目前临床常用的为肌酸激酶同工酶（CK-MB）、肌钙蛋白（cTn-T/I）和肌红蛋白等。cTn-T/I 比 CK-MB 更为敏感，可用于诊断、危险分层和预后判断。cTn-T/I 升高与死亡危险增高有关，其上升水平越高预示预后不良的可能性越大。AMI 时 cTn-T/I 增加一般在参考值的 20 倍以上，可以检测出局灶性、非常微小的心肌坏死。cTn-T/I 出现的时间为发病 2~4 h，峰值出现在 10~24 h，在血液中可以持续 10~14 天。

CK-MB 在心肌损伤后 3~4 h 开始出现，峰值出现在 8~12 h，在血液中可以持续 2~4 天。对于 6~8 h 内的 AMI 诊断敏感性不高，也不利于 AMI 的晚期诊断。高于正常参考值上限 2 倍具有临床意义。肌红蛋白在 AMI 后数小时内开始升高，达峰值比 CK-MB 早 1~4 h；再灌注发生后迅速上升，可以作为再灌注成功和判断梗死范围的指标，但是在血液中存留时间短暂（<24 h），而且缺乏特异性，临床工作中仅作为 cTn-T/I 和 CK-MB 的补充。

患者入院后应该在最初评价时开始检测心脏生物学损伤标志物水平，但是不要因为等待检查结果而耽搁对 STEMI 患者作出治疗性决定和再灌注治疗。尽管 cTn-T/I 和 CK-MB 的检测对于 AMI 具有很高的敏感性和特异性，是主要的诊断标准，但是这些检测也存在很大的局限性，即 4~6 h 内缺乏敏感性，对于指导临床治疗作用有限。

STEMI 患者通常是由冠状动脉完全闭塞所致，治疗的主要策略是通过溶栓（药物再灌注）或 PCI（机械再灌注）对心肌进行再灌注。急救人员应迅速地根据 ECG 对 STEMI 患者作出诊断并快速明确溶栓或 PCI 治疗的禁忌证和适应证。假如患者满足溶栓治疗标准，则入院至进针时间应尽量≤30 min（进针时间即溶栓剂开始注入的时间）。溶栓或者 PCI 治疗不能因为等待心脏损伤标志物的结果而延误，在很多发病早期的患者，心肌生物学损伤标志物水平的检测结果是正常的。如果因此延误治疗则会增加院内死亡率，仅在有争议或不确定的病例需要等待心脏损伤标志物结果以进一步明确诊断。对于开展 PCI 术的医院，应该有明确的方案、流程或路径图来指导急诊科医生对胸部不适患者进行分类和初期处理。NSTEMI/UA 患者无 ST 段抬高时，胸部不适患者可能伴有 ST 段压低、正常、非心源性 ECG 表现。ST 段压低者属于主要不良心血管事件高危人群。cTn-T/I 升高提示主要不良心血管事件的危险性增加。

目前临床实践及临床试验表明，NSTEMI 或正常、非心源性 ECG 改变的缺血性胸痛患者不应该进行溶栓治疗，溶栓治疗可能对患者是有害的。研究表明，cTn-T/I升高的患者是ACS的高危患者，最好使用小分子GPⅡb/Ⅲa受体拮抗剂和早期介入治疗（前提是具备血运重建条件的心导管室）。cTn-T/I可以作为ECG的额外和辅助的诊断手段来决定治疗策略，医师必须排除其他原因造成的肌钙蛋白升高，如心肌炎、充血性心力衰竭和肺栓塞等。

心脏生物损伤标志物的临床意义：CK-MB亚型和肌红蛋白诊断早期（6 h内）MI最有效，而cTnT/cTnI则对心脏有高度特异性，病程晚期诊断MI最有效。肌钙蛋白（cTnT/cTnI）能够发现少量心肌损害，即"微灶性MI"（微梗死），并且肌钙蛋白的浓度对预后的评价更有意义。CK-MB是大面积MI有用的标记物，但是CK-MB正常不能除外微梗死，也不能除外微梗死造成不良后果的危险。CK-MB要连续测定；测定肌钙蛋白时，临床医务人员和检验科工作人员要熟悉使用方法，努力协作，缩短测定时间；发病6小时内，肌钙蛋白可以不升高，此时如果呈阴性，在发病8～12 h应再次测定。

（三）危险分层的方法

危险分层可以帮助临床医师判断NSTEMI和UA患者是否应该进行介入治疗，而冠状动脉造影可以帮助临床医师确定患者该行药物治疗还是PCI或CABG。大多数ECG正常或非特异性ECG改变的患者并不是ACS，而即便有这些ECG表现的ACS患者也常是中低危患者。医生应根据上述方法对患者进行危险分层，以便为每个患者作出诊断和提供合适的治疗方案。由于循证医学证据表明，对于危险度高的患者，早期介入治疗策略显示了明显的优势，因此所制定的策略目标为：使高危患者获得更多的益处（介入治疗），而避免和减小低危或极低危患者的危险性。

胸痛患者危险分层的方法有很多种，常用的有TIMI危险积分和GRACE预测积分，这些危险分层的指标都是将患者症状、体征、ECG、心肌生物损伤标志物以及其他检查指标进行分析，权重后总结而来的。实际上针对不同的患者要灵活应用这些指标及组合，其中胸痛持续时间过长、有心力衰竭表现、血流动力学不稳定、心肌生物损伤标志物显著升高和 ECG 上 ST 段显著压低更为重要。因危险分层主要是帮助医生判断 NSTEMI 和 UA 患者是否需要进行 PCI 治疗，所以这里推荐《经皮冠状动脉介入治疗指南》中危险分层方法：

1. 极高危患者（符合下列 1 项或多项） 严重胸痛持续时间长、无明显间歇或>30 min，濒临 MI 表现；心肌生物损伤标志物显著升高和（或）ECG 表现 ST 段显著压低（≥2 mm）持续不恢复或范围扩大；具有明显血流动力学变化，有严重低血压、心力衰竭和心源性休克表现；严重恶性心律失常，如 VT 或 VF。

2. 中高危患者（符合下列 1 项或多项） 心肌生物损伤标志物升高；ECG 有 ST 段压低（>2 mm）；强化抗缺血治疗 24 h 内反复发作胸痛；既往有 MI 病史；冠状动脉造影显示有冠状动脉狭窄病史；PCI 后或 CABG 后；左心室射血分数（LVEF）<40%；糖尿病；肾功能不全（肾小球滤过率<60 ml/min）。

四、ACS 的常规基本治疗

所有院外或急诊室的 ACS 可疑患者都应该接受以下常规基本治疗措施，包括即刻氧疗，持续心电监护，静脉通路的建立以及给予吗啡、硝酸甘油和阿司匹林等。在《国际心肺复苏及心血管急救指南》中提出 ACS 患者院前急救的四个步骤即"MONA"：M——吗啡（Morphine）；O——吸氧（Oxygen）；N——硝酸甘油（Nitroglycerin）；A——阿司匹林（Aspirin）。在 2005 年指南更新时仍然遵循这一原则，为目前的临床实践给予了指导。

五、ACS 患者的一般治疗措施

ACS 患者要立即开始心电、血压监护并建立静脉通路,保持静脉通路的通畅,一旦患者病情骤变,可以迅速给药;如条件允许,应该处于床旁除颤仪备用状态。患者保持卧位限制活动,一旦怀疑 ACS 诊断,开始对患者进行疾病认知教育;保持大便通畅,可以给予肠道润滑剂,如 20% 甘露醇 80 ml 或适量,必要时重复,但不宜用藩泻叶;饮食少量多餐,以清淡为主;在无禁忌证的情况下,要充分镇痛:硝酸甘油 1~2 片舌下含服,可 3~5 min 内追加 1 次,吗啡 5~10 mg 皮下注射或 2.5~5 mg 静脉注射,必要时重复。

吸氧可以限制缺血性心肌的损伤,还可以降低 MI 患者 ST 段抬高程度。即使在无并发症的 MI 患者最初也有中度缺氧,这可能是由于通气-灌注失衡和肺内液体过多所致。血氧饱和度 < 90% 即有给氧指征;所有主诉缺血性胸部不适患者均应给予吸氧治疗;对拟诊 ACS 患者,可行鼻导管吸氧至少 6 h。在严重充血性心力衰竭、肺水肿或 AMI 有机械性并发症的患者,单纯给氧并不能纠正严重的低氧血症,这些病例往往需要持续正压呼吸或气管内插管和机械性通气,不可延误。应当注意,对无并发症的患者,过度给氧可导致体循环血管收缩,高流量给氧对慢性阻塞性呼吸道疾病的患者是有害的。

硝酸甘油可以扩张外周血管、降低室壁张力而减少心肌耗氧,对冠状动脉也有扩张作用,常用于 AMI 和 UA 患者的治疗。静脉滴注硝酸甘油时应用输液泵(或静脉泵)控制滴速 5~10 μg/min 开始,以后每 5~10 min 增加 5~10 μg/min,最高剂量为 100 μg/min,同时监测血压、心率和临床反应。治疗的终点是临床症状缓解,使血压正常者的平均动脉压下降 10%,或高血压者的平均动脉压下降 25%(收缩压不低于 90 mmHg),持续静滴 48 h 即可,以免产生耐药。平均血压降至 80 mmHg 以下或收缩压低于

90 mmHg时，应减慢滴注速度或暂停使用。收缩压<90 mmHg、心率<50次/分或>110次/分、24 h内因勃起障碍使用过磷酸二酯酶抑制剂（如西地那非）以及右室梗死的患者禁用。

出现耐药时，可以增加静脉滴注速度，当使用剂量>100 μg/min时，应当换用另一种血管扩张剂（如硝普钠或ACEI类药物）替代，因为硝酸甘油的疗效通常可以在停药后12 h恢复。

硝酸甘油经常引起头痛，还可因加重通气-灌注失调而加重低氧血症，其最严重的副作用是低血压及反射性心动过速，从而加重心肌缺血。下壁AMI者因常伴有右心室梗死，并依赖心室前负荷来维持心排血量，使用硝酸酯类可出现严重的低血压，临床上禁忌应用硝酸甘油。出现心动过缓和低血压时，可以终止用药，抬高下肢，快速输液和给予阿托品。到目前为止，尚无临床试验支持对无并发症的AMI患者常规长时间使用硝酸甘油。对充血性心力衰竭和大面积MI患者，应该继续口服或局部用药。由于静脉应用硝酸甘油作用快、容易定量、出现副作用时易于迅速终止用药，因此AMI早期主张静脉使用硝酸甘油。

吗啡具有很强的麻醉和抗焦虑作用，还有扩张静脉的作用，还可以通过兴奋迷走神经轻度减慢心率和降低血压，具有有益的血流动力学作用，并可减轻心室前负荷和氧需求，是对硝酸酯类药疗效欠佳的持续胸痛患者的一种有效的镇痛剂，同时也对AMI伴有血管充血性并发症患者非常有效。除非患者有低血压或不能耐受，均可以静脉或皮下给予吗啡；5～10 mg皮下注射或2.5～5 mg静脉注射，必要时可每隔5～30 min重复给药以缓解症状，注意血压变化。主要不良反应是低血压，尤其是血容量不足或使用血管扩张剂过量者，可通过抬高下肢或补液（生理盐水）来改善，罕见需要使用升压药物者。部分患者可以出现恶心、呕吐，呼吸抑制是最严重的副作用，可用纳洛酮（0.4 mg）静脉注射拮抗过量所致的反应。吗啡过敏者可以使用曲马朵（曲马多）或盐酸哌替啶。

阿司匹林可以使血小板环氧化酶1（COX-1）多肽键上第529位丝氨酸残基乙酰化，使该酶失去将花生四烯酸（AA）转变为前列腺素过氧化物（PGG_2、PGH_2）的能力，使环氧化酶失活，阻断了PGH_2和血栓素A_2（TXA_2）的形成途径，而TXA_2是血小板聚集的强诱导剂，抑制TXA_2的生成可达到抑制血小板聚集的作用。只要无过敏反应就应尽早给疑诊ACS的患者服用。160～325 mg阿司匹林即可快速、完全抑制TXA_2的合成，减少溶栓后再闭塞和反复心绞痛发作。阿司匹林是ACS的早期阶段治疗药物之一，也是二级预防的核心用药之一，目前临床实践中常规给予可疑ACS患者阿司匹林300 mg嚼服，使用水溶性制剂好于肠溶制剂。阿司匹林是非常安全的，对有恶心、呕吐或上消化道功能失调的患者也可应用。活动性溃疡和哮喘是阿司匹林的相对禁忌证。

六、再灌注治疗

AMI的再灌注治疗是近年来心血管疾病治疗最重大的进展之一。众多的临床试验和临床实践都把早期溶栓治疗作为症状发生在12 h内无溶栓禁忌证的AMI患者的一个标准方案，而最近几年，有条件开展急诊PCI的医院，则主要是通过急诊PCI再灌注心肌治疗。再灌注治疗可以降低死亡率，并且从发病至再灌注时间越短，患者的获益越大。挽救心肌和改善长期预后的决定因素有：发病至再灌注治疗的时间，越短越好；梗死相关动脉保持足够持续、完全的再通开放，恢复充分的血流（TIMI-3级）；正常的微血管血流灌注。

（一）溶栓治疗

第一个证明溶栓能降低心肌梗死患者死亡率的大规模临床研究是GISSI-Ⅰ试验，11 721名患者随机分为链激酶组和安慰剂组，溶栓组21天死亡率低于安慰剂组，且这一优势可保持10年。此试验还证明，发病3 h内溶栓效果最好，1 h内溶栓可使死亡率降低47%。GISIS-Ⅱ试验则证明，AMI患者单独使用阿司匹林可使死亡率降低23%，单用链激酶可降低25%，两者合用可降低42%。CCS-2/COMMET和CLARITY-TIMI28试验证实了加用氯吡格雷的益处。梗死区心肌6 h内发生完全性坏死，死亡率的降低主要针对在梗死后几小时内能得到溶栓治疗的患者。GISSI-Ⅰ试验中，发病4 h开始溶栓的患者死亡率降低50%。MITI试验显示，发病70 min内开始溶栓的患者梗死面积缩小>50%，死亡率从8.7%降至1.2%。研究表明，12 h内进行溶栓仍有益处。溶栓治疗1000例AMI患者较未溶栓者少死亡18人。

早期溶栓的获益来自于闭塞动脉快速再通和恢复正常灌流，而使心肌得以挽救，保存心功能，其长期预后的改善是降低死亡率，并可能对减少瘢痕形成、减轻心室扩张和心室重构起作用，这是独立于再灌注的功能。减少坏死心肌重构可减轻充血性心力衰竭症状，改善梗死灶的电不稳定性，增加缺血渗出区（交界区）恢复的可能性，对依赖侧支循环的心肌更是如此。

1. 溶栓治疗的适应证

Ⅰ类 对无溶栓禁忌证的STEMI患者，症状发作≤12 h有ECG表现（相邻2个或多个胸前导联/相邻肢体导联ST段抬高>1 mm或新出现LBBB）。

Ⅱa类 症状发作12 h内有确切后壁MI的ECG表现的患者。

如果症状发生>12 h，尽管患者仍持续胸痛且伴有2个或多个胸前导联/相邻肢体导联ST段抬高>1 mm，一般不推荐进行溶栓治疗。对症状发生超过24 h并伴ST段压低的患者不给予溶栓治疗，除非确定为后壁MI。

2. 溶栓治疗的禁忌证

表 9-1 溶栓治疗的绝对禁忌证

既往任何时候出血性卒中病史

3 个月内（除外 3 h 内）缺血性卒中病史

已知脑血管畸形（如动静脉瘘）

已知颅内恶性肿瘤（原发性或转移性）

可疑主动脉夹层

活动性出血或出血体质者（月经除外）

3 个月内颅脑闭合性损伤或面部创伤史

表 9-2 溶栓治疗的相对禁忌证

慢性、严重、控制不良的高血压病史

严重、未控制的高血压，收缩压＞180 mmHg 和（或）舒张压＞110 mmHg

缺血性卒中病史＞3 个月，痴呆或已知的未包括在禁忌证中的脑病

创伤性或延长的 CPR（＞10 min）或近期大手术（＜3 周）

不能压迫的血管穿刺操作

近期（2~4 周）的内脏出血

妊娠

活动性溃疡

正在使用抗凝药物，INR 越高，出血的危险越大

如果使用链激酶等溶栓药物，既往曾经应用（＞5 天）或对药物过敏

3. 溶栓的风险/效益评估

医生在应用溶栓治疗时必须牢记其适应证、禁忌证、效益和主要危险。勉强地采用溶栓治疗会带来出血风险，特别是颅内出血的危险。然而，在临床实践中，许多患者界于标准边缘，很难掌握，只有熟悉风险/效益评估的原则才能使临床医生正确估计每个患者可能得到的益处和面临的风险。大量证据表明，给有缺血性胸痛、ST 段抬高（相邻 2 个导联≥1 mm）和发作

12 h 以内的患者使用溶栓治疗可获得最大益处。临床医生可依据既往临床试验所报道的信息推测风险和效益。GISSI 试验发现，梗死部位（前壁、下壁、后壁、多壁）和 ST 段抬高导联的数量可预测溶栓治疗的收益和死亡率，ST 段抬高导联的数量与死亡率呈直线相关。性别、高血压（≤180 mmHg）、糖尿病、陈旧性心肌梗死不影响患者从溶栓治疗中获益；心动过速、低血压患者也能受益（心源性休克未被专门分组）；12 h 内溶栓均有帮助，但主要在 3 h 以内；下壁 MI 获益较小，但合并右室梗死者除外（V_{4R} ST 段抬高，或前壁导联压低）；AMI 的死亡率随年龄的增加而升高，但年长者所获得的绝对益处与年轻人相似。尽管年龄不是溶栓的禁忌证，而且其获益是肯定的，但卒中的发生率确实随年龄增加而增高，因此导致净受益减少。GUSTO 试验发现，小于 85 岁的老人快速静脉注射组织型纤溶酶原激活剂（t-PA）死亡率低，但该组对 85 岁以上患者分析太少。75 岁以上患者接受溶栓治疗死亡率无明显降低，但危险性也不增加，需进一步研究，以评估老年人溶栓的风险/效益比。由于老年人卒中发生率增加，故老年人溶栓时应当慎重。尤其目前所处医疗环境，对老年人溶栓更加趋向保守。

颅内出血是溶栓治疗中发生率较小但却肯定存在的危险，可使早期死亡率增加。t-PA 与肝素合用比链激酶（SK）与阿司匹林合用危险性大。颅内出血的危险因素包括：年龄>65 岁，体重<70kg，高血压（≥180/110 mmHg）和应用 t-PA。危险因素的数量可用来评估卒中的可能性，无危险因素为 0.25%，3 个危险因素为 2.5%。

（二）常用的溶栓药物与使用方法

1. 尿激酶（urokinase，UK）　主要从人的新鲜尿液和人胚胎肾组织细胞培养液中提纯，可以直接激活纤溶酶原形成纤溶酶，产生溶栓作用。半衰期约 16 min，作用短暂。是纤维蛋白的非选择性溶栓剂。其优点是无抗原性，不会发生过敏反应，毒性很低。可以静脉推注，血栓复发率低，国产药物使用时间较长，经过了长时间临床实践检验，且价格较为便宜，是我国使用最为广泛的药物，尤其在基层医院是最常用的溶栓药物。我国 AMI 指南推荐常用剂量为（150万～200万）U 于 30 min 静脉滴注。罪犯相关血管再通率与其他溶栓药物无明显差别，似乎再闭塞率更低。

2. 链激酶（streptokinase，SK）与重组链激酶（r-SK） 1933 年发现，1955 年用于临床，是一种从 β 溶血性链球菌培养液中提取的具有抗原性的单链多肽，可以间接激活纤溶酶原形成纤溶酶，即链激酶先与纤溶酶原形成复合物，复合物再激活纤溶酶原为纤溶酶，使血栓中的纤维蛋白降解。AMI 时，通常给予 150 万 U，静脉滴注 60 min。由于链激酶具有抗原性，主要不良反应为过敏，包括寒战、发热和皮疹等。静脉用药后，抗链激酶抗体在血中维持 4～6 个月，再次给药可能使疗效降低或出现过敏反应。且合用肝素可以增加脑出血的发生率，目前临床上较少用。r-SK 是基因工程生产的高效溶栓药物，无抗原性，无明显过敏反应，低血压和出血发生率低，多合并出现缓慢性心律失常，给予扩容或阿托品后可迅速恢复，用法同 SK。

3. 组织型纤溶酶原激活剂（t-PA）及重组组织型纤溶酶原激活剂（rt-PA） t-PA 是由血管内皮细胞等组织合成的一种丝氨酸蛋白酶，对纤溶酶原的亲和力低，而对纤维蛋白的亲和力高，因此能够选择性地与血栓表面的纤维蛋白结合形成 t-PA—纤维蛋白复合物，此复合物与纤溶酶原有很高的亲和力，在血栓上可有效地使纤溶酶原转变为纤溶酶而溶解血栓。它选择性溶栓，不产生全身纤溶状态。基因重组技术生产的称为 rt-PA。半衰期 5～8 min。普遍的给药方法是加速给药方案（GUSTO 方案）：首先静脉应用肝素 5000 U 静脉注射，随后肝素 800～1000 U 持续静脉滴注，APTT 延长 1.5～2.5 倍，依据测定结果调整用量，48 h 后改用低分子肝素；于另一组通路在肝素静注后即刻静推 rt-PA 15 mg，继之在 30 min 内静脉滴注 0.75 mg/kg（不超过 50 mg），再在 60 min 内静脉滴注 0.5 mg/kg（不超过 35 mg）。由于我国脑出血发生率高，目前可以使用半量方案：肝素应用同上，另一组通路于肝素静注后即刻静注 rt-PA 8 mg 10 min，继之 rt-PA 42 mg 静脉滴注 80 min。开通率高，但价格昂贵，高龄患者、大剂量使用时容易发生脑出血。

无论选择何种溶栓剂，获益最主要的决定因素是治疗的时间以及恢复的 TIMI 血流情况。纤维蛋白特异性溶栓剂都要与肝素联合应用 24～48 h，以防再闭塞。

4. 溶栓治疗的评价与冠状动脉再通的判断标准

溶栓治疗的局限性为血管开通率的极限为 75%～95%，TIMI 3 级只有 30%～55% 的病例有达到。自静脉给药到血管开通需要一定时间（≥35 min），临床判断再灌注指标无特异性，严重出血并发症发生率为 0.5%～1.0%，溶栓后残留冠状动脉狭窄，妨碍存活心肌的恢复，晚期再缺血、再梗死发生率高，有近 25% 的患者灌注不良或发生再闭塞，梗死相关动脉再闭塞将导致病死率倍增。

冠状动脉再通的判断有两种方法：血流指标判断和临床指标判断。血流指标通过冠状动脉造影获得，是判断冠状动脉再通最可靠的方法。根据 TIMI 临床试验的标准可将冠状动脉再灌注分为 4 级：0 级（无灌注）：血管闭塞处已无前向血流；1 级（渗透而无灌注）：造影剂穿过闭塞区，但滞留闭塞区附近而不能充盈整个阻塞远端血管床；2 级（部分灌注）：造影剂通过闭塞处并充盈阻塞远端的全部血管床，然而造影剂充盈及清除均缓慢；3 级（完全灌注）：前向血流迅速充盈阻塞远端血管床，造影剂的充盈和清除如同未受累血管那样迅速。TIMI 0 或 1 级表示血管闭塞，溶栓过程中达到 2 或 3 级表示再灌注。溶栓后冠状动脉再通的临床判断指标如下：溶栓后 2～4 h 内胸痛基本消失；心电图抬高的 ST 段于 2～4 h 内回降＞50%；2～4 h 内出现再灌注性心律失常；血清 CK-MB 酶峰提前，于 14 h 内出现。

（三）经皮冠状动脉介入治疗

单纯冠状动脉成形术或联合支架置入术是当前最常见的 PCI 方式。许多研究表明，在终点事件的发生率方面，PCI 明显优于溶栓。然而，这些结果都是在经验丰富的医疗中心（有心外科的支持且每年完成 PCI＞200 台），由技术熟练的介入医师（PCI 术每人每年＞75 台）的情况下完成的。STEMI 患者症状发生后 3～12 h 内，并且能确保入院至球囊扩张的时间（D-to-B）≤90 min 或溶栓与球囊扩张的时间差≤60 min，此时选择 PCI 更好。而对有溶栓禁忌证的患者也应选择 PCI。如果 AMI 患者伴有心源性休克或心力衰竭也考虑采用 PCI 进行心肌再灌注治疗。而对于症状发生≤3 h 的 AMI 患者，开始治疗的时间决定预后，目前仍没有足够的证据证明 PCI 或者溶栓治疗哪种方法更好，临床实践中主要取决于医院的设备情况、医生的技术条件以及患者的意愿。对于这些发病早期患者，为追求 PCI 而长时间转运可能使所有 PCI 益处都在转运的过程中丧失掉。

对发病 12 h 内的 STEMI 患者采用介入方法直接开通梗死相关血管（IRA），称为直接 PCI，是最有效降低 STEMI 患者死亡率的治疗措施。及时（＜12 h）、有效（PCI 后 TIMI 血流 3 级）、持久（较低的再闭塞率）是成功的关键。越危重的患者，比如心源性休克的患者获益越显著，但是，对于年龄＞75 岁，发病时间＞12 h，伴随疾病较多的患者，风险随之显著增加，要权衡利弊。转运 PCI（transfer PCI）是直接 PCI 的一种，主要适用于患者就诊医院没有直接 PCI 的条件，而患者有溶栓治疗的禁忌证，或者虽然无禁忌证，但是发病＞3 h 且在 12 h 内，尤其为较大范围 MI（特别是前壁）和（或）有血流动力学不稳定的患者。补救 PCI（rescue PCI）是指溶栓失败后 IRA 仍处于闭塞状态，而针对 IRA 所进行的 PCI。溶栓药物输入后 45～60 min 后，患者胸痛无缓解和 ECG ST 段无回落，临床提示溶栓失败。补救 PCI 对于 STEMI 患者具有益处，尤其是对于早期有休克、心力衰竭或恶性心律失常患者的获益更为显著。易化 PCI（facilitated PCI）是指发病 12 h 内拟行 PCI 的患者于 PCI 前使用血栓溶解药物，以期缩短开通 IRA 时间，使药物治疗和 PCI 更有机结合。一般使用溶栓剂或血小板糖蛋白Ⅱb/Ⅲa受体拮抗剂或者它们的不同组合。PRAGUE-1、BRAVE 和 ASSENT-4 等研究表明，易化 PCI 未能显示更好的临床预后改善，而增加了出血的风险。最新的 TRANSFER-AMI 试验表明，溶栓后常规早期 PCI 具有改善主要缺血终点的作用，而不增加出血。试验纳入了超过 1000 例的患者，可能对临床实践产生重要的影响。

在临床实践中，各类 ACS 患者 PCI 的指征如下：（表 9-3，表 9-4，表 9-5，表 9-6）

表 9-3　NSTEACS 患者 PCI 指征

对极高危患者行紧急 PCI（2 h 内）
对中、高危患者行早期 PCI（72 h）
对 PCI 患者常规置入支架

表 9-4　STEMI 患者 PCI 指征

所有 STEMI 发病 12 h 内，D-to-B 时间 90 min 内，由有经验的术者和团队操作
有溶栓禁忌证患者
发病＞3 h 的患者更趋首选 PCI
心源性休克，年龄＜75 岁，AMI 发病＜36 h，休克＜18 h
年龄＞75 岁伴心源性休克，AMI 发病＜36 h，休克＜18 h，权衡利弊后考虑 PCI
发病 12～24 h，仍有缺血证据，或有心功能障碍或血流动力学不稳定或严重心律失常
常规支架置入

表 9-5　STEMI 患者补救 PCI 指征

溶栓 45～60 min 后仍有持续心肌缺血症状或表现
合并心源性休克，年龄＜75 岁，AMI 发病＜36 h，休克＜18 h
发病＜12 h 合并心力衰竭或肺水肿
年龄＞75 岁伴心源性休克，AMI 发病＜36 h，休克＜18 h，权衡利弊后考虑补救 PCI
血流动力学或心电学不稳定

表 9-6　STEMI 患者早期溶栓成功或未行溶栓治疗者择期 PCI 指征

病变适宜 PCI 且有再发 MI 的表现
病变适宜 PCI 且有自发或诱发缺血表现
病变适宜 PCI 且有心源性休克或血流动力学不稳定
LVEF≤40%，心力衰竭，严重室性心律失常，常规行 PCI

（四）AMI 并发症及复杂 AMI 的再灌注治疗

1. 心源性休克、左室功能衰竭和慢性心功能衰竭

左室心肌发生 40% 以上的坏死经常导致心源性休克和死亡。1975—1988 年间 AMI 心源性休克的发生率保持在相对稳定水平（接近 7.5%）。尽管最近试验研究表明，心源性休克的发生率有所下降，但死亡率仍然很高，平均在 50%～70%。ST 段抬高和 ST 段压低的患者有所不同，无 ST 段抬高患者发展为休克的时间明显晚于 ST 段抬高患者。糖尿病和三支血管病变者死亡率较高。高龄和梗死前患者更常见非诊断性 ECG 改变。心梗范围不大但病情严重者可能出现血流动力学不稳定和慢性心力衰竭，当每搏心排血量减少时，LVEF 下降，心室舒张末容积增大导致心室腔扩大，这些变化均增加心肌耗氧量。存活心肌或远处心肌的缺血可导致 AMI 延展。进行性心功能障碍可表现为心率加快（窦性心动过速），以补偿下降的每搏排血量。随着左心室充盈压的上升，患者会出现肺淤血和肺水肿，随着心排血量的下降而出

现低血压。低血压和肺水肿的共同将导致心源性休克。在血流动力学方面，左室功能障碍常表现为心脏指数$<2.5\,L/(min\cdot m^2)$，PCWP$>18\,mmHg$和收缩压（SBP）$<100\,mmHg$。当心脏指数下降至$2.2\,L/(min\cdot m^2)$和SBP即将降至$90\,mmHg$时即可出现明显的末梢循环障碍。

左室功能障碍的起始治疗包括静脉注射利尿剂和硝酸酯类药以降低心脏前后负荷。硝酸酯类的使用应从小剂量（$5\,\mu g/kg$）开始，逐渐增加剂量直至平均SBP下降$10\%\sim15\%$，尽量避免出现低血压（SBP$<90\,mmHg$）。如果患者血压明显下降，可以应用多巴胺使血压升至$90\,mmHg$，也可以加用多巴酚丁胺以减少多巴胺的用量。如果需要，符合指征，可考虑应用主动脉内球囊反搏（IABP）或进行介入治疗。GUSTO-Ⅰ和SHOCK试验结果显示，积极的介入治疗可增加存活率和减少死亡率。

在可能的情况下，对高危的心源性休克患者应转送到有导管介入治疗条件的心血管治疗中心，对广泛前壁心肌梗死、心力衰竭或肺水肿患者应考虑分类转送。PCI再灌注治疗是合并心源性休克、心力衰竭的AMI患者挽救生命、改善预后的最佳治疗方案。但是，在临床实践中，医生必须分析患者病情，评估PCI手术中、手术后的获益与风险，结合医院技术、设备条件、外科支持情况，以及患者家属意愿和配合程度，综合医疗风险后方可决定，不可"一意孤行"。

2. 右室梗死

下壁AMI患者50%以上可能发生右室缺血或梗死，临床表现为颈静脉怒张，Kussmaul征和不同程度的低血压。对于下壁AMI患者，出现低血压但肺部听诊清晰无啰音的患者应怀疑是否伴有右室梗死。因此，目前临床实践中，对ACS患者要常规检查18导联ECG，右胸前V_{4R}导联ST段抬高是出现院内并发症和死亡率增加敏感（达90%）而有力的预测指标。右房压$\geqslant 10\,mmHg$和PCWP不高提示右室功能不全；合并右室功能不全的患者,院内死亡率为 25%～30%。对这些患者常规应考虑再灌注治疗,溶栓治疗可减少右室功能不全的发生率,而心源性休克是 PCI 的指征。

AMI 合并右室功能不全患者的治疗主要是维持右室充盈压以维持心排血量。应避免应用减少前负荷的药物,如硝酸酯类药、利尿剂,以免出现更严重的低血压。如果下壁 AMI 患者给予舌下含服硝酸酯类药物即产生低血压,则应考虑有无右室梗死。首选治疗是补充循环容量,可用生理盐水 500 ml 至 1～2 L 静滴或给予 250～500 ml 706 代血浆,但需注意监测有无肺淤血。补充循环容量后血压无明显改善,可给予多巴胺增加右室收缩功能。对于难治性低血压,可考虑应用 IABP,以增加重要器官血供,减轻右室后负荷,同时联合应用血管扩张药物。

七、ACS 的其他药物治疗

ACS 患者的初期药物治疗和再血管化治疗是抢救及预防猝死、降低病死率和改善生活质量的关键措施。但是,作为 ACS 患者的治疗,以下所列药物治疗亦起到重要和基础的作用,不可忽视,而且对于预防猝死的发生亦有重要作用。

(一)抗血小板聚集治疗

1. 阿司匹林 其应用简述如前。阿司匹林通过使环氧化酶失活而抑制血小板激活剂血栓素 A_2 的合成。体内有两种环氧化酶,环氧化酶 1 和环氧化酶 2。血小板中只有环氧化酶 1,由于血小板是无核细胞,没有重新合成还氧化酶的能力,一旦酶的活性被抑制,其作用可持续至血小板的整个寿命周期。环氧化酶 2 存在于内皮等有核细胞中,介导前列环素的合成,阿司匹林对此酶也有抑制作用,但内皮细胞具有重新合成该酶的能力,因此常规剂量下的阿司匹林对具有抗栓作用的前列环素的表达影响较小。血栓素 A_2 只是 90 多种血小板激活剂中的一种,因此一般认为阿司匹林是一种相对弱的血小板拮抗剂。阿司匹林口服后吸收迅速，大约 30～40 min 血浆浓度达到高峰，但肠溶制剂需 3～4 h 血浆浓度方可达到高峰。尽管阿司匹林迅速从血液循环中消失，但一旦作用于血小板，其对环氧化酶的抑制是持久的，除非有新的血小板合成。循环的血小板每日更新约 10%，因此停用阿司匹林后需 5～6 天才能使患者 50% 的血小板功能恢复正常。

只要无阿司匹林禁忌证，ACS 可疑患者均应立即服用非肠溶性阿司匹林，临床实践中，给予嚼服 300 mg；一旦诊断确立，每日一次 300 mg 持续 1 个月，药物支架置入者 3 个月，然后 100 mg 长期服用，如果没有消化道、颅内等出血或必须停用情况，终生服用。

2. 氯吡格雷　氯吡格雷抑制血小板聚集的机制不同于阿司匹林，在体外无抗血小板活性，必须在体内经肝脏 P450 酶代谢为有效活性产物，其活性代谢产物可选择性地、不可逆地与血小板膜表面一种嘌呤性二磷酸腺苷（ADP）受体（P2Yac）结合（减少 ADP 结合位点但不影响受体的亲和力），阻断 ADP 对腺苷酸环化酶的抑制作用，从而促进 cAMP 依赖的 PGE 刺激的舒血管物质刺激磷酸蛋白（VASP）的磷酸化，抑制纤维蛋白原受体（GPⅡb/Ⅲa）活化进而抑制血小板聚集。此外，氯吡格雷可降低血小板选择蛋白（P selectin, CD62，一种血小板脱颗粒的标志物）的表达，表明其可抑制血小板的活化。临床实践中，对伴心肌生物损伤标志物升高的 ACS 患者、伴新出现 ECG 改变的持续胸痛的 NSTEMI 患者并计划行 PCI 或其他再灌注治疗时，在标准治疗（阿司匹林、肝素或低分子肝素、GPⅡb/Ⅲa 受体拮抗剂）的基础上加用氯吡格雷 300 mg 负荷剂量，然后每日一次 75 mg 维持量。对有阿司匹林过敏史或胃肠道疾病而不能耐受阿司匹林的可疑 ACS（无 ECG 和心肌损伤标志物改变）患者，给予氯吡格雷 300 mg 负荷剂量口服。对年龄≤75 岁的已接受阿司匹林、肝素和溶栓治疗的急诊 STEMI 患者，可给氯吡格雷

300 mg负荷剂量口服。

3. GPⅡb/Ⅲa受体拮抗剂　目前我国临床实践中使用的制剂为替罗非班（欣维宁）。血小板黏附、激活、聚集和释放，导致血小板血栓形成，在生理性止血和病理性血栓的形成过程中都占有重要的地位。一旦血小板被激活，血小板表面的GPⅡb/Ⅲa受体形态发生变化，呈活化状态，能够和纤维蛋白原及vW因子等结合，使相邻的血小板之间形成联结，从而引发血小板的聚集。不论引起血小板聚集的是何种激活剂，最终都必须通过GPⅡb/Ⅲa受体才能使相邻的血小板经配体连接起来。GPⅡb/Ⅲa受体是血小板聚集的最后共同通路，阻断GPⅡb/Ⅲa受体即可消除任何激活剂引起的血小板聚集。

冠状动脉斑块破溃后，其组织因子暴露与凝血因子Ⅶa形成复合物，促进Ⅹa因子产生。在凝血机制中，相对低浓度的Ⅹa可导致大量凝血酶形成，使纤维蛋白沉积、血小板激活、血小板聚积导致动脉血栓形成，并启动急性冠脉综合征的病理过程。血小板GPⅡb/Ⅲa受体被认为是血小板凝集的最后共同通道，其连接循环中小分子可聚集物如纤维蛋白原，并可与邻近的血小板交联，最终使血小板凝集。给予血小板GPⅡb/Ⅲa受体拮抗剂可作为斑块破裂或糜溃后减轻急性缺血症状的一个方法。血小板GPⅡb/Ⅲa受体拮抗剂是近几年所开发的抗血小板药物中研究最为广泛的药物。大量临床试验已证实了其作为血小板抑制剂的有效性和安全性。

GPⅡb/Ⅲa受体拮抗剂联合阿司匹林、肝素和机械再灌注治疗可以使患者明显获益，对于接受PCI治疗的UA/NSTEMI高危患者也是有益的。高危特征包括持续胸痛、血流动力学和心电学不稳定、糖尿病、急性及动态ECG改变、心肌生物损伤标志物升高。在临床实践中，根据患者体重给予药物，持续静脉泵入，维持24～48 h。在STEMI患者中，GPⅡb/Ⅲa受体拮抗剂主要用于直接PCI的围术期，根据体重用药，维持24～

48 h。

（二）抗凝治疗

肝素与低分子肝素已经成为 ACS 患者的标准治疗之一。与肝素相比低分子肝素可作为更好的抗栓治疗选择。

1. 肝素　肝素可以直接抑制血栓形成，与阿司匹林及其他抗血小板聚集剂一起作为 UA/NSTEMI 的重要治疗措施，得到广泛临床应用。肝素（普通肝素，UFH）是一种硫酸氨基葡萄糖不同长度肽链的混合物。由于具有个体抗凝作用的差异，必须监测 APTT 以调整药物剂量，以及有激活血小板、引起血小板减少症（有时是致命性的）的缺点，临床实践中更多应用低分子肝素（LMWH）。

当肝素作为 STEMI 溶栓的辅助治疗时，推荐先予 60 U/kg 静脉推注后 12 U/kg 静脉滴注（对体重＞70 kg 的患者最大推注剂量为 4000 U 和静脉滴注剂量为 1000 U/h），保持 APTT 在 50～70 s 之间。

2. 低分子肝素　LMWH 是从普通肝素分类或降解而来的，分子量小（4000～7000），较 UFH 半衰期长，抗 Ⅹa 因子活性强，具有高抗 Ⅹa/Ⅱa 因子比，有良好的抗血栓作用。临床应用无需监测，具有很高的安全性、性价比。LMWH 可以减少 UA/NSTEMI 患者死亡、MI 或再发心绞痛、再发心肌缺血或血运重建等临床终点事件。疗效优于 UFH，而且 LMWH 的大出血几率更少。对于 STEMI 患者，可以作为溶栓治疗后的辅助治疗措施；而对没有接受再灌注治疗（溶栓或 PCI）的患者，LMWH 可以作为比 UFH 更好的治疗选择。使用方法根据各个药物调整，一般 12 h 一次，皮下注射。

（三）血管紧张素转换酶抑制剂（ACEI）

ACEI 早期应用可以改善 AMI 患者的存活率，使死亡率下降。可能机制包括于早期限制心肌梗死扩展，影响心室重构过程，减少神经体液因素对心脏的影响，增加梗死周围缺血区的侧支循环。临床试验一致表明，AMI患者无论有无早期再灌注治疗，均可以从ACEI治疗中获益，使死亡率降低。汇总4个试验近100 000例接受ACEI治疗数据进行评估，总体上每1000例患者可减少5例死亡，并且这个益处大多数发生在第1周的早期，有较高危险的患者死亡率下降7%，左室功能不全（LVEF＜40%）、肺淤血以及前壁MI患者获益更大。临床实践中，一般在患者情况稳定，其他治疗（β受体阻滞剂、硝酸酯类）开始应用后进行。

目前，对于肺淤血、左室射血分数＜40%的STEMI患者，无论是否进行早期再灌注，只要无低血压（SBP＜100 mmHg或较基础血压降低＞30 mmHg）应该在发病24 h内开始使用ACEI。所有AMI患者，无论是否进行再灌注治疗，均可口服ACEI制剂。ACEI的禁忌证包括低血压（SBP＜100 mmHg）、肾衰竭、双侧肾动脉狭窄和对ACEI制剂过敏等。

（四）β受体阻滞剂

β肾上腺素能受体阻滞剂是防治猝死的重要药物，对于ACS患者也具有非常大的益处。院内给β受体阻滞剂可减少未接受溶栓治疗患者的AMI面积、心脏破裂发生率和死亡率，同时也可降低心室重构和VF的发生率；对已接受溶栓治疗的患者，静脉注射β受体阻滞剂可降低梗死后心肌缺血和非致死性AMI的发生；梗死后使用β受体阻滞剂可减少致死性和非致死性再梗死的发生率。静脉用β受体阻滞剂对NSTE ACS也是有益的。只要没有明显禁忌证，应给急诊科的所有ACS患者口服β受体阻滞剂，并且无需考虑是否将进行血运重建治疗。在伴有快速型心律失常或高血压时可以使用静脉β受体阻滞剂。

禁忌证：严重左心衰竭或肺水肿、心动过缓（心率＜60次/分）；低血压（SBP＜100 mmHg）；外周循环障碍；第二度至第三度房室传导阻滞或反应性气道疾病者。中重度心力衰竭患者病情稳定后，应予小剂量β受体阻滞剂治疗，口服β受体阻滞剂比静脉制剂临床疗效更好。

（五）其他药物

ACS 发生后数天内开始使用他汀类药物治疗可持续抑制炎症并减少并发症的发生（如再梗死、再发心绞痛和心律失常）。对 ACS 患者早期（发病后 24 h 内）给予他汀类药物治疗是安全可行的。他汀类药物可以稳定斑块，长期应用可以延缓动脉粥样硬化病变发展，临床上主张强化应用，但要注意肌酶谱及肝功能的变化。

没有试验证实钙通道阻滞剂（CCB）能减少死亡率或减少心血管终点事件的发生。β受体阻滞剂作为一线药物，如有使用β受体阻滞剂的禁忌证或已达最大使用剂量，CCB 可作为替代或辅助治疗。地尔硫䓬（合心爽）可应用于变异性心绞痛的患者。尽管理论上极化液（GIK）可通过数种机制降低 AMI 患者死亡率，但迄今为止，很少有数据证实 GIK 治疗对患者有益。

八、心律失常的治疗

急性心肌缺血和 AMI 的室性心律失常包括：室性早搏、VT 和 VF。由于体外除颤器的应用、CCU 的建立和除颤技术推广，使住院患者死亡率降低了一半。原发性 VF 是心肌梗死早期（24 h 内）重要的死亡原因。原发性 VF 高发于冠状动脉阻塞后 4 h 内（3%～5%），而后明显下降。如没有血流动力学和心电学的禁忌证，注射β受体阻滞剂可减少 VF 的发生。室性心律失常和低血钾（而非低镁）相关。因此，临床上通常维持血钾＞4.0 mmol/L，血镁＞2.0 mmol/L。不提倡应用利多卡因预防或治疗无症状的心律失常。如果已使用利多卡因，可持续应用但不超过 24 h。注意识别和纠正诱发因素，同时应积极纠正缺氧和心力衰竭。

约 1/3 的 AMI 患者由于迷走神经兴奋出现窦性心动过缓，常见于右冠状动脉闭塞所致的下壁 AMI，因为右冠状动脉支配窦房结和房室结的血供。右冠状动脉再灌注时也可出现窦性心动过缓。缺血的窦房结和房室结内腺苷堆积，可产生对抗阿托品的窦性心动过缓和传导阻滞。有20%的AMI患者出现第二度至第三度房室传导阻滞。2/3的患者24 h内发生过心脏传导阻滞。其治疗见第八章相关部分。

10%~15%的AMI患者并发新发房颤，常见于高龄、大面积AMI、左室肥大和心力衰竭者，通常呈一过性和自限性，一般不需治疗。房颤也可以是心肌梗死的表现，是由于右冠状动脉窦房结之前闭塞或左旋支动脉左房支之前闭塞所致。晚期心包炎也可促发房颤。对于心室率<110次/分、一过性的房颤不需立即治疗。应努力寻找和治疗诱发和促进房颤的潜在原因（低氧血症、心力衰竭、电解质紊乱）。t-PA和SK溶栓治疗可减少房颤的发生。当房颤导致心室率过快，引起缺血症状或血流动力学改变时，需要立即转复。如果血流动力学稳定无禁忌证者，β受体阻滞剂可有效地降低心室率。有β受体阻滞剂应用禁忌时可静注地尔硫䓬（合贝爽）。有心力衰竭和LVEF下降的患者慎用维拉帕米。50%的房颤发生在AMI后24 h内，AMI合并持续房颤可使死亡率升高，卒中危险性增加，全身栓塞的风险比一般房颤患者高3倍。建议使用超声心动图检查，判断大面积前壁心肌梗死、心尖部心肌梗死是否存在左室附壁血栓。如房颤持续存在，应用肝素抗凝并使APTT保持在50~70 s。

九、ACS患者心脏性猝死的预防

ACS患者经过早期再灌注及综合药物治疗，可以大大降低心脏性猝死的发生率，改善患者的生活质量。但由于一些ACS患者到达医院延迟，主要是STEMI患者，经过早期综合治疗后，依然有部分患者存在很高的心脏性猝死风险，这些患者不仅需要长期坚持A、B、C、D、E（A：阿司匹林，ACEI；B：血压控制良好，β受体阻滞剂；C：他汀类调脂药，戒烟；D：控制血糖，调节饮食结构；E：锻炼）的冠心病二级预防治疗，符合条件者应植入 ICD。详见第二章。

ACS 是猝死的重要原因，早期识别心脏性猝死高危患者具有重要的意义。院前急救系统的快速、准确识别，依据 ECG 进行危险分层，对于高危患者给予积极再灌注治疗是降低 ACS 患者心脏性猝死的主要措施。再灌注治疗包括溶栓治疗和介入治疗，而 PCI 因其能够持续、有效开通梗死相关动脉，已成为具有开展急诊 PCI 条件的医疗中心的主要措施。对于 ACS 合并心脏性猝死患者的预防和治疗，包括阿司匹林等抗血小板聚集、抗凝、ACEI、β 受体阻滞剂在内的各种药物亦具有重要作用。

(杨玉恒　齐向前)

参考文献

1. Buist MD, Moore GE, Bernard SA, et al. Effects of a medical emergency team on reduction of incidence of and mortality from unexpected cardiac arrests in hospital: preliminary study. BMJ, 2002, 324: 387-390.
2. International Liaison Committee on Resuscitation. International Consensus on Cardio-pulmonary Resuscitation and Emergency Cardiovascular Care Science With Treatment Recommendations. Circulation, 2005, 112 (suppl Ⅲ): Ⅲ-1-Ⅲ-136.
3. Antman EM, Anbe ST, Armstrong PW, et al. American College of Cardiology; American Heart Association; Canadian Cardiovascular Society. ACC/AHA guidelines for the management of patients with ST-elevation myocardial infarction: executive summary: a report of the American College of Cardiology/American Heart Association Task Force on Practice Guidelines (Writing Committee to Revise the 1999 Guidelines for the Management of Patients With Acute Myocardial Infarction). J Am Coll Cardiol, 2004, 44: 671-719.
4. Braunwald E, Antman EM, Beasley JW, et al. ACC/AHA 2002 guideline update for the management of patients with unstable angina and non-

ST-segment elevation myocardial infarction: summary article: a report of the American College of Cardiology/American Heart Association Task Force on Practice Guidelines (Committee on the Management of Patients With Unstable Angina). J Am Coll Cardiol, 2002, 40: 1366-1374.
5. Bertrand ME, Simoons ML, Fox KA, et al. Management of acute coronary syndromes in patients presenting without persistent ST-segment elevation. Eur Heart J, 2002, 23: 1809-1840.
6. Van de Werf F, Ardissino D, Betriu A, et al. Management of acute myocardial infarction in patients presenting with ST-segment elevation. The Task Force on the Management of Acute Myocardial Infarction of the European Society of Cardiology. Eur Heart J, 2003, 24: 28-66.
7. Armstrong PW, BogatyP, Buller CE, et al. The 2004 ACC/AHA Guidelines: a perspective and adaptation for Canada by the Canadian Cardiovascular Society working Group. Can J Cardiol, 2004, 20: 1075-1079.
8. Goodacre SW, Angelini K, Arnold J, et al. Clinical predictors of acute coronary syndromes in patients with undifferentiated chest pain. QJM, 2003, 96: 893-898.
9. Herlitz J, Hansson E, Ringvall E, et al. Predicting a life-threatening disease and death among ambulance-transported patients with chest pain or other symptoms raising suspicion of an acute coronary syndrome. Am J Emerg Med, 2002, 20: 588-594.
10. Lee TH, Pearson SD, Johnson PA, et al. Failure of information as an intervention to modify clinical management. A time-series trial in patients with acute chest pain. Ann Intern Med, 1995, 122: 434-437.
11. Henrikson CA, Howell EE, Bush DE, et al. Chest pain relief by nitroglycerin does not predict active coronary artery disease. Ann Intern Med, 2003, 139: 979-986.
12. Lee TH, Rouan GW, Weisberg MC, et al. Clinical characteristics and natural history of patients with acute myocardial infarction sent home from the emergency room. Am J Cardiol, 1987, 60: 219-224.
13. Eagle KA, Lim MJ, Dabbous OH, et al. A validated prediction model for all forms of acute coronary syndrome: estimating the risk of 6-month

postdischarge death in an international registry. JAMA, 2004, 291: 2727-2733.
14. Lau J, Ioannidis JP, Balk EM, et al. Diagnosing acute cardiac ischemia in the emergency department: a systematic review of the accuracy and clinical effect of current technologies. Ann Emerg Med, 2001, 37: 453-460.
15. Albarran J, Durham B, Gowers J, et al. Is the radiation of chest pain a useful indicator of myocardial infarction? A prospective study of 541 patients. Accid Emerg Nurs, 2002, 10: 2-9.
16. Canto JG, Shlipak MG, Rogers WJ, et al. Prevalence, clinical characteristics, and mortality among patients with myocardial infarction presenting without chest pain. JAMA, 2000, 283: 3223-3229.
17. Grossman S, Brown D, Chang Y, et al. Predictors of delay in presentation to the ED in patients with suspected acute coronary syndromes. Am J Emerg Med, 2003, 21: 425-428.
18. Lopez de Sa E, Lopez-Sendon J, Anguera I, et al. Prognostic value of clinical variables at presentation in patients with non-ST-segment elevation acute coronary syndromes: results of the Proyecto de Estudio del Pronostico de la Angina (PEPA). Medicine, 2002, 81: 434-442.
19. Goldman L, Cook EF, Brand DA, et al. A computer protocol to predict myocardial infarction in emergency department patients with chest pain. N Engl J Med, 1988, 318: 797-803.
20. Goldman L, Weinberg M, Weisberg M, et al. A computer derived protocol to aid in the diagnosis of emergency room patients with acute chest pain. N Engl J Med, 1982, 307: 588-596.
21. Devon HA, Zerwic JJ. Symptoms of acute coronary syndromes: are there gender differences? A review of the literature. Heart Lung, 2002, 31: 235-245.
22. Herlihy T, McIvor ME, Cummings CC, et al. Nausea and vomiting during acute myocardial infarction and its relation to infarct size and location. Am J Cardiol, 1987, 60: 20-22.
23. Kogan A, Shapira R, Silman-Stoler Z, et al. Evaluation of chest pain in the ED: factors affecting triage decisions. Am J Emerg Med, 2003, 21:

68-70.
24. Lee TH, Cook EF, Weisberg M, et al. Acute chest pain in the emergency room: identification and examination of low-risk patients. Arch Intern Med, 1985, 145: 65-69.
25. Boersma E, Pieper KS, Steyerberg EW, et al. Predictors of outcome in patients with acute coronary syndromes without persistent ST-segment elevation. Results from an international trial of 9461 patients. The PURSUIT Investigators. Circulation, 2000, 101: 2557-2567.
26. Meischke H, Larsen MP, Eisenberg MS. Gender differences in reported symptoms for acute myocardial infarction: impact on prehospital delay time interval. Am J Emerg Med, 1998, 16: 363-366.
27. Milner KA, Funk M, Richards S, et al. Symptom predictors of acute coronary syndromes in younger and older patients. Nurs Res, 2001, 50: 233-241.
28. Antman EM, Fox KM. Guidelines for the diagnosis and management of unstable angina and non-Q-wave myocardial infarction: proposed revisions. International Cardiology Forum. Am Heart J, 2000, 139: 461-475.
29. Culic V, Miric D, Eterovic D. Correlation between symptomatology and site of acute myocardial infarction. Int J Cardiol, 2001, 77: 163-168.
30. Goldberg RJ, Goff D, Cooper L, et al. Age and sex differences in presentation of symptoms among patients with acute coronary disease: the REACT trial. Coron Artery Dis, 2000, 11: 399-407.
31. Khot UN, Jia G, Moliterno DJ, et al. Prognostic importance of physical examination for heart failure in non-ST elevation acute coronary syndromes: the enduring value of Killip classification. JAMA, 2003, 290: 2174-2181.
32. Grzybowski M, Zalenski RJ, Ross MA, et al. A prediction model for prehospital triage of patients with suspected cardiac ischemia. J Electrocardiol, 2000, 33 (Suppl.): 253-258.
33. Ng SM, KrishnaswamyP, MorisseyR, et al. Ninety-minute accelerated critical pathway for chest pain evaluation. Am J Cardiol, 2001, 88: 611-617.
34. Ng SM, Krishnaswamy P, MorriseyR, et al. Mitigation of the clinical

significance of spurious elevations of cardiac troponin I in settings of coronary ischemia using serial testing of multiple cardiac markers. Am J Cardiol, 2001, 87: 994-999.

35. Caragher TE, Fernandez BB, Jacobs FL, et al. Evaluation of quantitative cardiac biomarker point-of-care testing in the emergency department. J Emerg Med, 2002, 22: 1-7.

36. Engel G, Rockson SG. Feasibility and reliability of rapid diagnosis of myocardial infarction. Am J Med Sci, 2001, 322: 339-344.

37. McCord J, Nowak RM, McCullough PA, et al. Ninety-minute exclusion of acute myocardial infarction by use of quantitative point-of-care testing of myoglobin and troponin I. Circulation, 2001, 104: 1483-1488.

38. Sallach SM, Nowak R, Hudson MP, et al. A change in serum myoglobin to detect acute myocardial infarction in patients with normal troponin I levels. Am J Cardiol, 2004, 94: 864-867.

39. Gibler WB, Hoekstra JW, Weaver WD, et al. A randomized trial of the effects of early cardiac serum marker availability on reperfusion therapy in patients with acute myocardial infarction: the serial markers, acute myocardial infarction and rapid treatment trial (SMARTT). J Am Coll Cardiol, 2000, 36: 1500-1506.

40. Zimmerman J, Fromm R, Meyer D, et al. Diagnostic marker cooperative study for the diagnosis of myocardial infarction. Circulation, 1999, 99: 1671-1677.

41. Chiu A, Chan WK, Cheng SH, et al. Troponin-I, myoglobin, and mass concentration of creatine kinase-MB in acute myocardial infarction. QJM, 1999, 92: 711-718.

42. Huggon AM, Chambers J, Nayeem N, et al. Biochemical markers in the management of suspected acute myocardial infarction in the emergency department. Emerg Med J, 2001, 18: 15-19.

43. Esses D, Gallagher EJ, Iannaccone R, et al. Six-hour versus 12-hour protocols for AMI: CK-MB in conjunction with myoglobin. Am J Emerg Med, 2001, 19: 182-186.

44. Roth A, Malov N, Bloch Y, et al. Assessment of a creatine kinase-MB/

myoglobin kit in the prehospital setting in patients presenting with acute nontraumatic chest pain: the "Shahal" experience. Crit Care Med, 1999, 27: 1085-1089.

45. Porela P, Pulkki K, Helenius H, et al. Prediction of shortterm outcome in patients with suspected myocardial infarction. Ann Emerg Med, 2000, 35: 413-420.

46. Gustafsson G, Dellborga M, Lindahl B, et al. Early diagnosis and exclusion of acute myocardial infarction by two hours' vector-ECG and determination of either myoglobin or CK-MB. BIOMACS-study. BIOchemical Markers in Acute Coronary Syndromes. Scand Cardiovasc J, 2000, 34: 172-177.

47. Jurlander B, Clemmensen P, Wagner GS, et al. Very early diagnosis and risk stratification of patients admitted with suspected acute myocardial infarction by the combined evaluation of a single serum value of cardiac troponin-T, myoglobin, and creatine kinase MB (mass). Eur Heart J, 2000, 21: 382-389.

48. Fesmire FM. Delta CK-MB outperforms delta troponin I at 2 h during the ED rule out of acute myocardial infarction. Am J Emerg Med, 2000, 18: 1-8.

49. Kratz A, Januzzi JL, Lewandrowski KB, et al. Positive predictive value of a point-of-care testing strategy on first-draw specimens for the emergency department-based detection of acute coronary syndromes. Arch Pathol Lab Med, 2002, 126: 1487-1493.

50. Polanczyk CA, Lee TH, Cook EF, et al. Value of additional two-hour myoglobin for the diagnosis of myocardial infarction in the emergency department. Am J Cardiol, 1999, 83: 525-529.

51. Agewall S. Evaluation of point-of-care test systems using the new definition of myocardial infarction. Clin Biochem, 2003, 36: 27-30.

52. Penttila K, Koukkunen H, Kemppainen A, et al. Myoglobin, creatine kinase MB, troponin T, and troponin I-rapid bedside assays in patients with acute chest pain. Int J Clin Lab Res, 1999, 29: 93-101.

53. Jernberg T, Lindahl B, James S, et al. Comparison between strategies

using creatine kinase-MB (mass), myoglobin, and troponin T in the early detection or exclusion of acute myocardial infarction in patients with chest pain and a nondiagnostic electrocardiogram. Am J Cardiol, 2000, 86: 1367-1371.

54. Fesmire FM, Hughes AD, Fody EP, et al. The Erlanger chest pain evaluation protocol: a one-year experience with serial 12-lead ECG monitoring, two-hour delta serum marker measurements, and selective nuclear stress testing to identify and exclude acute coronary syndromes. Ann Emerg Med, 2002, 40: 584-594.

55. Ioannidis JP, Salem D, Chew PW, et al. Accuracy and clinical effect of out-of-hospital electrocardiography in the diagnosis of acute cardiac ischemia: a meta-analysis. Ann Emerg Med, 2001, 37: 461-470.

56. Brinfield K. Identification of ST elevation AMI on prehospital 12 lead ECG; accuracy of unaided paramedic interpretation. J Emerg Med, 1998, 16: 22S.

57. Foster DB, Dufendach JH, Barkdoll CM, et al. Prehospital recognition of AMI using independent nurse/paramedic 12-lead ECG evaluation: impact on in-hospital times to thrombolysis in a rural community hospital. Am J Emerg Med, 1994, 12: 25-31.

58. Patel MR, Dehmer GJ, Hirshfeld JW, et al. ACCF/SCAI/STS/AATS/AHA/ASNC 2009 Appropriateness Criteria for Coronary Revascularization: a report by the American College of Cardiology Foundation Appropriateness Criteria Task Force, Society for Cardiovascular Angiography and Interventions, Society of Thoracic Surgeons, American Association for Thoracic Surgery, American Heart Association, and the American Society of Nuclear Cardiology Endorsed by the American Society of Echocardiography, the Heart Failure Society of America, and the Society of Cardiovascular Computed Tomography. J Am Coll Cardiol, 2009, 53: 530-553.

59. Becker RC, Meade TW, Berger PB, et al. American College of Chest Physicians. The primary and secondary prevention of coronary artery disease: American College of Chest Physicians Evidence-Based Clinical

Practice Guidelines (8th Edition). Chest, 2008, 133: 776S-814S.
60. Harrington RA, Becker RC, Cannon CP, et al. American College of Chest Physicians. Antithrombotic therapy for non-ST-segment elevation acute coronary syndromes: American College of Chest Physicians Evidence-Based Clinical Practice Guidelines (8th Edition). Chest, 2008, 133: 670S-707S.
61. Eikelboom J, Guyatt G, Hirsh J. Guidelines for anticoagulant use in acute coronary syndromes. Lancet, 2008, 371: 1559-1561.
62. American College of Cardiology, American Heart Association Task Force on Practice Guidelines. 2007 Focused update of the ACC/AHA/SCAI 2005 guideline update for percutaneous coronary intervention. A report of the American College of Cardiology/American Heart Association Task Force on Practice Guidelines. Catheter Cardiovasc Interv, 2008, 71: E1-40.
63. Stillman AE, Oudkerk M, Ackerman M, et al. North American Society of Cardiac Imaging; European Society of Cardiac Radiology. Use of multidetector computed tomography for the assessment of acute chest pain: a consensus statement of the North American Society of Cardiac Imaging and the European Society of Cardiac Radiology. Int J Cardiovasc Imaging, 2007, 23: 415-427.
64. Morrow DA, Cannon CP, Jesse RL, et al. National Academy of Clinical Biochemistry. National Academy of Clinical Biochemistry Laboratory Medicine Practice Guidelines: clinical characteristics and utilization of biochemical markers in acute coronary syndromes. Clin Chem, 2007, 53: 552-574.
65. Apple FS, Jesse RL, Newby LK, et al. National Academy of Clinical Biochemistry and IFCC Committee for Standardization of Markers of Cardiac Damage Laboratory Medicine Practice Guidelines: analytical issues for biochemical markers of acute coronary syndromes. Clin Chem, 2007, 53: 547-551.
66. Keeling P, Hughes D, Price L, et al. Safety and feasibility of prehospital thrombolysis carried out by paramedics. BMJ, 2003, 327: 27-28.

67. Menown IB, Mackenzie G, Adgey AA. Optimizing the initial 12-lead electrocardiographic diagnosis of acute myocardial infarction. Eur Heart J, 2000, 21: 275-283.
68. Maroko PR, Radvany P, Braunwald E, et al. Reduction of infarct size by oxygen inhalation following acute coronary occlusion. Circulation, 1975, 52: 360-368.
69. Madias JE, Madias NE, Hood Jr WB. Precordial ST-segment mapping. 2. Effects of oxygen inhalation on ischemic injury in patients with acute myocardial infarction. Circulation, 1976, 53: 411-417.
70. Antiplatelet Trialists' Collaboration. Collaborative overview of randomised trials of antiplatelet therapy. Prevention of death, myocardial infarction, and stroke by prolonged antiplatelet therapy in various categories of patients. BMJ, 1994, 308: 81-106.
71. Fragmin during Instability in Coronary Artery Disease (FRISC) study group. Low-molecular-weight heparin during instability in coronary artery disease. Lancet, 1996, 347: 561-568.
72. Hansson L, Zanchetti A, Carruthers SG, et al. HOT Study Group. Effects of intensive blood-pressure lowering and low-dose aspirin in patients with hypertension: principal results of the Hypertension Optimal Treatment (HOT) randomised trial. Lancet, 1998, 351: 1755-1762.
73. Gurfinkel EP, Manos EJ, Mejail RI, et al. Low molecular weight heparin versus regular heparin or aspirin in the treatment of unstable angina and silent ischemia. J Am Coll Cardiol, 1995, 26: 313-318.
74. Antman EM, McCabe CH, Gurfinkel EP, et al. Enoxaparin prevents death and cardiac ischemic events in unstable angina/non-Q-wave myocardial infarction. Results of the thrombolysis in myocardial infarction (TIMI) 11B trial. Circulation, 1999, 100: 1593-1601.
75. Ferguson JJ, Califf RM, Antman EM, et al. Enoxaparin vs unfractionated heparin in high-risk patients with non-ST-segment elevation acute coronary syndromes managed with an intended early invasive strategy: primary results of the SYNERGY randomized trial. JAMA, 2004, 292: 45-54.

76. Budaj A, Yusuf S, Mehta SR, et al. Benefit of clopidogrel in patients with acute coronary syndromes without ST-segment elevation in various risk groups. Circulation, 2002, 106: 1622-1626.
77. Peters RJ, Mehta SR, Fox KA, et al. Effects of aspirin dose when used alone or in combination with clopidogrel in patients with acute coronary syndromes: observations from the Clopidogrel in Unstable angina to prevent Recurrent Events (CURE) study. Circulation, 2003, 108: 1682-1687.
78. Fox KA, Mehta SR, Peters R, et al. Benefits and risks of the combination of clopidogrel and aspirin in patients undergoing surgical revascularization for non-ST-elevation acute coronary syndrome: the Clopidogrel in Unstable angina to prevent Recurrent ischemic Events (CURE) Trial. Circulation, 2004, 110: 1202-1208.
79. Harrington RA, Becker RC, Ezekowitz M, et al. Antithrombotic therapy for coronary artery disease: the Seventh ACCP Conference on Antithrombotic and Thrombolytic Therapy. Chest, 2004, 126: 513S-548S.
80. Dellinger RP, Carlet JM, Masur H, et al. Surviving Sepsis Campaign Management Guidelines Committee. Surviving Sepsis Campaign guidelines for management of severe sepsis and septic shock. Crit Care Med, 2004, 32: 858-873.
81. Klocke FJ, Baird MG, Lorell BH, et al. ACC/AHA/ASNC guidelines for the clinical use of cardiac radionuclide imaging-executive summary: a report of the American College of Cardiology/American Heart Association Task Force on Practice Guidelines (ACC/AHA/ASNC Committee to Revise the 1995 Guidelines for the Clinical Use of Cardiac Radionuclide Imaging). Circulation, 2003, 108: 1404-1418.
82. Vikman S, Niemelä K, Ilva T, et al. FINACS Study Group. Under use of evidence-based treatment modalities in diabetic patients with non-ST elevation acute coronary syndrome. A prospective nation wide study on acute coronary syndrome (FINACS). Diabetes Res Clin Pract, 2003, 61: 39-48.
83. Chen MS, Bhatt DL. Highlights of the 2002 update to the 2000 Ameri-

can College of Cardiology/American Heart Association acute coronary syndrome guidelines. Cardiol Rev, 2003, 11: 113-121.
84. Bertrand ME, Simoons ML, Fox KA, et al. Management of acute coronary syndromes in patients presenting without persistent ST-segment elevation. Eur Heart J, 2002, 23: 1809-1840.
85. Spin JM, Vagelos RH. Early use of statins in acute coronary syndromes. Curr Cardiol Rep, 2002, 4: 289-297.
86. Boden WE. The role of pharmacotherapy and catheter-based intervention in the management of patients with non-ST-segment elevation acute coronary syndromes. Curr Cardiol Rep, 2002, 4: 260-271.
87. Rapaport E. Guidelines for the acute coronary syndromes. Curr Cardiol Rep, 2001, 3: 289-298.
88. European Resuscitation Council. Part 7: the era of reperfusion. Section 1: acute coronary syndromes (acute myocardial infarction). Resuscitation, 2000, 46: 203-237.
89. The American Heart Association in collaboration with the International Liaison Committee on Resuscitation. Guidelines 2000 for Cardiopulmonary Resuscitation and Emergency Cardiovascular Care. Part 7: the era of reperfusion: section 1: acute coronary syndromes (acute myocardial infarction). Circulation, 2000, 102: I172-203.
90. Bertrand ME, Simoons ML, Fox KA, et al. Management of acute coronary syndromes: acute coronary syndromes without persistent ST segment elevation; recommendations of the Task Force of the European Society of Cardiology. Eur Heart J, 2000, 21: 1406-1432.
91. Panteghini M, Apple FS, Christenson RH, et al. Use of biochemical markers in acute coronary syndromes. IFCC Scientific Division, Committee on Standardization of Markers of Cardiac Damage. International Federation of Clinical Chemistry. Clin Chem Lab Med, 1999, 37 (6): 687-693.
92. CAPRIE Steering Committee. A randomised, blinded, trial of clopidogrel versus aspirin in patients at risk of ischaemic events (CAPRIE). Lancet, 1996, 348: 1329-1339.

93. Cannon CP, Weintraub WS, Demopoulos LA, et al. Comparison of early invasive and conservative strategies in patients with unstable coronary syndromes treated with the glycoprotein Ⅱb/Ⅲa inhibitor tirofiban. N Engl J Med, 2001, 344: 1879-1887.
94. Roffi M, Chew DP, Mukherjee D, et al. Platelet glycoprotein Ⅱb/Ⅲa inhibitors reduce mortalityin diabetic patients with non-ST-segment-elevation acute coronary syndromes. Circulation, 2001, 104: 2767-2771.
95. Rosenberg DG, Levin E, Lausell A, et al. Feasibility and timing of prehospital administration of reteplase in patients with acute myocardial infarction. J Thromb Thrombolysis, 2002, 13: 147-153.
96. Lamfers EJ, Schut A, Hooghoudt TE, et al. Prehospital thrombolysis with reteplase: the Nijmegen/Rotterdam study. Am Heart J, 2003, 146: 479-483.
97. Risenfors M, Gustavsson G, Ekstrom L, et al. Prehospital thrombolysis in suspected acute myocardial infarction: results from the TEAHAT Study. J Intern Med Suppl, 1991, 734: 3-10.
98. Doherty DT, Dowling J, Wright P, et al. The potential use of prehospital thrombolysis in a rural community. Resuscitation, 2004, 61: 303-307.
99. Zijlstra F, Patel A, Jones M, et al. Clinical characteristics and outcome of patients with early (<2 h), intermediate (2~4 h) and late (>4 h) presentation treated by primary coronary angioplasty or thrombolytic therapy for acute myocardial infarction. Eur Heart J, 2002, 23: 550-557.
100. Dalby M, Bouzamondo A, Lechat P, et al. Transfer for primary angioplasty versus immediate thrombolysis in acute myocardial infarction: a meta-analysis. Circulation, 2003, 108: 1809-1814.
101. Keeley EC, Boura JA, Grines CL. Primary angioplasty versus intravenous thrombolytic therapy for acute myocardial infarction: a quantitative review of 23 randomised trials. Lancet, 2003, 361: 13-20.
102. De Luca G, van't Hof AW, de Boer MJ, et al. Time-to treatment significantly affects the extent of ST-segment resolution and myocardial blush in patients with acute myocardial infarction treated by primary

angioplasty. Eur Heart J, 2004, 25: 1009-1013.
103. De Luca G, Ernst N, Zijlstra F, et al. Preprocedural TIMI flow and mortalityin patients with acute myocardial infarction treated by primary angioplasty. J Am Coll Cardiol, 2004, 43: 1363-1367.
104. Schweiger MJ, Cannon CP, MurphySA, et al. Early coronary intervention following pharmacologic therapy for acute myocardial infarction (the combined TIMI 10B-TIMI 14 experience). Am J Cardiol, 2001, 88: 831-836.
105. Epstein AE, DiMareo JP, Ellenbogen KA, et al. ACC/AHA/HRS 2008 guidelines for device-based therapy of cardiac rhythm abnormalities: a report of the American college of cardiology/American heart association task force on practice guidelines (writing committee to revise the ACC/AHA/NASPE 2002 guideline update for implantation of cardiac pacemakers and antiarrhythmia devices) developed in collaboration with the American association for thoracic surgery and society of thoracic surgeons. Circulation, 2008, 117: 2820-2840.
106. Johnson K, Criddle L. The OHSU Suspected Acute Coronary Syndrome Clinical Guideline. J Emerg Nurs, 2007, 33: 47-49.
107. Association of Physicians of India. API expert consensus document on management of ischemic heart disease. J Assoc Physicians India, 2006, 54: 469-80.
108. Acute Coronary Syndrome Guidelines Working Group. Guidelines for the management of acute coronary syndromes 2006. Med J Aust, 2006, 184: S9-29.
109. Ryan JW, Peterson ED, Chen AY, et al. CRUSADE Investigators. Optimal timing of intervention in non-ST-segment elevation acute coronary syndromes: insights from the CRUSADE (Can Rapid risk stratification of Unstable angina patients Suppress ADverse outcomes with Early implementation of the ACC/AHA guidelines) Registry. Circulation, 2005, 112: 3049-3057.
110. Non ST-Elevation Acute Coronary Syndrome Guidelines Group, New Zealand Branch of the Cardiac Society of Australia and New Zealand.

Non ST-elevation myocardial infarction: New Zealand management guidelines. N Z Med J, 2005, 118: U1680.
111. Stein PD, Schünemann HJ, Dalen JE, et al. Antithrombotic therapy in patients with saphenous vein and internal mammary artery bypass grafts: the Seventh ACCP Conference on Antithrombotic and Thrombolytic Therapy. Chest, 2004, 126: 600S-608S.
112. Cantor WJ, Fitchett D, Borgundvaag B, et al. Routine early angioplasty after fibrinolysis for acute myocardial infarction. N Engl J Med, 2009, 360: 2705-2718.
113. Sabatine MS, Cannon CP, Gibson CM, et al. Addition of clopidogrel to aspirin and fibrinolytic therapy for myocardial infarction with ST segment elevation. N Engl J Med, 2005, 352: 1179-1189.
114. COMMIT (CLOpidogrel and Metoprolol in Myocardial Infarction Trial) collaborative group. Addition of clopidogrel to aspirin in 45 852 patients with acute myocardial infarction: randomised placebo-controlled trial. Lancet, 2005, 366: 1607-1621.
115. ISIS-2 Collaborative Group. Randomised trial of intravenous streptokinase, oral aspirin, both, or neither among 17 187 cases of suspected acute myocardial infarction: ISIS-2. Lancet, 1988, 2: 349-360.
116. 中华医学会心血管病学分会，中华心血管病杂志编辑委员会. 经皮冠状动脉介入治疗指南（2009）. 中华心血管病杂志，2009, 39 (1): 4-25.
117. 周玉杰，李小鹰，马长生，等. 现代心肺复苏. 北京：人民卫生出版社，2006: 141-168.
118. 周玉杰，闫振娴. 急性心肌梗死的溶栓治疗. 中国实用内科杂志，2006, 26 (16): 1281-1283.
119. 中华医学会心血管病学分会，中华心血管病杂志编辑委员会，中国循环杂志编辑委员会. 急性心肌梗死诊断和治疗指南. 中华心血管病杂志，2001, 29 (12): 710-725.

第十章 儿童心脏骤停的防治实践

摘要

- 儿童生存链的提出使儿童心脏骤停的救治更为连贯,包括预防、基本心肺复苏、及时送至急诊医学服务系统和儿童高级生命支持,前三个链构成了儿童基本生命支持。
- 基础生命支持对提高心脏骤停儿童的生存率起至关重要的作用,应特别重视开放呼吸道、呼吸支持、胸部按压和除颤等环节。
- 大多数儿童的心脏骤停因窒息所致,单人复苏时首先进行5次CPR,随之迅速启动急救医疗系统,并且在继续进行的CPR中要尽量减少心脏按压的停顿时间。
- 儿童的高级生命支持应着重关注气道和循环的管理,维持稳定的氧供和有效的循环,正确应用急救药物。
- 复苏后处理的目的是保护脑功能、避免继发的器官功能损害,以及病因的诊断和治疗;由于心肺状态可能逐渐恶化,所以需重新评估。

一般来讲,儿童心脏骤停的急救包括基本生命支持和高级生命支持。基本生命支持并不单纯指人们熟知的心肺复苏,还包括预防、基本的CPR和有效的急救系统。当然CPR的成功与否无疑是心跳骤停患者生存的关键。

有人认为自《圣经》记载的公元前800年,Blisha用口对口通气挽救濒死的孩子,就已经具备了CPR的雏形。然而CPR技术的真正形成,则开始于20世纪50年代。1960年Kouwierhoven等宣布胸外按压能够维持患者生命。之后将上述两项技术相结合，逐渐形成了现代医学的心肺复苏术。医学专业和急救人员开始进行规范的训练和实践，挽救了众多心跳呼吸停止的患者。CPR技术的标准化，开始于1966年的全美复苏会议。1974年美国心脏协会（AHA）着手制定了《心肺复苏和心血管急救指南》，并于1980、1986、1992、2000和2005年多次修订。儿童的心肺复苏指南由AHA和美国儿科协会联合举行会议于1983年确立。1992年修订版中生存链概念的提出，使心跳呼吸骤停患者的救治更为连贯。2005年1月底AHA和国际复苏联合委员会在美国达拉斯举办"2005年心肺复苏和心血管病急诊科学治疗建议国际会议"。会议回顾性评价自2000年CPR指南以来在世界范围内的科学进展，并利用循证程序就CPR能够广泛实施的治疗方案达成一致性意见。

回顾CPR的发展历程，我们可以发现随着人们对疾病认识的不断提高，每一次抢救方法的改进都对人们生命的延续起着不可低估的力量。2005年的《心肺复苏和心血管病急救指南》（以下简称2005年指南）指出，儿童基本生命支持包括预防、基本心肺复苏、及时送至急诊医学服务系统和儿童高级生命支持。这四个链形成了儿童生存链，前三个链构成了儿童基本生命支持。

儿童的心脏骤停和临床预后与成人不同。成人心脏骤停常源于室颤或无脉性室性心动过速，其临床转归要好于心搏停止或无脉性电活动。而儿童心脏骤停则以心搏停止为主。Nadkarni等进行了一项前瞻性观察研究，收集2000年1月至2004年3月间来自美国和加拿大253家医院的心脏骤停多中心注册（心肺复苏国家登记）资料。共入选因无脉性心脏骤停需行胸外按压和（或）电除颤的36 902例成人（≥18岁）及880例儿童。结果显示：儿童的无脉性心脏骤停后存活出院率高于成人。存活者中，65%（154/236）的儿童和73%（4737/6485）的成人神经系统预后良好。儿童中首次确诊的无脉性节律为室颤

(VF)或无脉性室性心动过速(VT)的发生率较成人低[14%(120/880) vs.23%(8361/36 902);OR 0.54,95% CI 0.44~0.65,$P<0.001$]。儿童心搏停止的发生率较成人高[40%(350) vs.35%(13 024);OR 1.20,95% CI 1.10~1.40,$P=0.006$],无脉性电活动发生率较成人低[24%(213) vs.32%(11 963);OR 0.67,95% CI 0.57~0.78,$P<0.001$]。校正心肺复苏时间等因素的差异后,仅有首次确诊的无脉性节律仍与存活出院的预后显著相关。提示本项院内心脏骤停多中心注册研究中,儿童和成人的首次确诊无脉性节律均以心搏停止或无脉性节律为主。由于心搏停止或无脉性节律后儿童生存率更高,因此尽管其VF或无脉性VT所致心脏骤停较少,儿童的临床预后优于成人。

一、儿童死亡原因

儿童死亡率是衡量一个国家或地区的经济文化、卫生状况、妇幼卫生工作质量和服务水平的重要指标之一。2005年世界卫生报告指出,每年有超过1000万儿童死亡,其中多数死亡是可以避免的。儿童死亡率水平与死因结构有密切关系,仅用死亡率下降的差距不能反映死亡率与死因的关系,Bourgeois-Pieha提出将死因分为内源性死因(先天异常和先天缺陷等)与外源性死因(感染性疾病、传染病和寄生虫病等),外源性死因可以采取措施加以控制,是可预防性死亡。因此应针对一些对儿童生存有较大不利影响的因素采取积极预防措施,降低患病率和死亡率。世界各国的调查结果显示:儿童意外伤害最常见的原因主要是车祸、跌落、烧伤、溺水、中毒和自杀等;但在不同国家存在一定的差别。目前导致儿童死亡的常见原因包括以下几个方面。

(一)外伤

外伤是儿童和青少年的主要死因,它导致儿童的死亡数超过其他因素的总和，而且很多外伤是可以避免的。需要加强预防的儿童致命性外伤包括车祸和烧伤等。

1. 车祸　不论是发达国家或是发展中国家的资料均表明，交通事故所导致的伤亡中，儿童、青少年是高危人群。据统计，车祸致死占美国儿童死亡的近二分之一，其主要原因为没有适当的预防措施，无经验的驾驶者及饮酒。在多数情况下，车祸是由无经验的驾驶员所致。其他危险因素包括：未系安全带、酒后开车、超速和野蛮驾驶等。另外，步行外伤占车祸伤的三分之一，对行路儿童的密切监护是非常必要的。

2. 烧伤　小儿烧伤程度与热源温度和接触时间有密切关系，也与皮肤娇嫩及自己不能消除致伤原因等特点有关。因此，同样条件下烧伤时其损伤程度比成人严重，同样面积的烧伤，比成人易发生休克及失水性酸中毒。机体抗感染能力较弱，大多数烧伤来自于房屋失火和烟雾吸入。

（二）溺水

在溺水者中，最多的是少年儿童。尤其是那些没有成人陪同去游泳的孩子，还有部分是由于不慎跌入水中致死。

（三）婴儿突然死亡综合征

婴儿突然死亡综合征（Sudden infant death syndrome，SIDS）即猝死，是指1岁以下儿童发生的突然死亡。死前婴儿看起来正常，经过尸检、死亡地点的检查、临床病史等全面的检查仍不能揭示死亡原因。近十年来，SIDS在国外受到医学界的广泛重视，但在我国还没有被临床儿科医生所认识。本病高发于2～4个月龄的儿童，发病原因仍不明确。

二、儿童的基础生命支持

（一）检查反应

多年以来采用轻拍和大声呼唤患儿看其反应水平，并迅速评估损伤程度，并确定患儿是否清醒。2005年指南认为，如果你确定患儿没有意识，先进行 CPR 比启动急救系统更重要。这是因为对于儿童来说，多为呼吸问题导致心跳骤停，越早开始 CPR，挽救患儿生命的希望就越大。如果儿童有反应，能回答或移动身体，迅速检查儿童是否有伤害或需要医学帮助，必要时，应马上启动紧急医疗救护系统，并尽快返回重新检查儿童的情况。应当注意有呼吸窘迫的儿童常常自动保持一种舒适体位，以保持气道开放和最适通气，此时不要去搬动患儿，而应维持这一舒适体位。

如果儿童无反应或不能移动，马上呼叫帮助，开始 CPR。如果是单独的救助者，完成 CPR 5 个循环（大约 2 分钟），一个循环的 CPR 是按压 30 次，2 次呼吸。然后启动紧急医疗救护系统，力争尽早得到自动体外除颤仪（AED）。如果是单独的救助行动，且儿童没有明确的创伤，可以带儿童一起去打急救电话。如果有两个以上的救助者，则一人应立即启动紧急医疗救护系统，另一位救助者继续 CPR；如怀疑创伤存在，另一位救助者应帮助固定儿童的颈椎。如果由于安全原因儿童必须搬动，应保护头和身体，尽量减少关节和颈部的活动。

如果心跳骤停突然发生并被旁观者目击，应在进行 CPR 之前，立即启动紧急医疗救护系统，尽早得到 AED（如果儿童 1 岁以上）。然后再进行 CPR。如果有两个以上的救助者，一人应进行 CPR，另一位救助者应立即启动紧急医疗救护系统，得到 AED。

2005 年指南认为，专业急救人员应根据引起心搏骤停的原因调整 CPR 与呼叫的顺序。儿童发生心搏骤停多由窒息引起，单人急救时应先给予 5 次 CPR（约 2 分钟），然后启动紧急医疗救护系统。但某些情况下（如体育运动时），儿童发生心搏骤停可能是由室颤引起，单人急救时应首先启动急诊医疗服务体系并获取 AED，然后返回患儿处进行 CPR 并使用 AED。而对缺氧性心搏骤停的患儿先给予 5 次 CPR（约 2 分钟），可增加心脑等重要脏器的氧供,并可能使患儿恢复自主循环。婴幼儿颈短、体胖,触摸颈动脉困难,仅需视患儿的反应(昏迷、无呼吸、无自主运动与咳嗽)确定有无循环征象,来决定是否要心脏按压。

(二)开放呼吸道

将患儿仰卧于坚硬平面上,采取适当方法使舌根离开咽喉壁,保持呼吸道通畅。2005年指南认为,对于创伤和非创伤的受害者,非医务人员救助者都应该用仰头抬颏手法开放气道。托颌法因其难以掌握和实施,常常不能有效地开放气道,还可能导致脊柱损伤,因而不再建议非专业人员采用。

而对证明没有头部或颈部外伤者,医务人员可以采用仰头抬颏法开放气道,近2%的钝性外伤患者伴有脊柱损伤,在颅面部外伤、Glasgow昏迷评分小于8或两者并存的患者中此危险性增加3倍。如果医务人员怀疑颈椎损伤,开放气道应该使用没有头后仰动作的托颌手法。因为开放气道在CPR是最重要的维持有效的气道通气手段,如果托颌手法无法开放气道,则应采用仰头抬颏手法,这是因为前者操作不易成功,培训有一定难度,且无论用何种方法都难免移动颈椎。

(三)检查呼吸和呼吸支持

气道开放后,应迅速检查呼吸,时间尽量短,一般不应超过10s,通过观察胸廓节律起伏和腹部运动,听鼻和嘴的呼吸声及感觉颊部的呼气等方式来检查呼吸。必须注意,周期喘息,或叫濒死性喘息,不是有效的呼吸。如果儿童有呼吸但无创伤,可使儿童侧身,以保持呼吸道通畅减少吸入的危险性。

保持气道通畅,给予两次呼吸,确信呼吸是有效的(胸廓起伏),如果未发现胸廓起伏,应重新改变头部位置,密封口鼻,再试一次。可以移动儿童的头部到一个较好的位置以得到理想的气道开放和有效的人工呼吸。如果能够有效地密封口鼻,可尝试口对口或口对鼻方式进行通气。无论采取哪种方式,必须确定呼吸是有效的（胸廓起伏）。

尽管口对口呼吸是相对安全的，某些医务人员仍不愿直接进行口对口呼吸，而更愿意通过采用人工呼吸防护装置进行口对口人工呼吸。但防护装置并不会减少传染的风险，却能增加气流阻力。如果使用防护装置，不能延迟人工呼吸。

如果采用球囊-面罩通气技术，因该项技术要求高，必须经过专业培训，内容包括：面罩大小的选择，开放气道，正确安放并紧贴儿童脸部，给予足够通气并分析对通气的有效性。在院外对婴幼儿进行复苏时，如果转运时间不长，应用球囊-面罩优于气管插管，因为球囊-面罩可给予更好的通气。复苏面罩至少应有450～500 ml容量，250 ml的通气面罩不能为足月儿和婴儿提供足够的潮气量，也不能保证较长吸气时间。在没有氧气的情况下，简易呼吸器只能应用空气。如果接上氧气，氧流量达到10 L/min时，氧浓度变异较大（范围可以为30%～80%），这主要与潮气量和吸气峰流速有关。为得到高浓度的氧气（60%～95%），需要连接贮氧袋，使氧流量达10～15 L/min，成人至少需要15 L/min。

必须注意避免高通气，保持一定的压力和潮气量，维持胸廓起伏，每次呼吸时间要超过1 s，避免迅速而强力的人工呼吸。对于心脏停搏的患者，在没有人工气道的情况下，可应用口对口或球囊-面罩技术，按压30次（1个复苏者）或15次（2个复苏者）后给予2次通气；进行CPR时，如果有人工气道（例如气管插管，食管-气管插管或者喉罩气道）支持，复苏者不再需要进行"CPR"循环，复苏者按压胸廓100次/分，不必因为通气而停顿，同时管理呼吸的复苏者应该给予8～10次/分的通气。如果有2个以上更多的复苏者，将每2分钟交换操作，防止按压疲劳导致胸外按压质量及效率的降低；如果患者有心脏节律（例如脉搏）但是没有呼吸，给予每分钟12～20次呼吸（每3～5 s 1次呼吸）。医务人员常于CPR过程中引起过度通气，在建立人工气道的情况下更易发生。过度通气是有害的，这是因为：由于其能导致胸内压升高，静脉回流减少降低心排出量，从而降低冠状动脉和脑灌注；对小气道梗阻的患者引起空气潴留和气压伤；增加食管反流和误吸的危险性。对于气道梗阻或肺顺应性差的患者，则需要给予高压通气。压力释放瓣膜能够有效控制潮气量，应用人工气囊能够提高压力，达到胸廓起伏所需的压力。

对于有明显的气道梗阻、肺顺应性降低或面罩与面部不能紧密贴合的患者，双人球囊面罩通气是必要的。一个复苏者开放气道，扣紧面罩，另一个挤压球囊，两个人都应注意观察胸廓起伏情况。

胃膨胀可能干扰有效的通气引起反流，为减少胃膨胀，可采用下述措施：避免过高的吸气峰压（如缓慢通气）；压迫受害者的环状软骨，仅适用于患者已经丧失意识并且有第二个复苏者在场时。注意避免过度压迫，以防阻塞气管。

虽然动物实验和理论推断100％氧气可能有副作用，除新生儿外，目前还没有复苏时不同的氧浓度的比较研究。在新的资料出现以前，医务人员仍应该在复苏时用100％的氧气。一旦患者病情稳定，可考虑撤除供氧，但需密切监测，确保适当的氧供给。注意尽可能湿化氧气，防止黏膜干燥和肺分泌物变稠。

对于有自主呼吸的患者来说，面罩可以提供30％～50％的氧浓度，要获得较高浓度的氧气，需应用密封适宜的非反复呼吸面罩，氧流量达15 L/min，以保持储氧袋膨胀。婴儿和儿童尺寸的鼻导管适于有自主呼吸的儿童。供氧浓度根据容量大小、呼吸频率和呼吸功进行调整。

（四）检查脉搏

对于医务人员，检查脉搏（婴儿的肱动脉，儿童的颈或股动脉）是必要的，时间不超过10 s。研究表明，医务人员与非医务人员均不可能准确地检测到脉搏，部分患者没有脉搏而误认为有脉搏。因此，如果 10 s 内没有明确感知脉搏（没有脉搏或不能确信有脉搏），则立即开始胸外按压。这有利于尽早给予胸外按压，减少由于检查脉搏而引起的按压中断。

如果给氧和通气后脉搏仍低于 60 次/分，且有灌注不足的表现如苍白、发绀等，立即开始胸外心脏按压。严重的心动过缓有灌注不足的表现是胸部按压的指征，因为缓慢心率合并灌注不良表示极易出现心脏骤停。婴儿与儿童心排血量在很大程度上依赖于心率，但尚无科学依据表明进行心脏按压的心率应该是多少，一般来说，心率小于 60 次/分并有灌注不良的征象时应做胸部按压。如果心率大于 60 次/分，但婴儿或儿童没有呼吸，给予呼吸支持，不必胸部按压。如果心率≥60 次/分，但无自主呼吸或呼吸不规则，只给予人工呼吸 10～20 次/分（每 3～5 s 一次），直至出现自主呼吸，而不必进行胸外按压。每次呼吸时间应超过 1 s，并且可见胸廓起伏。

（五）胸外按压

胸外按压的部位是在胸骨下半部分，但不能按在剑突上。每次按压后应让胸部完全弹回，因为胸廓完全扩张可提高回心血量。人体模型研究显示，保证完全弹回的方法是在每次按压结束时将手轻微抬离胸壁。以下是有效按压的特征：按压有力，用有效的力量压迫胸腔，按压深度为胸廓前后径的 1/3～1/2；按压快速，以接近 100 次/分的频率按压；每次按压后让胸部完全弹回；尽量减少中断胸外按压。对于婴儿，单个复苏者采用两指按压胸骨，按在紧贴乳头线的下方。如果有两个复苏者，可以应用两拇指环绕胸外心脏按压，复苏者两手环抱患儿胸部，两手拇指按在胸骨上，两拇指环绕，用力挤压胸廓胸骨下二分之一，使胸骨下移 1～1.5 cm。如果是单独复苏者，或者不能环绕患儿胸部，应用两指法按压。由于两拇指环绕法能够产生较高的冠状动脉灌注压，更持久的按压深度和力量，而且能产生较高的收缩压和舒张压，因此较受推崇。儿童复苏时，采用单手或双手掌根法（类似成人），注意避免压迫剑突和肋骨。尚无资料表明两种复苏方法临床效果有差异，但儿童人体模型显示，双手法复苏产生的挤压力较高。由于患儿及复苏者体形的差异，可根据情况应用单手或双手掌根法胸部按压，注意按压的深度是胸廓前后径的 1/3～1/2。

关于心脏按压与人工呼吸的协调，因为目前理想的心脏按压与通气比例仍不明确，有研究认为如下比例比较合理：2000 年《心肺复苏和心血管急救国际指南》推荐心脏按压与人工呼吸的比例为 5∶1，按压速度为 100 次/分。对于这种比例，即使在最佳的条件下，在人体模型实验中，成人有效按压的次数不足 50 次/分，儿童不足 60 次/分。连续的心脏按压可以增加冠状动脉灌注压，按压间歇时（实施人工呼吸、检查脉搏、应用 AED）冠状动脉灌注压明显下降。在院前或院内抢救，实施 CPR 心脏按压时，会有较长时间的按压中断现象，减少了静脉回流及恢复自主循环的比例。相对于通气不足引发的心脏骤停，突然心律失常（室颤或无脉性室性心动过速）导致的心脏骤停在 CPR 的最初时间通气的重要性相对差些。但即使是通气不足导致的心脏骤停，因为心脏按压产生的心排出量和肺循环血流较低，维持适当的通气血流比，每分钟的通气量比正常要低。最后，对于非专业复苏者来说，30∶2 的比例容易掌握。

单人复苏时，心脏按压 30 次，随后进行 2 次有效的人工呼吸，尽量缩短心脏按压的停顿时间，在通气前确信气道开放。双人复苏时，一人进行心脏按压，另一人保持呼吸道通畅，维持通气；心脏按压与人工呼吸的比例为 15∶2，尽可能减少心脏按压的停顿时间。在进行口对口人工呼吸或面罩-球囊通气的同时不要实施心脏按压。双人复苏使用的 15∶2 比例适用于青春期以前的儿童。复苏者的疲劳可能导致按压的力度和比例的不协调，两次按压之间胸壁不能完全弹回，即使复苏者无自觉疲劳，心脏按压的质量也可能随时间的推移而下降。一旦儿童建立人工气道，两个复苏者不需要完成 CPR 循环，代之是复苏者持续以 100 次/分以上的频率按压，不需因通气而暂停。通气速度为 8～10 次/分，注意避免过度通气。两个或两个以上的复苏者每 2 分钟交替心脏按压，以防止复苏者疲劳，按压质量下降。两人交替应尽可能快（少于 5 s），将中断心脏按压的时间降到最低。

对于因室颤导致的心脏骤停，不必急于在最初的几分钟内进行人工呼吸，只要气道是开放的，周期性的喘息和胸腔弹回可能保持一定意义上的通气。但由于婴儿和儿童大多数的心脏骤停并非由室颤所致，常是由窒息所致，因此这些患儿需同时迅速进行人工呼吸和心脏按压。一人复苏时，如复苏者不能及时进行人工呼吸，仅有心脏按压而没有人工呼吸的转归也明显优于未行 CPR 者。

（六）启动急救医疗系统，实施体外自动除颤

大多数婴儿和儿童的心脏骤停因窒息所致，单人复苏时，首先进行 5 次 CPR（约 2 分钟），随之迅速启动急救医疗系统，并且在继续进行的 CPR 中要尽量减少心脏按压的停顿时间。如有多人参加心肺复苏，发现婴儿或儿童无反应，要由一人尽快进行 CPR，另一人启动急救医疗系统，进行体外自动除颤，减少心脏按压的中断时间。

（七）除颤

室颤可能是意识丧失的原因，也可能发生在复苏的过程中。目击突然意识丧失的儿童（例如运动中突然发病），提示很可能是室颤或无脉性室性心动过速，需要立即进行 CPR 和除颤。

很多体外自动除颤器在识别儿童电休克节律上有较高的特异性，现在许多体外自动除颤器都配备 1～8 岁儿童专用电极板（片）或其他配件以减少放电能量。近年来不少资料证明了对于 1～8 岁儿童体外自动除颤器的安全性和有效性，但对 1 岁以下

的婴儿，尚无证据证实其使用效果。在抢救≥1岁的儿童过程中，如果所用体外自动除颤器不具备这些功能，也可使用成人电极和能量除颤。除颤后立即恢复心脏按压，尽量减少中断按压时间。

三、儿童的高级生命支持

相对于成人，儿童突然心脏骤停是不多见的，而且即使是心脏骤停通常也不是由于心脏的原发病导致的。小儿因解剖生理与成人不同，其心跳呼吸骤停有不同特点：器官功能尚未成熟，易受体内外环境的影响，年龄愈小，发生率愈高，以新生儿和婴儿多见，占3/4左右；小儿防御能力较弱，易发生呼吸道感染，呼吸道分泌物黏稠且量多，使窒息成为小儿心跳呼吸骤停的主要直接因素；小儿慢性器质性疾病较少，但佝偻病和低钙血症较多，甚至可有手足搐搦和低钙喉痉挛致心跳呼吸骤停者；由于呼吸中枢神经元较大脑皮质有更强大的缺氧耐受能力，故心搏停止后可以短时间保留叹息样呼吸动作，但很快出现呼吸停止；呼吸衰竭（窒息）和呼吸道梗阻是心跳呼吸骤停的主要原因，电解质和酸碱平衡紊乱、药物中毒及麻醉意外也是直接因素，迷走神经张力过高和中枢神经系统疾病也可致心跳呼吸骤停；根据心脏状态和心电图显示将心搏分为完全停搏、心室纤颤和电机械分离3种形式，小儿常因严重缺氧后心动过缓所致停搏，与成人比较，较少由室颤引起，且婴幼儿触摸颈动脉搏动常较困难，心前区触摸心尖搏动亦不甚可靠，最好触摸肱动脉以确定心搏停止；小儿脑组织对缺氧耐受性较成人强，影响内脏器官功能的慢性疾病也较少，故复苏成功率较成人高；复苏后出现体温不升、呼吸衰竭、脑水肿、心肾及胃肠道功能损害、代谢紊乱者较多，需进一步复苏与支持。

儿童更常见的是进行性呼吸损害和休克的终末期，也称为窒息性停搏。呼吸衰竭以不适当的通气不足和氧合不足为特征。

如果出现以下表现，需警惕呼吸衰竭和发生呼吸骤停的可能：呼吸急促，特别是存在呼吸窘迫的表现（如呼吸费力、鼻翼扇动、呼吸暂停、三凹征、呻吟声），呼吸频率减少，胸廓运动异常（如呼吸声音减弱或消失、喘息、发绀），特别是伴有神志淡漠。

休克是由于没有足够的血流和氧供来满足组织代谢需要。休克呈进展性，逐渐恶化，从代偿到失代偿是一个连续的过程。最常见的原因是低血容量，出血性休克为其中一种，心源性休克少见。机体代偿性的征象包括心动过速和全身血管阻力增加（血管收缩），以维持心排出量和血压。虽然失代偿出现迅速，但之前会有终末器官灌注不足的表现。代偿性休克的指征包括：心动过速，四肢变凉，毛细血管充盈时间延长，与中心脉搏比较外周脉搏细弱，血压正常。当代偿机制受到损害时，终末器官灌注不良进一步发展。除上述临床表现外，还可出现新的临床征象：神志淡漠、尿量减少、代谢性酸中毒、呼吸急迫、中心脉搏减弱。失代偿性休克临床表现除上述征象外，还包括低血压。婴儿或儿童有其他组织器官灌注不足的指征或症状，如果未能测到血压，末梢脉搏摸不到，中心脉搏微弱，也可以诊断为失代偿性休克。判断休克，必须从整体上分析，因为没有一个单独的指征能够诊断。例如：单独的毛细血管充盈时间并不是一个很好的判断循环容量的指征，但当合并尿量减少、少泪、黏膜干燥和一般状况差的表现时，毛细血管充盈时间大于2s是中度脱水的指征。心动过速也可能由其他原因引起，如疼痛、发热和焦虑等。再如在过敏性、神经源性和败血症休克时，脉搏可能有搏动。代偿性休克时，血压维持正常，在失代偿时，血压降低。低血压系指收缩压低于同年龄的正常血压第5个百分位。即0～28天的足月新生儿<60 mmHg，1～12个月的婴儿<70 mmHg，1～10岁的儿童<70 mmHg＋（2×年龄），≥10岁儿童<90 mmHg。

(一) 气道

1. 口咽或鼻咽气道

使用口咽或鼻咽气道,以保持气道通畅。口咽气道用于无意识患者(如无咽反射)。注意应选择正确的型号,太小会使舌头阻塞咽部,太大又能阻塞气道。如无深度意识丧失,患儿可能更容易耐受鼻咽气道,但需注意小的鼻咽管可能更容易被分泌物阻塞。

2. 喉罩气道

没有足够的证据表明在心跳骤停时需常规应用喉罩气道。当没有气管插管的必要时,喉罩气道是可以接受的。但此可能与幼儿高风险并发症有关。

3. 球囊-面罩

通过气管插管进行球囊-面罩通气是有效的通气手段,短期内是安全的。在院前,特别是转运时间短时,婴儿和儿童一般应用球囊-面罩通气。但是球囊-面罩通气技术要求高,必须经过培训并反复训练,内容包括面罩尺寸选择、开放气道和正确安放并紧贴于儿童面部,以及对通气有效性的评估。

注意事项:心脏骤停的患者在复苏过程中经常出现过度通气。过度通气增加胸腔压力,阻碍静脉回流,降低心排出量,从而降低冠状动脉灌注和脑血流。在有小气道阻塞的情况下可引起气压伤,增加胃食管反流和误吸的危险性。

分钟通气量取决于潮气量和通气频率。在CPR过程中,如不能给患者立即使用高级导气管,通气频率取决于按压-通气比例。每给予患者30次心脏按压(单人复苏)或15次心脏按压(双人复苏),进行通气2次,每次呼吸超过1 s。如果能立即用高级导气管(如气管插管、喉罩气道、食管气管联合置管),持续心脏按压,通气频率每分钟8~10次。对于有自主心律但呼吸功不足的患者,每分钟给予12~20次呼吸。

关于双人球囊-面罩通气,如果患儿有明显的气道阻塞,肺顺应性差，或很难使面罩和患者的面部紧密贴紧，双人复苏比单人通气更有效。复苏时一人双手向下颌用力推以维持气道开放，并使面罩和面部贴紧，另一人挤压球囊。两个复苏者都要观察患者的胸廓以确保胸廓弹回。

4. 气管插管

由于儿童气道解剖不同于成人，婴儿和儿童气管插管通气需要反复训练。为便于紧急插管和减少并发症的发生，有经验的操作者可应用镇静剂、肌松药以及其他药物迅速镇静患者。如果训练有素，且应用这些药物有丰富的经验并能熟练处理和评估儿科气道时，可以应用快速顺序置管（RSI）。而且应用RSI，必须备有第二种方案，作为不能顺利置管时的选择。

除新生儿，对于婴儿和儿童来说，院内使用有套囊的和无套囊气管导管同样安全。在某些情况下（例如肺顺应性差，高气道阻力，或者存在较大的声门气漏），建议使用有套囊的气管导管。应保持套囊膨胀压低于 $20\,cmH_2O$。

儿童气管导管内径粗略估计等于儿童的小指粗细，但这种估计是不可靠的。1~10岁的患儿可以用下列公式来估计气管导管的大小：气管导管的大小（mm）=（年龄/4）+4。插管者需准备比估计的气管导管大 0.5 mm 和小 0.5 mm 的导管。如果使用有套囊的气管导管，则气管导管的大小（mm）=（年龄/4）+3。然而必须注意气管插管大小与儿童身长更加有关。

气管插管有误插的可能性（如置于食管或声门下的咽部），尤其是当移动患者时。但没有一种单独的技术能准确判断，包括临床征象和管内的水蒸气。所以插管者必须进行临床评估，在插管后、转运中和病人移动时即刻确认导管的位置。

当正压通气时，下述方法可确定气管插管位置：视诊双侧胸廓的运动，听诊双侧呼吸音是否对称，特别是腋下；在胃区听诊胃充气声音（如果气管插管在气管内，则听不到）；对有灌注心律的婴儿和儿童，可通过比色测定仪或呼吸二氧化碳描计法来检测呼出的二氧化碳来判断气管插管位置正确与否,对于体重>20 kg有灌注心律的儿童,可以通过食道探测仪来确定食道位置;应用脉搏血氧仪检测血氧饱和度,但在高氧条件下,应用脉搏血氧仪检测血氧饱和度3分钟内可能难以发现不正确的气管插管位置导致的血氧下降;如果还不能确定,进行直接喉镜检查,观察导管是否在声门线之间,或胸部X线检查,确定导管是否在右主支气管,导管位置过高容易移位。

确认插管成功后,维持患者的头部于中线位。如果插管的患者病情恶化,考虑可能为以下原因所致:导管从气管内移位、导管阻塞、气胸或仪器设备故障。

目前没有研究比较不同浓度的氧气(除围产期)在心肺复苏中的作用,建议在复苏中应用100%的氧气。应监测患者的血氧水平。患者病情稳定,如果氧饱和度维持稳定,及时减少或停止氧的供应。如果患者有脉搏,因为通过临床征象判断是否存在低氧血症不十分可靠,建议通过脉搏血氧仪持续监测患者血氧饱和度。但必须注意的是末梢灌注不良时,脉搏血氧检测也是不可靠的。

(二)循环

心脏骤停时如果没有有效的循环,高级心脏生命支持技术无从谈起。有效的循环指在心跳骤停时高质量的心脏按压,即适当的按压次数(约100次/分)、足够的按压深度(胸廓前后径的1/3~1/2)、在每次按压后应允许胸廓完全弹回以及尽量减少中断胸外按压的时间。然而由于种种原因,高质量的按压有时不能进行,包括救助者疲劳,为进行人工呼吸或检查脉搏造成心脏按压中断,移动患者等。

1. 背板

背板坚固的表面可以使患者的肩膀至腰肢得到充分的伸展,对有效的心脏按压提供理想的支持,在急救车中,需应用脊柱板。

2. CPR 技术及辅助装置

没有足够的资料证明在婴儿和儿童应用机械装置按压胸骨、启动按压-放松式 CPR、插入腹部按压式 CPR、充气式空气抗休克衣、开胸心脏按压的疗效。2000 年《心肺复苏和心血管急救国际指南》指出虽然在成人及动物实验中发现胸内按压时心排出量及心脑血流高于胸外按压，但在小儿并无类似发现，目前儿童心脏骤停仍不提倡使用胸内心脏按压。

3. 体外膜肺技术

考虑到体外 CPR 对于院内心脏骤停可能疗效不佳，如果导致心跳骤停的原因是可逆的或能接受心脏移植的，高质量的 CPR 在无灌流的心跳骤停的数分钟内完成，且救治机构能够快速完成体外膜肺，可以实施该项技术。有研究发现在经过选择的患者中，甚至 CPR 时间大于 50 分钟也可能长期存活。

4. 心血管监护

应尽快连接心电图监护导联或除颤器电极片以及血压监测，如果患者有一留置动脉导管，可以通过动脉波形来指导心脏按压。细微调整手的位置或按压深度可能明显改善动脉波形。

5. 给药通道

血管通道对于给药和抽取血样是非常重要的，但对于婴儿和儿童来说是比较困难的，而骨内通道常较容易获得。应尽快建立静脉通道，如果无法短时间建立可靠的静脉通道，应立即建立骨内通道。建议在心脏骤停患者，如果没有预先建立静脉通道，应立即建立骨内通道。

（1）骨内通道　在急救中，骨内通道是快速、有效、安全的给药途径，还可用于获取最初的血样，用于血型及交叉配血、生化检查和血气分析，但是酸碱平衡状况的结果在通过骨内通道应用碳酸氢钠后不准确。经此途径用药其起效时间和药物水平与静脉用药相似。骨内给药后必须随后注入无菌盐水以保证药物进入中心循环系统。

(2) 静脉通道 中心静脉通道更可靠、更安全，保证长时间应用，但中心静脉并不能比外周静脉给药获得更高的血药浓度或更快的起效时间。

(3) 气管给药 首选静脉通道或骨内通道，如果不能建立血管通道，对已经行气管插管的患儿必要时可以将药物如肾上腺素、阿托品、利多卡因、纳洛酮通过气管给药。但静脉途径都比气管内给药更好，且气管内给药理想的剂量尚不明确。气管给药应用至少 5 ml 生理盐水，进行 5 次辅助人工通气给药，短暂停止心脏按压。气管给药要比血管给药的血药浓度低，动物研究表明：气道给药时，低肾上腺素血药浓度可产生暂时 β-肾上腺素能效应，这可能是有害的，会引起低血压、低冠状动脉灌注压及减少恢复自主循环可能性。因此，虽然可以气管内给予抢救药物，但血管或骨内给药更好，因为可提供较为稳定的药物效应。

6．急救液体和药物

可应用等张的含钠液如乳酸林格液或生理盐水治疗休克，在早期复苏时应用胶体液（如白蛋白）没有益处。葡萄糖溶液只限于明确的低血糖患者，没有资料证明应用高张盐溶液治疗有头部损伤或血容量减少的休克病人有效。急救药物如下（见表 10-1）。

表 10-1 儿科复苏用药

药物	剂量	备注
腺苷	0.1 mg/kg（最多 6 mg） 重复使用：0.2 mg/kg（最多 12 mg）	监测心电图 快速 IV/IO 给药
胺碘酮	5 mg/kg IV/IO；重复使用可达 15 mg/kg；最多：300 mg	监测心电图和血压 调整给药速率以适用抢救（当出现灌注心律时尽可能慢地给药） 与能使 QT 间期延长的药物合用时要谨慎

续表

药物	剂量	备注
阿托品	0.02 mg/kg IV/IO 0.03 mg/kg 气管内给药（ET）* 需要时可重复给药 1 次 最小剂量：0.1 mg 最大单次剂量：儿童：0.5 mg 成人：1 mg 最多剂量：1 mg IV/IO；10 mg ET	有机磷中毒时应加大剂量
10% 氯化钙	20 mg/kg IV/IO（0.2 ml/kg）	速度慢 成人剂量：5～10 ml
肾上腺素	0.01 mg/kg（1∶10 000）IV/IO； 0.1 mg/kg（1∶1000）ET* 最大剂量：1 mg，IV/IO；10 mg，ET	3～5 分钟可重复使用
葡萄糖	0.5～1 g/kg，IV/IO	10%葡萄糖：5～10 ml/kg 25%葡萄糖：2～4 ml/kg 50%葡萄糖：1～2 ml/kg
利多卡因	短时间内快速给药：1 mg/kg IV/IO 最大剂量 100 mg 静脉输注：20～50 μg/(kg·min) ET*：2～3 mg	
硫酸镁	25～50 mg/kg IV/IO 10～20 分钟 尖端扭转型室速时可加快速度 最大剂量：2 g	
纳洛酮	<5 岁或<20 kg：0.1 mg/kg IV/ IO/ET* >5 岁或>20 kg：2 mg，IV/IO/ET*	较低剂量可逆转鸦片诱导的呼吸抑制
普鲁卡因胺	15 mg/kg IV/IO 30～60 分钟 成人剂量：20 mg/min IV 最大剂量 17 mg/kg	监测心电图和血压 在和能使 QT 间期延长的药物合用时要谨慎
碳酸氢钠	每次 1 mmol/kg，IV/IO，慢速	保证足够通气后应用

IV：静脉；IO：骨穿； ET：气管导管 *最少用 5 ml 生理盐水通过 5 次辅助人工通气给药

(1) 腺苷　腺苷可导致暂时性房室结传导阻滞，干扰房室结兴奋折返通路，其半衰期短，安全性较高。大剂量时建议经外周静脉给药，而不是中心静脉。腺苷可骨内给药，应用时需用生理盐水稀释。

(2) 胺碘酮　胺碘酮减慢房室传导，延长房室结不应期及QT间期，减慢室内传导（增宽QRS波）。注意：监测血压，有脉搏患者缓慢给药，但出现心跳骤停或室颤时要快速给药。胺碘酮由于其具有血管扩张作用可导致低血压。低血压的严重程度与注射速度有关。注意监护以防止其并发症，如心动过缓、传导阻滞、尖端扭转型室速，特别是与其他导致QT间期延长的药物合用时更应注意，比如普鲁卡因胺，需咨询专家意见。由于其半衰期长达40天，所以一旦出现副作用，持续时间较长。

(3) 阿托品　为副交感神经阻滞剂，可以增强窦性心律及房室传导，治疗症状性窦性心动过缓。阿托品对房室结水平的房室传导阻滞或室性停搏有治疗作用。注意：小剂量阿托品（<0.1mg）可产生反常的心动过缓。

(4) 钙剂　虽然钙离子对心肌收缩和冲动形成起关键作用，但常规给药不能改善心脏停搏患者的预后。当有高钾血症、低钙（如多次输血后）或钙通道阻滞剂中毒时，用钙可能有所帮助，否则不宜用钙。氯化钙生物利用度较葡萄糖酸钙更好，需要时可给予10%氯化钙溶液。建议应用中心静脉通道，经外周血管时有硬化和渗出的危险。

(5) 肾上腺素　α-肾上腺素能介导血管收缩，增加主动脉的舒张压及冠状动脉灌注压，是成功复苏的关键用药。注意：应用所有儿茶酚胺类药物必须采用安全途径，优先选择中心循环通道，否则渗出可致局部缺血、组织损害及溃烂。儿茶酚胺类药物不能与碳酸氢钠合用，碱性溶液可使药物失效。有脉搏的患者，肾上腺素可使有灌流心律的患者出现心动过速、心室异位节律、高血压和血管收缩。

（6）葡萄糖　婴儿有高糖需求，糖原贮存少，在能量需要增加时容易发生低血糖。在心脏骤停时及之后应检查血糖水平，迅速纠正低血糖。

（7）利多卡因　利多卡因减少自律性，可抑制室性心律失常，但在成人有顽固性室颤导致休克的患者中改善中期预后方面（比如入院时恢复自主循环或生存）不及胺碘酮。利多卡因、胺碘酮都不能改善室颤心跳骤停患者住院存活率。注意：利多卡因毒性包括心肌及循环抑制、嗜睡、定向力障碍、肌肉震颤及惊厥，特别是在心排出量低及肝肾损害的患者。

（8）镁剂　没有足够的证据证明心跳骤停常规应用镁剂的疗效，镁剂适应证包括明确的低镁血症和尖端扭转型室速（与QT间期延长相关的多形性室性心动过速）。镁剂应用速度过快使血管扩张，可导致低血压。

（9）普鲁卡因　延长心房心室不应期，抑制传导速率。注意：婴儿和儿童应用普鲁卡因的临床资料很少。缓慢用药，监测血压，注意是否延长QT间期和引起心脏阻滞。如果QT间期增宽大于基础值的50%或者进行性低血压时停止注射。与其他导致QT间期延长的药物（如胺碘酮）合用时，需特别小心。

（10）碳酸氢钠　对于心跳呼吸骤停病人有代谢性酸中毒、高钾血症或三环类抗郁药或苯巴比妥过量等，碳酸氢钠的应用是有益的。但研究表明常规应用碳酸氢钠未能显示改善患者的预后。在有效通气和胸外按压以及应用肾上腺素后，可以考虑对延迟复苏的心跳骤停患者应用碳酸氢钠。注意在心脏骤停或严重休克时，动脉血气分析不能准确反映组织及静脉的酸中毒。注意：过量碳酸氢钠可能抑制组织氧气释放，导致低钾血症、高钠血症、低钙血症、高渗状态，降低室颤发作阈值，损害心脏功能。

（11）血管加压素　儿科病人用药经验有限，对成人室颤引起的心跳骤停治疗效果不一致，没有足够的证据证明心跳骤停时常规应用的疗效。

四、复苏后的支持治疗

复苏后处理的目的是保护脑功能、避免继发的器官功能损害、诊断和治疗病因。由于心肺状态可能逐渐恶化，需重新评估。

（一）呼吸系统

继续供氧直至患儿有足够的血氧及组织供氧，通过脉搏血氧定量仪持续监测。如果患儿存在明显的呼吸功能不全（呼吸急促、呼吸窘迫、气体交换差、皮肤苍白、低氧血症），考虑插管并机械通气。如果患者已经插管，确定导管位置正确、气道通畅。每10～15分钟测动脉血气，根据检查结果适当调整。把血气分析和CO_2描计仪结合起来，确保对通气的非侵入性监测。

应用镇痛药（如芬太尼或吗啡）和镇静药缓解疼痛和不适。对于非常躁动的患者，可合用神经肌肉阻滞剂（如维库溴铵）、镇痛药或镇静药，或两者联用，可改善通气和减少导管移位的可能性。但需注意，神经肌肉阻滞剂可掩盖惊厥的症状。监测呼出气CO_2浓度，特别是在转运和诊断过程中。插入胃管预防和减轻胃膨胀。

（二）心血管系统

持续监测心率、血压（最好动脉置管）及血氧饱和度，重复进行临床评估，至少每5分钟一次，直至患者稳定。通过留置导尿管监测尿量。

在建立可靠的静脉通路（最好两条）后停用骨内通路，至少需完成以下实验室检查：中心静脉或动脉血气分析、血电解质、血糖和血钙水平，胸部X线检查有助于评价气管插管位置、心脏大小和肺部情况。

（三）应用维持心输出量的药物

心脏骤停后常见心脏功能障碍，除败血症休克患者外，其他病例会出现全身和肺血管阻力增加。血管活性物质可能改善血流动力学,但由于临床反应变异较大,每种药物和剂量必须强调个体化。所有的血管活性药物必须静脉用药。儿茶酚胺类药物潜在的副作用包括局部缺血、溃疡、心动过速、室性快速性心律失常、高血压、代谢改变(高血糖、增加乳酸浓度和低血钾)。

1. 肾上腺素 低剂量注入肾上腺素 [$<0.3\mu g/(kg\cdot min)$]一般产生β肾上腺素能作用(强有力的正性肌力和减少全身血管阻力),大剂量 [$>0.3\mu g/(kg\cdot min)$] 导致α肾上腺素能作用,使血管收缩。因为存在个体差异性,药物应逐渐加量至预期效果。对循环稳定性差和失代偿性休克患者,特别是婴儿,肾上腺素可能优于多巴胺。

2. 多巴胺 全身血管阻力低时,多巴胺逐渐加量用于治疗补液无反应的休克。常规用量 $2\sim20\mu g/(kg\cdot min)$,虽然低剂量多巴胺被频繁应用于维持肾血流或改善肾功能,新近资料未显示其有这样的治疗作用。较高剂量 [$>5\mu g/(kg\cdot min)$],多巴胺刺激心脏β肾上腺素能受体,但是在婴儿和慢性充血性心力衰竭时此作用减弱。$>20\mu g/(kg\cdot min)$ 可导致过度血管收缩。

表10-2 维持心排出量和复苏后稳定性用药

药物	剂量	备注
氨力农	0.75~1 mg/kg IV/IO 超过 5 min 可以重复2次,然后 2~20μg/(kg·min)	磷酸二酯酶抑制剂
多巴酚丁胺	2~20μg/(kg·min) IV/IO	血管扩张
多巴胺	2~20μg/(kg·min) IV/IO	小剂量可扩张肾和内脏血管;大剂量则引起收缩
肾上腺素	0.1~1μg/(kg·min) IV/IO	不同剂量作用不同,小剂量扩张血管,大剂量收缩血管
米力农	50~75μg/(kg·min) IV/IO 10~60 min,然后 0.5~0.75μg/(kg·min)	磷酸二酯酶抑制剂

续表

药物	剂量	备注
去甲肾上腺素	0.1~0.2 μg/(kg·min)	血管升压
硝普钠	1~8 μg/(kg·min)	血管舒张药，只能用5%葡萄糖稀释

IV 指静脉；IO 指骨穿

3. 多巴酚丁胺　多巴酚丁胺有选择性地激动 $β_1$ 和 $β_2$ 肾上腺素能受体，增加心肌收缩力，通常减少外周血管阻力。逐渐加量用于改善心排出量和血压，特别是对于心功能较差的患者。

4. 去甲肾上腺素　去甲肾上腺素有正性肌力和外周血管收缩的作用，逐渐加量用于治疗补液无反应伴有全身血管阻力降低的休克（败血症、过敏性或血管扩张性）。

5. 硝普钠　硝普钠通过减少外周血管阻力（后负荷）增加心排出量，如果低血压与心功能减弱有关，可联合应用硝普钠、正性肌力药物以减少后负荷、改善心肌收缩力。

6. 磷酸二酯酶抑制剂　磷酸二酯酶抑制剂（氨力农、米力农）增加心排出量，对心肌耗氧量影响较小，主要用于治疗伴有全身或肺血管阻力增加的心功能不全患者。磷酸二酯酶抑制剂半衰期较长，达到新的稳定的血流动力学作用需较长时间（氨力农 18 小时，米力农 4.5 小时），因此一旦中毒，停止用药，其不良反应仍将持续数小时。

上述药物中，多巴酚丁胺和磷酸二酯酶抑制剂（氨力农或米力农）因其副作用较大，目前临床已不再作为一线药物。

（四）神经系统

保护脑功能是复苏目标之一，防止继发神经系统损伤应坚持以下的预防措施：

避免过度通气。过度通气对患儿无益，可能减少心排出量和脑血流量，并损伤神经系统。如果存在发生脑疝的指征（如颅内压突然升高、瞳孔散大、对光反射消失、心动过缓、高血压），可给予短暂高通气的姑息治疗。

若复苏后患儿仍处于昏迷状态，可将体温降低至32～34℃，以保护脑功能，但降温和复温的最佳方法与时间尚不清楚，必要时给予镇静剂和神经肌肉阻滞剂防止震颤。密切观察感染指征，低体温的并发症包括心排出量减少、心律失常、胰腺炎、凝血障碍、血小板减少以及低镁血症。

由于发热不利于缺血性脑损伤的恢复，因此应监测体温并在发热时给予退热药和物理降温治疗。

积极治疗缺血后惊厥，寻找相应可能的代谢原因，如低血糖或电解质紊乱。

（五）肾脏系统

尿量减少［婴幼儿＜1 ml/（kg·h），青少年＜30 ml/h］可由肾前性因素（例如脱水，不充分的全身灌注），肾缺血性损害或者合并其他的原因引起。治疗中应避免应用肾毒性药物，并根据肾功能调整经肾排泄的药物剂量。

五、复苏抢救中止

在复苏中没有可靠的预后预测手段指导何时中止复苏。目击心跳骤停发生、旁观者 CPR、心跳骤停发生后短时间内专业人员的到达可能增加成功复苏的机会。过去，进行长时间儿童复苏，两次应用肾上腺素后仍未恢复自主循环被认为不可能生存，但也有长时间复苏存活的实例。对药物中毒或原发低温所致的顽固性室颤及室速的婴儿和儿童延长 CPR 时间，有可能使其恢复自主循环。

建立健全现代化儿童院前急救体系，培训医务人员等具备基本生命支持的操作技能，基层医院配备儿童急救的专用设备，寻找预防和缓解缺血致细胞损伤的药物，及时发现心跳呼吸骤停患儿的先兆表现等是提高复苏成功率的关键。预防是儿科生存链的第一个重要环节，只有提高家长和监护人的监护意识，改善儿童生存的环境，去除儿童生活中不安全因素，才能从根本上降低意外伤害性疾病的发生率，从而减少儿科心跳骤停的发生率及病死率。儿科生存链中的另一个重要环节是早期启动医疗急救系统，缩短呼吸心跳停止到接受有效 CPR 的时间以及呼吸心跳停止至到达医院急诊的时间，将大大提高院前呼吸心跳停止者生存的机会；最初救护者选择恰当的方式，尽早电话通知救护中心转运患儿，是提高 CPR 成功率的重要因素；合理的院前转运，能为危重或创伤儿童保障进一步生命复苏的最佳时间。

（徐爱国　齐向前）

参考文献

1. Eftestol T, Wik L, Sunde K, et al. Effects of cardiopulmonary resuscitation on predictors of ventricular fibrillation defibrillation success during out-of-hospital cardiac arrest. Circulation, 2004, 110: 10 - 15.
2. Owen CJ, Wyllie JP. Determination of heart rate in the baby at birth. Resuscitation, 2004, 60: 213 - 217.
3. Whitelaw CC, Slywka B, Goldsmith LJ. Comparison of a two-finger versus two-thumb method for chest compressions by healthcare providers in an infant mechanical model. Resuscitation, 2000, 43: 213 - 216.
4. Babbs CF, Nadkarni V. Optimizing chest compression to rescue ventilation ratios during one-rescuer CPR by professionals and lay persons: children are not just little adults. Resuscitation, 2004, 61: 173 - 181.
5. Berg RA, Sanders AB, Kern KB, et al. Adverse hemodynamic effects of interrupting chest compressions for rescue breathing during cardiopulmonary resuscitation or ventricular fibrillation cardiac arrest. Circulation, 2001, 104: 2465 - 2470.

6. Heidenreich JW, Higdon TA, Kern KB, et al. Single-rescuer cardiopulmonary resuscitation: 'two quick breaths' -an oxymoron. Resuscitation, 2004, 62: 283-289.
7. Abella BS, Alvarado JP, Myklebust H, et al. Quality of cardiopulmonary resuscitation during in-hospital cardiac arrest. JAMA, 2005, 293: 305-310.
8. Wik L, Kramer-Johansen J, Myklebust H, et al. Quality of cardiopulmonary resuscitation during out-of-hospital cardiac arrest. JAMA, 2005, 293: 299-304.
9. Eftestol T, Sunde K, Steen PA. Effects of interrupting precordial compressions on the calculated probability of defibrillation success during out-of-hospital cardiac arrest. Circulation, 2002, 105: 2270-2273.
10. Abella BS, Sandbo N, Vassilatos P, et al. Chest compression rates during cardiopulmonary resuscitation are suboptimal: a prospective study during in-hospital cardiac arrest. Circulation, 2005, 111: 428-434.
11. Yu T, WeilMH, Tang W, et al. Adverse outcomes of interrupted precordial compression during automated defibrillation. Circulation, 2002, 106: 368-372.
12. Kern KB, Hilwig RW, Berg RA, et al. Importance of continuous chest compressions during cardiopulmonary resuscitation: improved outcome during a simulated single lay-rescuer scenario. Circulation, 2002, 105: 645-649.
13. Waalewijn RA, Tijssen JG, Koster RW. Bystander initiated actions in out-of-hospital cardio pulmonary resuscitation: results from the Amsterdam Resuscitation Study (ARRESUST). Resuscitation, 2001, 50: 273-279.
14. Holmberg M, Holmberg S, Herlitz J. Factors modifying the effect of bystander cardiopulmonary resuscitation on survival in out-of-hospital cardiac arrest patients in Sweden. Eur Heart J, 2001, 22: 511-519.
15. Burri S, Hug MI, Bauersfeld U. Efficacy and safety of intravenous amiodarone for incessant tachycardias in infants. Eur J Pediatr, 2003, 162: 880-884.
16. Cabrera Duro A, Rodrigo Carbonero D, Galdeano Miranda J, et al. The treatment of postoperative junctional ectopic tachycardia. Spanish Anales

Espanoles de Pediatria, 2002, 56: 505-509.
17. Dodge-Khatami A, Miller O, Anderson R, et al. Impact of junctional ectopic tachycardia on postoperative morbidity following repair of congenital heart defects. Euro J Cardio-Thorac Surg, 2002, 21: 255-259.
18. Hoffman TM, Bush DM, Wernovsky G, et al. Postoperative junctional ectopic tachycardia in children: incidence, risk factors, and treatment. Ann Thorac Surg, 2002, 74: 1607-1611.
19. Laird WP, Snyder CS, Kertesz NJ, et al. Use of intravenous amiodarone for postoperative junctional ectopic tachycardia in children. Pediatr Cardiol, 2003, 24: 133-137.
20. Valsangiacomo Eea. Early post operative arrhythmias after cardiac operation in children. Ann Thorac Surg, 2002, 72: 792-796.
21. Yap S-C, Hoomtje T, Sreeram N. Polymorphic ventricular tachycardia after use of intravenous amiodarone for postoperative junctional ectopic tachycardia. Int J Cardiol, 2000, 76: 245-247.
22. Mandapati R, Byrum CJ, Kavey RE, et al. Procainamide for rate control of post surgical junctional tachycardia. Pediatr Cardio, 2000, 21: 123-128.
23. Wang JN, Wu JM, Tsai YC, et al. Ectopic atrial tachycardia in children. J Formos Med Assoc, 2000, 99: 766-770.
24. Juneja R, Shah S, Naik N, et al. Management of cardiomyopathy resulting from incessant supraventricular tachycardia in infants and children. Indian Heart J, 2002, 54: 176-180.
25. Rokicki W, Durmala J, Nowakowska E. Amiodarone for long term treatment of arrhythmia in children. Wiad Lek, 2001, 54: 45-50.
26. Strasburger JF, Cuneo BF, Michon MM, et al. Amiodarone therapy for drug-refractory fetal tachycardia. Circulation, 2004, 109: 375-379.
27. Paiva EF, Perondi MB, Kern KB, et al. Effect of amiodarone on haemodynamics during cardiopulmonary resuscitation in a canine model of resistant ventricular fibrillation. Resuscitation, 2003, 58: 203-208.
28. Aiba T, Kurita T, Taguchi A, et al. Long-term efficacy of empirical-chronic amiodarone therapy in patients with sustained ventricular tachyarrhythmia and structural heart disease. Circ J, 2002, 66: 367-371.

29. Dorian P, Cass D, Schwartz B, et al. Amiodarone as compared with lidocaine for shock-resistant ventricular fibrillation. N Engl J Med, 2002, 346: 884-890.
30. Fogel RI, Herre JM, Kopelman HA, et al. Long-term follow up of patients requiring intravenous amiodarone to suppress hemodynamically destabilizing ventricular arrhythmias. Am Heart J, 2000, 139: 690-695.
31. Somberg JC, Timar S, Bailin SJ, et al. Lack of a hypotensive effect with rapid administration of a new aqueous formulation of intravenous amiodarone. Am J Cardiol, 2004, 93: 576-581.
32. Schneider T, Martens PR, Paschen H, et al. Multicente, randomized, controlled trial of 150-J biphasic shocks compared with 200-to 360-J monophasic shocks in the resuscitation of out-of-hospital cardiac arrest victims. Optimized Response to Cardiac Arrest (ORCA) Investigators. Circulation, 2000, 102: 1780-1787.
33. van Alem AP, Chapman FW, Lank P, et al. A prospective, randomised and blinded comparison of first shock success of monophasic and biphasic waveforms in out-of-hospitalcardiac arrest. Resuscitation, 2003, 58: 17-24.
34. Higgins SL, Herre JM, Epstein AE, et al. A comparison of biphasic and monophasic shocks for external defibrillation. Physio-ControlBiphasic Investigators. Prehosp Emerg Care, 2000, 4: 305-313.
35. Carpenter J, Rea TD, Murray JA, et al. Defibrillation waveform and post-shock rhythm in out of-hospital ventricular fibrillation cardiac arrest. Resuscitation, 2003, 59: 189-196.
36. Morrison LJ, Dorian P, Long J, et al. Out-of-hospital cardiac arrest rectilinear biphasic to monophasic damped sine defibrillation waveforms with advanced life support intervention trial (ORBIT). Resuscitation, 2005, 66: 149-157.
37. Berg RA, Chapman FW, Berg MD, et al. Attenuated adult biphasic shocks compared with weight-based monophasic shocks in a swine model of prolonged pediatric ventricular fibrillation. Resuscitation, 2004, 61: 189-197.
38. Clark CB, Zhang Y, Davies LR, et al. Pediatric transthoracic defibrilla-

tion: biphasic versus monophasic waveforms in an experimentalmodel. Resuscitation, 2001, 51: 159-163.
39. Tang W, WeilMH, Jorgenson D, et al. Fixed-energy biphasic waveform defibrillation in a pediatric model of cardiac arrest and resuscitation. Crit Care Med, 2002, 30: 2736-2741.
40. Gurnett CA, Atkins DL. Successful use of a biphasic waveform automated external defibrillator in a high-risk child. Am J Cardiol, 2000, 86: 1051-1053.
41. Atkins D, Jorgenson D. Attenuated pediatric electrode pads for automated external defibrillator use in children. Resuscitation, 2005, 66: 31-37.
42. Killingsworth CR, Melnick SB, Chapman FW, et al. Defibrillation threshold and cardiac responses using an external biphasic defibrillator with pediatric and adult adhesive patches in pediatric-sized piglets. Resuscitation, 2002, 55: 177-185.
43. Berg RA, Samson RA, Berg MD, et al. Better outcome after pediatric defibrillation dosage than adult dosage in a swine model of pediatric ventricular fibrillation. J Am Coll Cardiol, 2005, 45: 786-789.
44. Berg RA, Hilwig RW, Ewy GA, et al. Precountershock cardiopulmonary resuscitation improves initial response to defibrillation from prolonged ventricular fibrillation: a randomized, controlled swine study. Crit Care Med, 2004, 32: 1352-1357.
45. Somberg JC, Bailin SJ, Haffajee CI, et al. Intravenous lidocaine versus intravenous amiodarone (in a new aqueous formulation) for incessant ventricular tachycardia. Am J Cardiol, 2002, 90: 853-859.
46. Pitetti R, Glustein JZ, Bhende MS. Prehospital care and outcome of pediatric out-of-hospital cardiac arrest. Prehosp Emerg Care, 2002, 6: 283-290.
47. Cooper A, DiScala C, Foltin G, et al. Prehospital endotrachealintubation for severe head injury in children: a reappraisal. Semin Pediatr Surg, 2001, 10: 3-6.
48. Stockinger ZT, McSwain Jr NE. Prehospital endotracheal intubation for trauma does not improve survival over bagvalve-mask ventilation. J

Trauma, 2004, 56: 531-536.
49. Perron AD, Sing RF, Branas CC, et al. Predicting survival in pediatric trauma patients receiving cardiopulmonary resuscitation in the prehospitalsetting. Prehosp Emerg Care, 2001, 5: 6-9.
50. Newth CJ, Rachman B, PatelN, et al. The use of cuffed versus uncuffed endotrachealtubes in pediatric intensive care. J Pediatr, 2004, 144: 333-337.
51. Bordet F, Allaouchiche B, Lansiaux S, et al. Risk factors for airway complications during general anaesthesia in paediatric patients. Paediatr Anaesth, 2002, 12: 762-769.
52. Mhanna MJ, ZamelYB, Tichy CM, et al. The "air leak" test around the endotrachealtube, as a predictor of postextubation stridor, is age dependent in children. Crit Care Med, 2002, 30: 2639-2643.
53. Park C, Bahk JH, Ahn WS, et al. The laryngealmask airway in infants and children. Can J Anaesth, 2001, 48: 413-417.
54. Sharieff GQ, Rodarte A, Wilton N, et al. The selfinflating bulb as an airway adjunct: is it reliable in children weighing less than 20 kg? Acad Emerg Med, 2003, 10: 303-308.
55. Katz SH, Falk JL. Misplaced endotracheal tubes by paramedics in an urban emergency medical services system. Ann Emerg Med, 2001, 37: 32-37.
56. Bhende MS, Allen Jr WD. Evaluation of a Capno-Flo resuscitator during transport of critically ill children. Pediatr Emerg Care, 2002, 18: 414-416.
57. Davis PG, Tan A, O' Donnell CP, et al. Resuscitation of newborn infants with 100% oxygen or air: a systematic review and meta-analysis. Lancet, 2004, 364: 1329-1333.
58. Ramji S, Rasaily R, Mishra PK, et al. Resuscitation of asphyxiated newborns with room air or 100% oxygen at birth: a multicentric clinical trial. Indian Pediatr, 2003, 40: 510-517.
59. Vaknin Z, Manisterski Y, Ben-Abraham R, et al. Is endotracheal adrenaline deleterious because of the beta adrenergic effect? Anesth Analg, 2001, 92: 1408-1412.
60. Manisterski Y, Vaknin Z, Ben-Abraham R, et al. Endotracheal epinephrine:

a call for larger doses. Anesth Analg, 2002, 95: 1037-1041.
61. Efrati O, Ben-Abraham R, Barak A, et al. Endobronchial adrenaline: should it be reconsidered? Dose response and haemodynamic effect in dogs. Resuscitation, 2003, 59: 117-122.
62. Elizur A, Ben-Abraham R, Manisterski Y, et al. Tracheal epinephrine or norepinephrine preceded by beta blockade in a dog model. Can beta blockade bestow any benefits? Resuscitation, 2003, 59: 271-276.
63. Perondi MB, Reis AG, Paiva EF, et al. A comparison of high-dose and standard-dose epinephrine in children with cardiac arrest. N Engl J Med, 2004, 350: 1722-1730.
64. Patterson MD, Boenning DA, Klein BL, et al. The use of high-dose epinephrine for patients with out-of-hospital cardiopulmonary arrest refractory to prehospital interventions. Pediatr Emerg Care, 2005, 21: 227-237.
65. Mann K, Berg RA, Nadkarni V. Beneficial effects of vasopressin in prolonged pediatric cardiac arrest: a case series. Resuscitation, 2002, 52: 149-156.
66. Voelckel WG, Lurie KG, McKnite S, et al. Effects of epinephrine and vasopressin in a piglet model of prolonged ventricular fibrillation and cardiopulmonary resuscitation. Crit Care Med, 2002, 30: 957-962.
67. WenzelV, Krismer AC, Arntz HR, et al. A comparison of vasopressin and epinephrine for out-of-hospital cardiopulmonary resuscitation. N Engl J Med, 2004, 350: 105-113.
68. Guyette FX, Guimond GE, Hostler D, et al. Vasopressin administered with epinephrine is associated with a return of a pulse in out-of-hospital cardiac arrest. Resuscitation, 2004, 63: 277-282.
69. Aung K, Htay T. Vasopressin for cardiac arrest: a systematic review and meta-analysis. Arch Intern Med, 2005, 165: 17-24.
70. Hassan TB, Jagger C, Barnett DB. A randomised trial to investigate the efficacy of magnesium sulphate for refractory ventricular fibrillation. Emerg Med J, 2002, 19: 57-62.
71. Aufderheide TP, Sigurdsson G, Pirrallo RG, et al. Hyperventilation-induced hypotension during cardiopulmonary resuscitation. Circulation,

2004, 109: 1960-1965.
72. Hutchinson PJ, Gupta AK, Fryer TF, et al. Correlation between cerebral blood flow, substrate delivery, and metabolism in head injury: a combined microdialysis and triple oxygen positron emission tomography study. J Cereb Blood Flow Metab, 2002, 22: 735-745.
73. Coles JP, Minhas PS, Fryer TD, et al. Effect of hyperventilation on cerebral blood flow in traumatic head injury: clinical relevance and monitoring correlates. Crit Care Med, 2002, 30: 1950-1959.
74. Hypothermia After Cardiac Arrest Study Group. Mild therapeutic hypothermia to improve the neurologic outcome after cardiac arrest. N Engl J Med, 2002, 346: 549-556.
75. Gluckman PD, Wyatt JS, Azzopardi D, et al. Selective head cooling with mild systemic hypothermia after neonatal encephalopathy: multicentre randomised trial. Lancet, 2005, 365: 663-670.
76. Battin MR, Penrice J, Gunn TR, et al. Treatment of term infants with head cooling and mild systemic hypothermia (35. 0 degrees C and 34. 5 degrees C) after perinatal asphyxia. Pediatrics, 2003, 111: 244-251.
77. Debillon T, Daoud P, Durand P, et al. Whole-body cooling after perinatalasphyxia: a pilot study in term neonates. Dev Med Child Neurol, 2003, 45: 17-23.
78. Hickey RW, Kochanek PM, Ferimer H, et al. Induced hyperthermia exacerbates neurologic neuronal histologic damage after asphyxial cardiac arrest in rats. Crit Care Med, 2003, 31: 531-535.
79. Abdallah I, Shawky H. A randomised controlled trial comparing milrinone and epinephrine as inotropes in paediatric patients undergoing total correction of Tetralogy of Fallot. Egypt J Anaesth, 2003, 19: 323-329.
80. Langhelle A, Tyvold SS, Lexow K, et al. In-hospital factors associated with improved outcome after out-of-hospital cardiac arrest. A comparison between four regions in Norway. Resuscitation, 2003, 56: 247-263.
81. Skrifvars MB, Pettila V, Rosenberg PH, et al. A multiple logistic regression analysis of in-hospital factors related to survival at six months in patients resuscitated from out-of-hospital ventricular fibrillation. Resus-

citation, 2003, 59: 319-328.
82. Srinivasan V, Spinella PC, Drott HR, et al. Association of timing, duration, and intensity of hyperglycemia with intensive care unit mortality in critically ill children. Pediatr Crit Care Med, 2004, 5: 329-336.
83. Salhab WA, Wyckoff MH, Laptook AR, et al. Initial hypoglycemia and neonatal brain injury in term infants with severe fetal acidemia. Pediatrics, 2004, 114: 361-366.
84. Ondoa-Onama C, Tumwine JK. Immediate outcome of babies with low Apgar score in Mulago Hospital, Uganda. East Afr Med J, 2003, 80: 22-29.
85. Lopez-Herce J, Garcia C, Dominguez P, et al. Characteristics and outcome of cardiorespiratory arrest in children. Resuscitation, 2004, 63: 311-320.
86. Idris AH, Berg RA, Bierens J, et al. Recommended guidelines for uniform reporting of data from drowning: The "Utstein style". Resuscitation, 2003, 59: 45-57.
87. Morris MC, Wernovsky G, Nadkarni VM. Survival outcomes after extracorporeal cardiopulmonary resuscitation instituted during active chest compressions following refractory in-hospitalpediatric cardiac arrest. Pediatr Crit Care Med, 2004, 5: 440-446.
88. American Heart Association in collaboration with the International International Liaison Committee on Resuscitation. Guidelines 2005 for Cardiopulmonary Resuscitation and Emergency Cardiovascular Care: International Consensus on Science. Circulation, 2005, 112: Ⅲ-1-Ⅲ-54.
89. Aharon AS, Drinkwater Jr DC, Churchwell KB, et al. Extracorporealmembrane oxygenation in children after repair of congenital cardiac lesions. Ann Thorac Surg, 2001, 72: 2095-2101.
90. 祝益民. 儿科高级生命支持. 实用儿科临床杂志, 2002, 17 (1): 19-21.
91. 马红秋, 辛德莉. 儿童心肺复苏术的研究状况和对比. 实用儿科临床杂志, 2006, 2 (21): 255-256.
92. 陈小珊. 小儿烧伤的原因分析和护理. 中国现代实用医学杂志, 2007, 9 (6): 70-71.

93. 刘海沛,喻文亮,孙波.2005年国际小儿心肺复苏指南解读-基础生命支持.国际儿科学杂志,2006,3(33):210-212.
94. 樊寻梅.2005AHA心肺复苏与心血管急诊指南在儿科应用的思考.临床儿科杂志,2007,11(25):888-889.
95. 向伟.2005年国际心肺复苏与心血管急救指南.海南医学,2007,18(11):182-185.

第十一章 新生儿心脏骤停的防治实践

摘要

- 新生儿复苏的基本程序为评估-决策-措施,在整个复苏过程中不断重复。
- 新生儿出生后是否需要复苏取决于对是否足月、羊水性状、呼吸或哭声和肌张力的快速评估。
- 要对复苏患儿的体温控制、清除气道胎粪、给氧浓度、人工呼吸、胸外按压以及药物应用等诸环节系统培训,以提高复苏成功率。
- 复苏后的新生儿可能有多器官损害的危险,应持续监护,包括体温管理,生命体征监测和早期发现并发症。
- 新生儿在复苏后10分钟仍无生命体征,表示将有高的死亡率或严重的神经发育残疾,在10分钟连续和充分的复苏努力后,如果没有生命体征,终止复苏努力是合理的。

新生儿窒息是导致新生儿死亡、脑瘫和智力障碍的主要原因之一,全世界每年近5百万新生儿死亡中约有19%为出生时窒息,约有10%新生儿在出生时需要一些帮助才能开始呼吸,约有1%需要使用各种复苏手段才能存活。新的新生儿窒息复苏方案要求由一个专职而互相配合的小组来进行新生儿复苏,可取得最有效的结果。尽管大多数新生儿在完成由子宫内到子宫外的转变时不需要复苏,但因为新生儿出生数量很大,仍有相当数量的新生儿需要不同程度的复苏。新生儿窒息特别是重度窒息可导致多器官损害,以肾、脑、心、肺等脏器为主。窒息时间越长,脏器损伤程度越重,尤其是脑损伤。急性窒息超过8分钟开始出现脑损伤,16分钟以上再复苏成功机会极小。慢性不完全窒息超过25分钟开始出现脑损伤。因此新生儿窒息及其并发症是导致新生儿死亡及伤残的主要原因,故积极预防新生儿窒息发生,充分了解产妇分娩前的情况,对有异常情况者尤其有高危因素的,应作好新生儿急救准备,对已发生新生儿窒息者采取有效措施复苏。

一、窒息原因

1. 脐带因素　包括脐带缠绕、脐带打结、脐带扭转、脐带脱垂及脐带附着异常。

2. 产程延长　产妇过于疲劳,饮食减少,极易引起水、电解质紊乱及酸中毒,加重宫缩乏力,使胎儿的血、氧供应不足,或先露受压时间过长,而引起胎儿宫内窘迫,导致新生儿窒息。

3. 胎盘异常　胎盘功能老化,以及前置胎盘和胎盘早剥。胎盘血流量降低,营养物质的交换功能降低及转运功能下降,导致缺血、供氧不足,使胎儿在临产后不能适应子宫收缩附加的缺氧而易发生意外,致出生后新生儿窒息。

4. 羊水过少　其缓冲作用减弱,宫缩时宫壁紧贴胎儿和压力直接作用于胎儿,使胎儿脐带受压,影响胎儿及胎盘循环,导致缺氧,严重者可致胎儿死于宫内。同时,羊水过少又使其黏稠度加大,污染更加严重,分娩时易致胎粪吸入综合征。

5. 母亲有妊娠合并症　如妊高征、妊娠期肝内胆汁淤积症、贫血、血小板减少症、心脏病等。

6. 胎儿窘迫　宫缩负荷试验出现多发晚期减速、重度变异减速,羊水Ⅱ度、Ⅲ度污染。

为减少上述因素的影响,孕妇在妊娠中期应常规做B超检查,及时发现并纠正不良胎位和不良因素,减少难产的发生。产前对孕妇进行必要的孕期保健知识的宣教工作,使其掌握自我监测胎儿宫内状况的方法,产时加强严密监护,积极预防并治疗胎儿宫内窘迫,酌情提早结束分娩,缩短胎儿宫内缺氧时间。对胎儿宫内窘迫者,及早准备好抢救器材,尽量避免发生新生儿窒息。

二、复苏的准备

每次分娩时有 1 名熟练掌握新生儿窒息复苏技术的医护人员在场,其职责是照料新生儿;复苏 1 例严重窒息儿需要儿科医师和助产士(师)各 1 人;多胎分娩的每例新生儿都应由专人负责;复苏小组每个成员要有明确的分工,每个成员均应具备熟练的复苏技能;检查复苏设备及药品,保证齐全,并且功能良好。

三、复苏的基本程序

复苏的基本程序为评估-决策-措施的过程,在整个复苏过程中不断重复。评估主要基于以下三个体征:呼吸、心率、肤色。通过评估这三个体征中的每一项来确定每一步骤是否有效。尽管同时评估这三项,但明显降低的心率对于决定进入下一步骤是最重要的。

四、复苏的步骤

(一)快速评估

新生儿出生后是否需要复苏取决于如下四项的快速评估:是否足月?羊水是否清?新生儿有无呼吸或哭声?肌张力好吗?假如以上四项回答为"是",婴儿不需复苏。假如以上任何一项的回答是"否",应接受以下四项中的 1 项或多项复苏措施。新生儿窒息复苏可分为 4 个步骤,即 ABCD 复苏原则:基本步骤,包括快速评估、初步复苏及评估;人工呼吸,包括面罩或气管插管正压人工呼吸;胸外按压;给予药物或扩容输液。

如估计是早产（＜37孕周），要进行特别的准备，因早产儿肺不成熟，通气困难，易被正压通气损伤；早产儿颅脑血管不成熟，容易出血；早产儿皮肤薄且表面积大易于丢失热，易感染及发生低血容量性休克。

（二）初步复苏

1. 保暖　将新生儿放在辐射保暖台上或因地制宜采取保温措施如用预热的毯子裹住新生儿以减少热量散失等。有条件的医疗单位对体重＜1500 g、孕周＜32周的极低出生体重儿可将头部以下躯体和四肢放在灭菌的塑料袋内或盖以塑料薄膜置于辐射保暖台上，先摆好体位再继续初步复苏的其他步骤。因高温会引发呼吸抑制也要避免高温。

2. 体位　置新生儿头轻度仰伸位（鼻吸气位）。

3. 吸引　在肩娩出前助产者用手将新生儿的口咽、鼻中的分泌物挤出。娩出后，用吸球或吸管（8 F或10 F）先经口咽后经鼻清理分泌物。过度用力吸引可能导致喉痉挛和迷走神经性的心动过缓并使自主呼吸出现延迟。应限制吸管的深度和吸引时间（＜10 s），吸引器的负压不超过100 mmHg。

4. 羊水胎粪污染时的处理　当羊水有胎粪污染时，无论胎粪是稠是稀，初生儿一娩出先评估新生儿有无活力：新生儿有活力时，继续初步复苏；如无活力，采用胎粪吸引管进行气管内吸引。羊水胎粪污染是胎儿缺氧的最早信息，应严密观察。

5. 擦干　快速擦干全身。

6. 刺激　用手拍打或手指轻弹患儿的足底或摩擦背部2次以诱发自主呼吸，如这些努力无效表明新生儿处于继发性呼吸暂停，需要正压人工呼吸。

（三）体温控制

极低出生体重（＜1500 g）的早产儿尽管用了传统的措施减少热丢失仍会发生低温。可放婴儿于辐射热源下同时用透明防止散热的薄塑料布覆盖，并密切监护温度以免发生温度过高。

其他方法：擦干及包裹；加温的床垫，增加环境温度；使婴儿皮肤贴近母亲皮肤，并用毛毯覆盖等。以上保温措施不应当影响复苏的措施如气管插管、胸外按压、开放静脉等的进行。有报道，发热的母亲分娩的新生儿围产期呼吸窘迫、新生儿惊厥、脑瘫的发生率及新生儿死亡率都升高。动物实验研究发现在缺血时或缺血后的高温常伴有进行性的颅内损伤。因此应保持正常温度，避免高温，尤其避免医源性高温。缺血时及缺血后高体温与脑损伤有关，需要复苏的新生儿应以达到体温正常为目的，应避免出现需要复苏新生儿的医源性体温过高。窒息状态新生儿体温调节功能很不稳定，极易发生低体温状态，并且很难从低体温中恢复正常。寒冷可增加机体代谢率和耗氧量，还可导致低氧血症、高碳酸血症及酸中毒，妨碍有效复苏。

（四）清除气道内的胎粪

分娩前、分娩时或复苏时的胎粪吸入可引起严重的吸入性肺炎。清理呼吸道的关键是处理好第一次呼吸。正常新生儿多数不需要负压吸引，采用头低足高位侧躺使口咽部羊水易于排除，即使羊水黏稠并被污染也仅用<100 mmHg 负压稍做吸引，羊水Ⅲ度污染时只要新生儿活力好亦不需气管内吸引。反复刺激咽部及气管插管可导致喉头痉挛，引起迷走神经反应，抑制呼吸，导致严重的呼吸暂停，心动过缓，延迟引发自主呼吸时间。过去采用的方法是胎儿头娩出后肩娩出前，即对其气道进行吸引（分娩前吸引）。尽管某些研究指出这种吸引方法可减少吸入综合征的发生，但后来的多中心大样本的随机对照研究显示此方法无效。因此，现在不再推荐对羊水胎粪污染的新生儿采取头娩出后肩娩出前由新生儿口咽和鼻咽进行吸引的方法。过去对羊水胎粪污染的新生儿分娩后一概采用气管插管吸引胎粪。近年来的随机对照研究发现对胎粪污染但"有活力"的新生儿，此吸引是无益的。"有活力"的定义是呼吸有力，肌张力好，心率>100 次/分。对羊水胎粪污染但无活力的新生儿应生后即刻行气管插管吸引胎粪。Vain 等报告 2514 例婴儿随机对照试验比较结果，显示：胎粪吸入综合征（MAS）发生率未见明显差异（抽吸组：3.6%；不抽吸组：3.5%）；对人工呼吸需求或病死率、治疗周期方面差异无统计学意义。对羊水胎粪污染的新生儿是否需要气管内吸引，Wiswell 等组织美国 12 个研究中心评估了有活力的胎粪污染新生儿采取气管吸引胎粪是否能减少 MAS 的临床研究，2094 例新生儿随机分为气管插管吸引组（1051 例）和常规处理组（1043 例）。两组 MAS 发生率分别为 3.2%及 2.7%，呼吸窘迫发生率各为 3.8%及 4.5%，差异均无统计学意义。气管插管吸引并未减少 MAS 的发生。从而提出有活力的胎粪污染新生儿可观察，先不用气管吸引；而羊水胎粪污染新生儿无活力时仍需行气管插管吸引胎粪。

（五）给氧

近年来人们关注纯氧对呼吸生理和脑血循环的潜在不利影响，及氧自由基的潜在组织损害，当然也关注到窒息中和窒息后缺氧造成的组织损害。对足月新生儿，当患儿有发绀或者在复苏且需要正压通气时应给 100%的氧。然而，研究认为复苏时用低于 100%浓度的氧也可能获得成功。如果用低于 100%浓度的氧复苏时，在生后 90 s 内仍无改善应该提高氧浓度至 100%。如果无氧源时，可用空气氧进行正压通气。对于早产儿（<32 孕周）在分娩中应注意避免过高的组织氧合。复苏时用空氧混合仪及脉搏氧饱和度仪监测，开始正压通气时氧浓度应在空气氧与 100%氧浓度之间。不过，目前还没有研究证实以哪个浓度的特定氧开始为宜。一般建议调节氧浓度使氧饱和度渐增至 90%，当氧饱和度超过 95%时需降低氧浓度。如果心率未能快速升高至>100 次/分，须纠正通气中存在的任何问题并使用 100%氧。有研究对窒息动物给 100%氧和 21%氧（空气）复苏，观察其血压、脑灌注并测定细胞损害的各种生物化学改变，结果不一致。一项研究对<33 孕周的早产儿给 80%氧发现其脑

血流低于用21%氧的对照组。也有动物实验得出相反的结果，用21%氧与用100%氧相比，前者血压和脑灌注减低。Saugstad等一篇荟萃分析中分析了5个研究的1737例新生儿，其中881例用21%浓度的氧，856例使用纯氧，新生儿病死率分别为8.0%与13.0%；5分钟Apgar评分各为（6.63±1.9）分与（6.45±1.9）分（$P<0.05$）；90 s时心率各为（116±24）次/分与（111±25）次/分（$P<0.01$）；出现第1次呼吸时间分别为（1.8±3.2）分钟与（2.3±3.7）分钟（$P<0.01$）。各项指标均显示21%氧均比纯氧好。Saugstad等在"新生儿复苏用氧，多少才足够？"的述评中指出：目前尚缺乏足够的证据以确定新生儿复苏时初始氧的使用浓度，他们的观点认为新生儿复苏时初始时应避免使用纯氧。临床数据已表明与空气复苏比较，纯氧有下列不利：增加新生儿死亡率（约40%）；至少在生后4周内提高了氧化应激；增加了心肌和肾的损伤；延迟康复（显著降低5分钟Apgar评分和心率，第一次啼哭或呼吸时间延迟）；增加复苏和给氧的时间；与儿童期白血病及癌症发生风险的增高相关。同样，动物实验也显示：纯氧增加神经系统损伤及脑损伤，诱发肺、心和脑部炎症，提高肺阻力和反应性，提高氧化应激，并且激活转录因子。目前我国传统应用的自动充气式气囊做面罩或气管导管正压人工呼吸时均带有储氧管或袋，能提供90%～100%氧浓度，不接储氧管或储氧袋能提供40%氧浓度。因此不接储氧管或袋的气囊行正压人工呼吸时，对需要复苏的足月儿或早产儿是安全的，当然，也应进一步研究来证实。

既往动物实验已经证实，生后即刻通气方法可损伤未成熟的肺组织，并可能导致支气管肺发育不良。关于窒息新生儿的临床研究也已经发现：新生儿娩出后，首先使肺保持膨胀状态而后进行潮式通气，这种方法能够使肺膨胀容积增大，有人认为这样有利于肺内液体清除并形成适宜的功能残气量。有研究选择胎龄<31周的早产儿52例，复苏过程中，在开始辅助复苏

呼吸之前，对部分患儿进行常规肺扩张 2 s，对其他患儿则维持肺扩张状态 5 s。对全部受试者进行临床检查。采集患儿的支气管肺泡灌洗液，使用酶联免疫吸附法检测其中的白介素-6、白介素-10 和白介素-1 以及肿瘤坏死因子的浓度，并据此诊断是否发生了肺炎症反应。根据炎症标志物的测定结果可以推断，新生儿复苏时维持肺膨胀，不能减轻肺损伤的程度。

（六）30 s 评估

在快速评估和初步复苏（30 s）后，进一步复苏的同时仍应评估患儿的呼吸、心率和颜色。初步复苏后，一般新生儿能够建立规律的呼吸，并改善患儿的皮肤颜色及维持心率＞100 次/分。喘息样呼吸及呼吸暂停者需人工通气。心率增加或减少也是患儿病情改善或恶化的证据。新生儿正常出生后无窒息、无发绀不需吸氧，但已经证明新生儿由宫内到宫外的转变是一个逐渐的过程，健康足月新生儿出生后要用 10 分钟才能达到导管前氧饱和度＞95%，而需经近 1 小时达到导管后氧饱和度＞95%。中心性发绀表现为面、躯干和黏膜发绀。末梢性发绀（仅手足发绀）在出生时出现通常是正常的，不代表缺氧，而是由于其他原因如寒冷所致。苍白或花斑常是心排出量减少、严重贫血、低血容量、低体温或酸中毒所致。

（七）气囊-面罩正压人工呼吸

气囊-面罩正压人工呼吸的指征：呼吸暂停或抽泣样呼吸；心率＜100 次/分；持续的中心性发绀。方法：正压呼吸需要 20～25 cm H_2O（1 cm H_2O＝0.098 kPa），少数病情严重的初生儿起初可用 2～3 次 30～40 cm H_2O 以后维持在 20 cm H_2O；频率 40～60 次/分（胸外按压时为 30 次/分）；有效的人工呼吸应引起心率迅速增快，由心率、胸廓起伏、呼吸音及肤色来评价；如正压人工呼吸达不到有效通气，需检查面罩和面部之间的密闭性，及是否有气道阻塞（可调整头位，清除分泌物，使新生儿的口张开）或气囊是否漏气，面罩应正好封住口鼻，但不能盖住眼睛或超过下颌；经 30 s 100％氧的充分人工呼吸后，如有自主呼吸，且心率≥100 次/分，可逐步减少并停止正压人工呼吸，如自主呼吸不充分，或心率＜100 次/分，须继续用气囊面罩或气管导管施行人工呼吸，如心率＜60 次/分，继续正压人工呼吸并开始胸外按压；持续气囊面罩人工呼吸（＞2 分钟）可产生胃充盈，应常规插入 8F 胃管，用注射器抽气并在空气中敞开端口来缓解。

新生儿窒息复苏成功的关键是建立充分的正压人工呼吸。用 90％～100％氧快速恢复缺氧症状，如不能得到氧可给新生儿用空气进行正压通气。目前使用的新生儿窒息复苏囊为自动充气式气囊（250 ml），使用前要检查减压阀。有条件最好配备压力表（包括最大吸气压力及呼气末正压调节）。要达到高浓度氧（90％～100％）需要连接储氧器，40％氧浓度则不需要连接储氧器，适于暂时无空气氧气混合仪的单位对早产儿复苏时使用。自动充气式气囊不在正压状态（即手挤压气囊）时气囊的鱼嘴样阀门组不会打开，因此自动充气式气囊-面罩不能用于常压给氧。

（八）喉罩气道和 T-组合复苏器

在清理气道基础上通过加压给氧，帮助肺扩张，解除缺氧对呼吸中枢的抑制，有利于建立自主呼吸。1985 年 Brain 将喉罩引入，从此改变了气道管理的传统概念。由于新生儿上呼吸道的解剖特点，很容易发生呼吸道梗阻，加之喉镜置入困难，声门显露不清等问题，使气管插管常并发声门、软组织损伤和其他呼吸道的并发症。标准及其改良型喉罩，由于设计者运用生物工程技术，并结合小儿口咽部的解剖屈度和咽喉内口的特点而设计，因而容易插入。采用气管内插管是建立呼吸的最可靠方法，但气管插管的技术要求较高。国内有研究表明，置入喉罩所需时间和放置成功率明显优于气管内插管。国外研究表明，医护人员中即使很多人没有使用过喉罩，其置入成功率也达 64%～100%。

喉罩气道是一个用于正压人工呼吸的气道装置。指征：新生儿窒息复苏时如气囊-面罩通气无效，气管插管失败或不可行时喉罩气道能提供有效的通气；小下颌或相对大的舌如 Robin 综合征和唐氏综合征患儿。方法：喉罩气道由一个可扩张的软椭圆形边圈（喉罩）与弯曲的气道导管连接而成。弯曲的喉罩越过舌，得到比脸部面罩更有效的双肺通气。采用"盲插"法，用食指将喉罩顶部向硬腭侧插入新生儿口腔，并沿其硬腭将喉罩安放在声门上方，向喉罩边圈注入空气约 4 ml 后，扩张的面罩覆盖喉口并使边圈与咽下区的轮廓一致。该气道导管有一 15 mm 接管口可连接复苏囊或呼吸器进行正压通气。

T-组合复苏器是一种由气流控制和压力限制的机械装置。指征：用于新生儿和早产儿正压人工呼吸。用法：需接上压缩气源，氧气由 T-组合复苏器的患者气体出口经一个管道输送到患者端，与面罩相连使其与口鼻密封或与气管导管相连。预先设定最大吸气压力（PIP）为 20 cmH_2O 或 25 cmH_2O、呼气末正压（PEEP）5 cmH_2O、最大气道压（安全压）30～40 cmH_2O。操作者用拇指或食指关闭或打开 T 形管的开口，控制呼吸频率及吸气时间，使氧气直接流入新生儿气道。由于提供恒定一致的 PEEP 及 PIP，维持功能残气量，更适合早产儿窒息复苏时的人工通气的需要。本装置操作容易，使用灵活，压力输出安全正确且操作者不易疲劳。

（九）喉镜下气管插管

1. 气管插管指征和方法

需要气管内吸引清除胎粪时；气囊-面罩人工呼吸无效或要延长时；胸外按压的需要；经气管注入药物时；特殊复苏情况，如先天性膈疝或超低出生体重儿。进行气管插管必需的器械和用品应存放在一起，在每个产房、手术室、新生儿室和急救室应随时备用。常用的气管导管为上下直径一致的直管（无管肩)、不透射线和有厘米刻度。如使用金属管芯,不可超过管端。表 11-1 提供气管导管型号和插入深度的选择方法。

表 11-1　不同体重患儿气管导管型号和插入深度的选择

体重(g)	导管内径(mm)	唇-端距离(cm)*
≤1000	2.5	6
~2000	3.0	7
~3000	3.5	8
>3000	~4.0	9

*为上唇到气管导管管端的距离

插管时左手持喉镜,使用带直镜片(早产儿用 0 号,足月儿用 1 号)的喉镜经口气管插管。将喉镜夹在拇指与示指、中指、环指之间,镜片朝前;小指靠在新生儿颌部提供稳定性。喉镜镜片应沿着舌面右边滑入,将舌头推至口腔左边,推进镜片直至其顶端达会厌软骨谷。暴露声门:采用一抬一压手法,轻轻抬起镜片,上抬时需将整个镜片平行朝镜柄方向移动使会厌软骨抬起即可暴露声门和声带。如未完全暴露,操作者用自己的小指或由助手的食指向下稍用力压环状软骨使气管下移有助于看到声门。在暴露声门时不可上撬镜片顶端来抬起镜片。插入有金属管芯的气管导管,将管端置于声门与气管隆凸之间,接近气管中点。整个操作要求在 20 s 内完成并常规作 1 次气管吸引。插入导管时,如声带关闭,可采用 Hemlish 手法,即助手用右手示、中两指在胸外按压的部位向脊柱方向快速按压 1 次促使呼气产生,声门就会张开。

2. 胎粪吸引管的使用

施行气管内吸引胎粪时,将胎粪吸引管直接连接气管导管,以清除气管内残留的胎粪。吸引时复苏者用右手示指将气管导管固定在新生儿的上腭,左手示指按压胎粪吸引管的手控口使其产生负压,边退气管导管边吸引,3~5 s 将气管导管撤出。必要时可重复插管再吸引。

3. 判断导管管端位于气管中点的常用方法

（1）声带线法　导管声带线与声带水平吻合。

（2）胸骨上切迹摸管法　操作者或助手的小指尖垂直置于胸骨上切迹，当导管在气管内前进小指尖触摸到管端示管端已达气管中点。

（3）体重法　体重 1000 g、2000 g、3000 g 新生儿唇-端距离分别为 6 cm、7 cm、8 cm，但头位改变会影响插入深度。

4. 确定导管位置正确的方法

胸廓起伏对称；听诊双肺呼吸音一致，尤其是腋下，且胃部无呼吸音；无胃部扩张；呼气时导管内有雾气；心率、肤色和新生儿反应好转；心率迅速增加。

（十）胸外按压

1. 指征

100% 氧充分正压人工呼吸 30 s 后心率 < 60 次/分。在正压人工呼吸同时须进行胸外按压。

2. 方法

应在胸骨体下 1/3 进行按压。

（1）拇指法　双手拇指端压胸骨，根据新生儿体型不同，双拇指重叠或并列，双手环抱胸廓支撑背部。此法不易疲劳，能较好地控制压下深度并有较好的增强心脏收缩和冠状动脉灌注的效果。

（2）双指法　右手食、中两个手指尖放在胸骨上，左手支撑背部。其优点是不受患儿体型大小及操作者手大小的限制。按压深度约为前后胸直径的 1/3，产生可触及脉搏的效果。按压和放松的比例为按压时间稍短于放松时间，放松时拇指或其他手指不应离开胸壁。

3. 胸外按压和正压人工呼吸

在胸外按压的过程中要伴有正压人工呼吸，但应避免按压

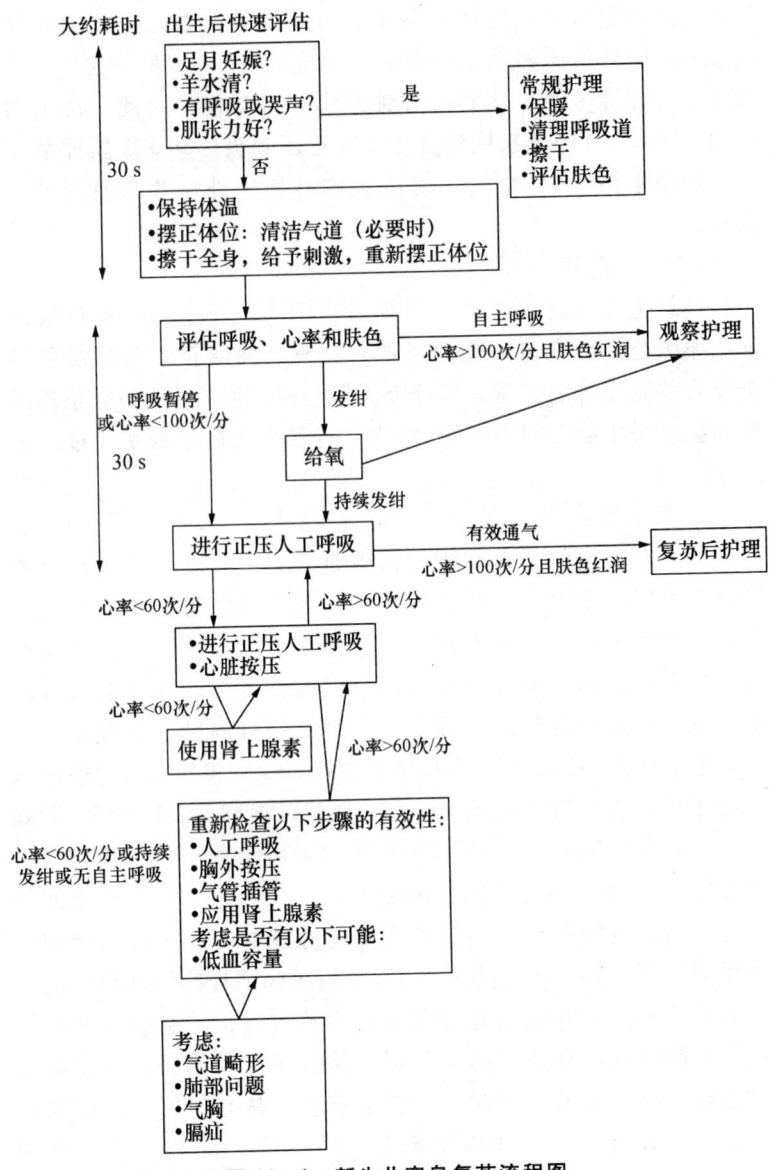

图 11-1 新生儿窒息复苏流程图

和通气同时进行,因为彼此会相互影响效果,因此两个动作须配合好。胸外按压和人工呼吸的比例应为3:1,即90次/分按压和30次/分呼吸,达到每分钟约120个动作。因此,每个动作约1/2 s,2 s内3次胸外按压1次正压呼吸。30 s重新评估心率,如心率仍<60次/分,除继续胸外按压外,考虑使用肾上腺素。

(十一)药物

在新生儿窒息复苏时,很少需要用药。新生儿心动过缓的常见原因是肺部充盈不充分或严重缺氧,而纠正心动过缓的最重要步骤是充分的正压人工呼吸。但是在足够的100%氧正压通气和胸外按压后心率仍<60次/分,应给肾上腺素或扩容或二者皆给。

1. 肾上腺素

既往首剂量的肾上腺素建议通过气管内给予,因为建立静脉给药途径需要时间,气管内给药迅速。但动物实验显示气管内给药如发挥作用所需剂量远大于通常的推荐剂量,且有研究显示通常的推荐剂量气管内给药是无效的。目前尚缺乏气管内给予肾上腺素的剂量的可靠资料,因此一旦静脉途径建立,应尽可能静脉给药。指征:心搏停止或在30 s的正压人工呼吸和胸外按压后,心率持续<60次/分。剂量:静脉:0.1~0.3 ml/kg的1:10 000溶液;气管注入:0.3~1 ml/kg的1:10 000溶液,需要时3~5 min重复1次。浓度为1:1000肾上腺素会增加早产儿颅内出血的危险。不推荐大剂量静脉给药,因为动物和人的研究发现,如静脉给药在0.1 mg/kg的范围内可引起高血压、心肌功能减低和神经功能的恶化。用药方法:首选脐静脉导管或脐静脉注入,有条件的医院可经脐静脉导管给药。如脐静脉插管操作过程尚未完成时,该初生窒息儿具有使用肾上腺素指征者可气管内注入1:10 000肾上腺素0.3~1 ml/kg一次;无条件开展脐静脉导管的单位根据指征仍可采用气管内注入。

有动物实验显示给予大剂量肾上腺素（0.1 mg/kg）可使心脏收缩压、舒张压及冠状动脉灌注压（CPP）分别增加100%、130%和190%，因此认为大剂量肾上腺素能提高自主循环恢复率，有益于心脑血流灌注，提高心肺复苏的成功率。目前大多数学者认为大剂量肾上腺素虽然可以增加自主心跳恢复率，但最终存活率没有提高而且并未改善神经系统后遗症，这和应用大剂量肾上腺素可以导致顽固高血压及快速心律失常等复苏后综合征有关，但也有学者认为，当理想的胸外按压不能使自主循环恢复时，大量的肾上腺素有一定帮助，然而这些试验的质量和疗效并没有得到肯定。肾上腺素在心肺复苏中通过对外周血管的收缩作用增加冠状动脉和脑血管的灌注，大剂量肾上腺素较标准剂量肾上腺素能更明显增加冠状动脉和脑血管的灌注，与此同时在心肺复苏时大剂量的肾上腺素可以增加心肌耗氧量并且降低心排出量，同时出现心动过速、室性心律失常、严重高血压等毒副作用。随机对照试验显示对于儿童心肺复苏，大剂量肾上腺素同标准剂量肾上腺素相比尚不能增加自主循环恢复率、24小时存活率和出院存活率，也不能减少神经系统后遗症的发生。

2. 扩容剂

指征：有低血容量，怀疑失血或休克（皮肤苍白、低灌注、脉搏弱）的新生儿在对其他复苏措施无反应时考虑扩充血容量。扩容剂的选择：可选择等渗晶体溶液，推荐生理盐水。大量失血则需要输入与患儿交叉配血阴性的同型血或O型红细胞悬液。方法：首次剂量为10 ml/kg，经外周静脉或脐静脉缓慢（>10分钟）推入。在进一步的临床评估和反应观察后可重复注入1次。给窒息新生儿和早产儿不恰当的扩容会导致血容量超负荷或发生并发症，如颅内出血。

3. 葡萄糖

新生儿血糖调节机制不成熟，尤其是新生儿窒息缺氧应激状态下，可使血糖平衡机制失常，从而导致低血糖或高血糖。在新生动物窒息复苏模型的研究中发现，低血糖可引起神经系统的不良预后，与对照组比较缺氧或缺氧缺血时低血糖可引起大面积脑梗死，降低生存率。还有人体临床研究发现围产窒息后低血糖与神经系统不良预后有关。尚未见有关新生儿高血糖与神经系统预后关系的临床研究，尽管在成人，高血糖与不良预后有关。窒息复苏后引起最小颅脑损伤的血糖水平尚无可用的资料。完成复苏后的新生儿应进行监护及治疗，以维持血糖在正常水平。有资料认为对窒息患儿维持血糖水平在正常高限即 5.4mmol/L 十分重要，这样既可防高血糖对脑的高渗性损害，又可保证脑的能量代谢需要，提高窒息新生儿的抢救成功率，减少其脑损伤等并发症的发生。

4. 碳酸氢钠和纳洛酮

新生儿窒息复苏时不推荐使用碳酸氢钠和纳洛酮。

5. 脐静脉插管

脐静脉是静脉注射的最佳途径，用于注射肾上腺素或扩容剂。可插入 3.5F 或 5F 的不透射线的脐静脉导管，导管尖端应仅达皮下进入静脉，轻轻抽吸就有回血流出。插入过深，则高渗透性和影响血管的药物可能直接损伤肝脏。一定要避免将空气推入脐静脉。

朱小瑜等总结并归纳出复苏要领十字诀：序、快、通、插、忌、位、吸、按、配、脐，取得了良好的复苏效果。序：新生儿窒息复苏是一套序列动作，但并非需全部做完，按 A（通畅气道）→B（正压人工通气）→C（胸外按压）→D（用药）顺序，做到何步有显效就终止在何步，勿任意切换至下一步致复苏过度，亦勿应当切换却迟疑不决致复苏不足，更忌随意颠倒动作顺序。快：所有动作均强调娴熟、快捷，如 A→B→C 每步仅≤30s，三步做完≤90s，不能等 1 分钟 Apgar 评分后才开始，如技术到位绝大多数窒息儿能迅速好转，关键在于把握动作切换指征和时机。通：需强调通畅气道技术，包括"鼻吸气"体位、吸净口鼻咽黏液和胎粪（先吸后擦干），吸痰管要用12～14F大孔吸管，羊水粪染儿无活力更需气管插管吸引，提倡用胎粪吸引管直接拖吸。插：插管前无需用肌松剂浪费时间，从喉镜灯亮到导管进入声门要求20 s内完成（快者仅用5～10 s，愈快复苏效果愈佳），若20 s仍未插进，需停止插管改用面罩加压给氧（不超过30 s），患儿略稳定后再试插或换人插，不可久插不决。忌：忌强刺激患儿，吸痰、擦干即是一种适度刺激，可评价其反应，常常无需另施刺激。而复苏结束后，抓住双脚拍打几下脚心，常可诱发啼哭，若初始窒息儿不哭，忌用力拍打、针刺或猛擦酒精迫使其哭等错误做法。位：插管时喉镜镜片应置入会厌谷处而不是压住会厌，轻轻用力向上提拉，同时小指下压喉结处，这一提一压动作缺一不可（需反复揣摩体会），即可牵起会厌暴露声门。吸：掌握"先出后进"原则，插管成功后首先导入气管内吸痰管（6～8F）轻快吸出管腔黏液，再接正压通气，不要未吸痰就慌忙接复苏囊正压给氧。按：若需做胸外按压，最好先气管插管，只有气管内正压通气与胸外按压相配合复苏效果才好，若限于技术尚不能立即插管，只好退而求其次，予面罩通气与胸外按压配合，但逢极重窒息儿该法往往不能奏效。配：胸外按压一定要配合有效通气，否则毫无意义，若两人协作要配合默契，节律为3∶1，如口喊1、2、3、4，1、2、3为按压，4为通气（压停），避免二者重叠和对抗。脐：逢重度窒息或苍白儿一定不要过早结扎脐带（尤请助产士注意），保留一段时间，以备给药和扩容，否则会丧失复苏机会。

（十二）正压人工呼吸不能产生肺部充分通气的特殊复苏情况

如按窒息复苏流程规范复苏，新生儿心率、肤色和肌张力状况应有改善。如无良好的胸廓运动，听诊未闻及呼吸音，可能有一些特殊问题（见表11-2）。

新生儿持续发绀或心动过缓可能为先天性心脏病,此类患儿很少在出生后立即发病,所有无法成功复苏的原因几乎都是通气问题。

(十三)复苏后监护

复苏后的新生儿可能有多器官损害的危险,应继续监护,包括:体温管理,生命体征监测,早期发现并发症。

1. 继续保暖

维持合理的热平衡状态是新生儿医疗、护理的重要任务之一。患儿病情稳定后置暖箱中保暖,维持患儿肛温在 36.5～37℃,以免体温过低而引起并发症的发生。并要随时观察患儿的体温。

2. 加强监护

继续监测维持内环境稳定,包括:氧饱和度、心率、血压、血细胞比容、血糖、血气分析及血电解质等。复苏后立即进行血气分析有助于评估窒息的程度。及时对脑、心、肺、肾及胃肠等器官功能进行监测,早期发现异常并适当干预,以减少窒息导致的死亡和伤残。还要严密观察神志、瞳孔、前囟张力、肌张力、抽搐、吸吮反射、尿量、皮肤颜色及窒息所致的各系统症状,以及血糖水平监测,并注意输液速度及不良反应。

3. 预防感染及早期发现并发症

护理人员严格执行无菌操作技术,加强病室消毒管理。新生儿复苏后可发生各种并发症,应遵医嘱给予持续给氧、抗感染、对症支持等治疗。

4. 合理喂养

窒息后的患儿由于胃肠道缺氧缺血,容易发生呕吐和上消化道出血。因此,应根据患儿的病情决定开始喂奶的时间。经口喂养应在缺氧改善后,由少到多,由稀到稠,以母乳为佳。对吸吮反射好的新生儿,指导产妇正确哺乳;吸吮反射差的新生儿,应指导产妇正确的挤奶方法,挤出乳汁用滴管或小勺进行试喂,如无呛咳,按时喂乳。

5. 新生儿复苏时特殊情况的处理见表 11-2。

表 11-2 新生儿窒息复苏的特殊情况

情况	病史/临床症状	措施
气道机械性梗阻		
胎粪或黏液阻塞	羊水胎粪污染,胸廓运动不良	气管导管吸引胎粪/正压人工呼吸
后鼻孔闭塞	哭时红润,安静时发绀	口腔气道,气管插管
咽部气道畸形(Robin综合征)	舌后坠进入咽喉上方将其阻塞,空气进入困难	俯卧体位,后鼻咽插管或喉罩气道
肺功能损害		
气胸	呼吸困难,双肺呼吸音不对称	胸腔穿刺
	持续发绀/心动过缓	
胸腔积液	呼吸音减低	立即插管
	持续发绀/心动过缓	胸腔穿刺,引流放液
先天性膈疝	双肺呼吸音不对称	气管插管,插入胃管
	持续发绀/心动过缓,舟状腹	
心脏功能损害		
先天性心脏病	持续发绀/心动过缓	诊断评价
胎儿失血/母失血	苍白;对复苏反应不良	扩容,可能包括输血

(十四)早产儿窒息复苏需关注的问题

体温管理:置于合适中性温度的暖箱中。对出生体重<1500 g 的极低出生体重儿,尤其是出生体重<1000 g 的超低出生体重儿需复苏者可采用塑料袋保温。

对出生体重<1500 g,尤其是出生体重<1000 g 的超低出生体重儿,因肺不成熟,缺乏肺表面活性物质易发生呼吸窘迫综

合征，出生后有可能需要立即气管插管气管内注入肺表面活性物质进行防治。早产儿由于肺发育不成熟，通气阻力大，间歇正压给氧易受伤害。复苏时使用正压需要有恒定的 PIP 及 PEEP。推荐使用 T-组合复苏器。

由于生发层基质的存在，易造成室管膜下-脑室内出血。心肺复苏时应保温，避免使用高渗药物，注意操作轻柔，维持颅压稳定。

围产期窒息的早产儿因缺氧缺血易发生坏死性小肠结肠炎，应密切观察，延迟喂养或进行微量喂养。

早产儿对高动脉氧分压非常敏感，易造成氧损害。需要规范用氧，复苏时尽量避免使用100%浓度的氧并进行经皮氧饱和度或血气的动态监测使经皮氧饱和度维持在90%～95%，并定期随访眼底。

五、复苏的终止

新生儿在复苏后10分钟仍无生命体征（无心跳和呼吸）表示将有高的死亡率或严重的神经发育残疾。在10分钟连续和充分的复苏努力后，如果没有生命体征，终止复苏努力是合理的。

新生儿窒息是临床导致新生儿死亡的重要因素，治疗和护理的关键在于预防，应作好应急准备。无论产妇及胎儿的状况如何，是否存在引起窒息的高危因素，均有发生新生儿窒息的可能性，一旦发生新生儿窒息，保证及时进行复苏，缺氧能够迅速纠正，有效防止继发性呼吸暂停的发生。另外，对发生新生儿窒息的可能性进行"评估"，应成立复苏小组，制订科学完善的复苏程序，发生新生儿窒息时，小组成员各负其责，迅速有效地开展复苏。实施新生儿窒息复苏术是救治新生儿和保护患儿重要脏器的功能，避免或减少患儿伤残的一个重要环节，复苏成功只完成了治疗的一部分，要采取综合治疗措施，积极有效地维护脑、心、肺、肾等重要脏器的功能,除了有效供氧外,还要注意体温,维持水电解质平衡,防治感染,加强营养等,医护人员要尽最大努力预防和消除对患儿的致残因素,避免和减少后遗症,为新生儿健康成长创造条件。

(徐爱国 刘培光)

参考文献

1. Solas AB, Kutzsche S, Vinje M, et al. Cerebral hypoxemia-ischemia and reoxygenation with 21% or 100% oxygen in newborn piglets: effects on extracellular levels of excitatory amino acids and microcirculation. Pediatr Crit Care Med, 2001, 2: 340-5.
2. Solas AB, Munkeby BH, Saugstad OD. Comparison of short-and long-duration oxygen treatment after cerebral asphyxia in newborn piglets. Pediatr Res, 2004, 56: 125-31.
3. Solas AB, Kalous P, Saugstad OD. Reoxygenation with 100% or 21% oxygen after cerebral hypoxemiaischemia-hypercapnia in newborn piglets. Biol Neonate, 2004, 85: 105-11.
4. Kutzsche S, Ilves P, Kirkeby OJ, et al. Hydrogen peroxide production in leukocytes during cerebral hypoxia and reoxygenation with 100% or 21% oxygen in newborn piglets. Pediatr Res, 2001, 49: 834-42.
5. Davis PG, Tan A, O'Donnell CP, et al. Resuscitation of newborn infants with 100% oxygen or air: a systematic review and meta-analysis. Lancet, 2004, 364: 1329-33.
6. Ramji S, Rasaily R, Mishra PK, et al. Resuscitation of asphyxiated newborns with room air or 100% oxygen at birth: a multi centre clinical trial. Indian Pediatr, 2003, 40: 510-7.
7. Vento M, Asensi M, Sastre J, et al. Resuscitation with room air instead of 100% oxygen prevents oxidative stress in moderately asphyxiated term neonates. Pediatrics, 2001, 107: 642-7.
8. Toth B, Becker A, Seelbach-Gobel B. Oxygen saturation in healthy new-

born infants immediately after birth measured by pulse oximetry. Arch Gynecol Obstet, 2002, 266: 105-7.
9. Vain NE, Szyld EG, Prudent LM, et al. Oropharyngeal and nasopharyngeal suctioning of meconium-stained neonates before delivery of their shoulders: multicentre, randomised controlled trial. Lancet, 2004, 364: 597-602.
10. Allwood AC, Madar RJ, Baumer JH, et al. Changes in resuscitation practice at birth. Arch Dis Child Fetal Neonatal Ed, 2003, 88: F375-379.
11. Finer NN, Rich W, Craft A, et al. Comparison of methods of bag and mask ventilation for neonatal resuscitation. Resuscitation, 2001, 49: 299-305.
12. Esmail N, et al. Laryngeal mask airway versus endotracheal intubation for Apgar score improvement in neonatal resuscitation. Egypt J Anesthesiol, 2002, 18: 115-21.
13. Ingimarsson J, Bjorklund LJ, Curstedt T, et al. Incomplete protection by prophylactic surfactant against the adverse effects of large lung inflations at birth in immature lambs. Intensive Care Med, 2004, 30: 1446-1453.
14. Probyn ME, Hooper SB, Dargaville PA, et al. Positive end expiratory pressure during resuscitation of premature lambs rapidly improves blood gases without adversely affecting arterial pressure. Pediatr Res, 2004, 56: 198-204.
15. Heulitt MJ, Holt SJ, Wilson S, et al. Effects of continuous positive airway pressure/positive end-expiratory pressure and pressure-support ventilation on work of breathing, using an animal model. Respir Care, 2003, 48: 689-96.
16. Finer NN, Carlo WA, Duara S, et al. Delivery room continuous positive airway pressure/positive end-expiratory pressure in extremely low birth weight infants: a feasibility trial. Pediatrics, 2004, 114: 651-7.
17. Repetto JE, Donohue PK, Baker SF, et al. Use of capnography in the delivery room for assessment of endotracheal tube placement. J Perinatol, 2001, 21: 284-7.

18. Perondi MB, Reis AG, Paiva EF, et al. A comparison of high-dose and standard-dose epinephrine in children with cardiac arrest. N Engl J Med, 2004, 350: 1722-30.
19. Oca MJ, Nelson M, Donn SM. Randomized trial of normal saline versus 5% albumin for the treatment of neonatal hypotension. J Perinatol, 2003, 23: 473-6.
20. McGuire W, Fowlie PW. Naloxone for narcotic-exposed newborn infants. Cochrane Database Syst Rev, 2002, CD003483.
21. Laudenbach V, Calo G, Guerrini R, et al. Nociceptin/orphanin FQ exacerbates excitotoxic white-matter lesions in the murine neonatal brain. J Clin Invest, 2001, 107: 457-66.
22. Hasan RA, Benko AS, Nolan BM, et al. Cardiorespiratory effects of naloxone in children. Ann Pharmacother, 2003, 37: 1587-1592.
23. Vohra S, Roberts RS, Zhang B, et al. Heat Loss Prevention (HeLP) in the delivery room: a randomized controlled trial of polyethylene occlusive skin wrapping in very preterm infants. J Pediatr, 2004, 145: 750-753.
24. Lyon AJ, Stenson B. Cold comfort for babies. Arch Dis Child Fetal Neonatal Ed, 2004, 89: F93-94.
25. Lenclen R, Mazraani M, Jugie M, et al. Use of a polyethylene bag: a way to improve the thermal environment of the premature newborn at the delivery room. Arch Pediatr, 2002, 9: 238-244.
26. Petrova A, Demissie K, Rhoads GG, et al. Association of maternal fever during labor with neonatal and infant morbidity and mortality. Obstet Gynecol, 2001, 98: 20-27.
27. Bernard SA, Gray TW, Buist MD, et al. Treatment of comatose survivors of out-of-hospital cardiac arrest with induced hypothermia. N Engl J Med, 2002, 346: 557-563.
28. Gluckman PD, Wyatt JS, Azzopardi D, et al. Selective head cooling with mild systemic hypothermia after neonatal encephalopathy: multicentre randomized trial. Lancet, 2005, 365: 663-670.
29. Eicher DJ, Wagner CL, Katikaneni LP, et al. Moderate hypothermia in neonatal encephalopathy: efficacy outcomes. Pediatr Neurol, 2005, 32:

11-17.
30. Shankaran S, Laptook A, Wright LL, et al. Wholebody hypothermia for neonatal encephalopathy: animal observations as a basis for a randomized, controlled pilot study in term infants. Pediatrics, 2002, 110: 377-385.
31. Eicher DJ, Wagner CL, Katikaneni LP, et al. Moderate hypothermia in neonatal encephalopathy: safety outcomes. Pediatr Neurol, 2005, 32: 18-24.
32. Salhab WA, Wyckoff MH, Laptook AR, et al. Initial hypoglycemia and neonatal brain injury in term infants with severe fetal acidemia. Pediatrics, 2004, 114: 361-366.
33. Rabe H, Reynolds G, Diaz-Rossello J. Early versus delayed umbilical cord clamping in preterm infants. Cochrane Database Syst Rev, 2004, CD003248.
34. Draper ES, Manktelow B, Field DJ, et al. Tables for predicting survival for preterm births are updated. BMJ, 2003, 327: 872.
35. American Heart Association in collaboration with the International Liaison Committee on Resuscitation. Guidelines 2005 for Cardiopulmonary Resuscitation and Emergency Cardiovascular Care: International Consensus on Science. Circulation, 2005, 112: Ⅲ-1-Ⅲ-54.
36. 叶鸿瑁, 虞人杰. 2005 美国新生儿复苏指南. 中华围产医学杂志, 2007, 10 (4): 224-227.
37. 中国新生儿复苏项目专家组. 新生儿窒息复苏指南 (2007 北京修订). 中华围产医学杂志, 2007, 10 (4): 219-223.
38. John Kattwinkel. 新生儿窒息复苏教材. 5 版. 上海: 第二军医大学出版社, 2007.
39. 陈彦青, 郑澍. 喉罩通气道与气管内插管在急救复苏中重建有效通气道的对比研究. 中国误诊学杂志, 2001, 1 (8): 1149-1150.
40. 虞人杰. 新生儿窒息复苏的热点与挑战. 中华儿科杂志, 2007, (45): 641-643.
41. 朱小瑜. 执行新生儿窒息复苏新指南 6885 例回顾分析. 中华围产医学杂志, 2007, 10 (7): 230-233.

42. 王金芳. 对新生儿窒息实施复苏术的护理探讨. 中国现代药物应用, 2008, 2 (21): 93-94.
43. 顾洁, 金玉, 杨克虎. 大剂量肾上腺素对于儿童心肺复苏的 Meta 分析. 中华儿科杂志, 2007, 45 (9): 650-654.
44. 虞人杰. 我国新生儿窒息复苏指南基本论点及新热点. 实用儿科临床杂志, 2007, 22 (14): 1041-1043.